O PODER DE CURA DAS COISAS SIMPLES

Saúde e felicidade sem remédios ou cirurgia

Dr. Larry Dossey

O PODER DE CURA DAS COISAS SIMPLES

Saúde e felicidade sem remédios ou cirurgia

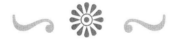

Tradução
Gilson César Cardoso de Sousa

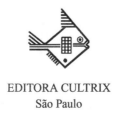

EDITORA CULTRIX
São Paulo

Título original: *The Extraordinary Healing Power of Ordinary Things*.

Copyright © 2006 Larry Dossey.

Publicado mediante acordo com a Harmony Books, uma divisão da Ramdom House, Inc.

Todos os direitos reservados. Nenhuma parte deste livro pode ser reproduzida ou usada de qualquer forma ou por qualquer meio, eletrônico ou mecânico, inclusive fotocópias, gravações ou sistema de armazenamento em banco de dados, sem permissão por escrito, exceto nos casos de trechos curtos citados em resenhas críticas ou artigos de revistas.

A Editora Pensamento-Cultrix Ltda. não se responsabiliza por eventuais mudanças ocorridas nos endereços convencionais ou eletrônicos citados neste livro.

Agradecimentos especiais a Alfred A. Knopf e Michael Grosso pela permissão para reproduzir os textos de trabalhos previamente publicados:

Alfred A. Knopf pelo excerto da *Tao Te Ching* de Lao Tzu, traduzido por Gia-Fu Feng e Jane English. Copyright da tradução © 1997 Jane English. Copyright © 1972 Gia-Fu Feng e Jane English. Reproduzido com a permissão de Alfred A. Knopf, uma divisão da Ramdom House, Inc.

Michael Grosso pelo excerto de *Soulmaking: Uncommon Paths to Self-Understanding* de Michael Grosso. Copyright © 1997 Michael Grosso. Publicado por Hampton Roads. Utilizado com permissão do autor.

Dados Internacionais de Catalogação na Publicação (CIP)
(Câmara Brasileira do Livro, SP, Brasil)

Dossey, Larry
  O poder de cura das coisas simples : saúde e felicidade sem remédios ou cirurgia / Larry Dossey ; tradução Gilson César Cardoso de Sousa. — São Paulo: Cultrix, 2007.

  Título original: The extraordinary healing power of ordinary things.
  ISBN 978-85-316-0974-9

  1. Cura – Aspectos psicológicos 2. Cura – Aspectos religiosos 3. Doentes – Psicologia 4. Naturopatia I. Título.

07-1616   CDD-616.0019

Índices para catálogo sistemático:
1. Poder de cura : Saúde e felicidade : Aspectos psicológicos : Ciências médicas   616.0019

O primeiro número à esquerda indica a edição, ou reedição, desta obra. A primeira dezena à direita indica o ano em que esta edição, ou reedição, foi publicada.

Edição   Ano
1-2-3-4-5-6-7-8-9-10-11   07-08-09-10-11-12-13-14

Direitos de tradução para a língua portuguesa
adquiridos com exclusividade pela
EDITORA PENSAMENTO-CULTRIX LTDA.
Rua Dr. Mário Vicente, 368 — 04270-000 — São Paulo, SP
Fone: 6166-9000 — Fax: 6166-9008
E-mail: pensamento@cultrix.com.br
http://www.pensamento-cultrix.com.br
que se reserva a propriedade literária desta tradução.

Para Barbara

AGRADECIMENTOS

Sempre me senti atraído pelo poder oculto das coisas comuns, corriqueiras. Por ter nascido e sido criado numa modesta fazenda em plena cultura ascética do centro do Texas, sempre tive grande atração pelo lado rígido da vida. Tenho, para com os meus pais, uma dívida que jamais poderei pagar porque não é possível medir, e muito menos ressarcir, um amor incondicional e um sacrifício sem limites. A dádiva simplesmente é grande demais para a escassez dos meus recursos. Ainda assim, este livro, que exalta a grandeza "daquilo que, em geral, se supõe pequeno", nas palavras de Virginia Woolf, é um testemunho de quanto sou grato ao meu pai e à minha mãe.

Durante a elaboração deste livro, tive a sorte de trabalhar com uma editora de notável talento, Toinette Lippe. Quando iniciamos este trabalho, eu não sabia que ela era autora de *Nothing Left Over: A Plain and Simple Life*, obra inteligente que condiz bem com a premissa aqui desenvolvida. Enquanto eu me empenhava em descobrir uma forma de expressar o valor da simplicidade, ela a vivia e pintava. Juntamente com as páginas manuscritas que iam e vinham, Toinette enviava-me com freqüência versões eletrônicas de seus esboços artísticos de frutas, legumes e flores. Aquelas imagens singelas, mas elegantes, advertiam-me para não ser tão pomposo e eloqüente, reconduziam-me ao caminho certo e estimulavam-me. Reverencio-a.

AGRADECIMENTOS

Aos meus agentes literários, Arielle Eckstat, James Levine e Kitty Farmer, sou grato. Um livro não poderia contar com embaixadores melhores.

Alguns dos capítulos inseridos neste livro foram publicados de diferentes formas no jornal *Alternative Therapies in Health and Medicine*, do qual fui editor-executivo por quase uma década a partir de 1995 e ao qual agradeço. Caso os leitores se interessem, continuo investigando o papel da consciência e da espiritualidade na esfera da saúde como editor-executivo de *Explore: The Journal of Science and Healing* (http://www.explorejournal.com).

Goethe disse: "A soma daquilo que duas pessoas casadas devem uma à outra desafia o cálculo. É uma dívida infinita, que só pode ser resgatada na eternidade." Barbara, minha esposa, é o melhor exemplo que tenho de uma criatura extraordinária. Dado que a eternidade de Goethe talvez deva esperar ainda um pouco, este livro é dedicado a Barbara agora, como parte de outro débito irresgatável. Ela aparece freqüentemente nestes capítulos porque, ao longo de décadas, os nossos caminhos se cruzaram e muitas vezes se confundiram. O nosso relacionamento influenciou grandemente o livro no tocante a coisas simples – pois "simples", na origem, significava "unido", "harmonizado", "unificado".

SUMÁRIO

Introdução   11

1
Otimismo   17

2
Esquecimento   39

3
Novidade   58

4
Lágrimas   71

5
Sujeira   86

6
Música   109

7
Risco   133

8
Plantas   152

9
Insetos   176

10
Infelicidade   194

11
Nada   204

12
Vozes   231

13
Mistério   252

14
Milagres   265

Notas   291

Se observássemos atentamente tudo o que é comum na vida, sem dúvida ouviríamos a relva crescer e o coração do esquilo pulsar. Morreríamos então desse rumor que é a outra face do silêncio.

— GEORGE ELIOT, *Middlemarch*

Examine por um momento uma mente comum, num dia qualquer... Não tomemos por garantido que a vida exista mais plenamente no que geralmente achamos grande do que no que pensamos ser pequeno demais.

— VIRGINIA WOOLF, *Ficção Moderna*

Eis o que quero colocar neste livro: a surpresa diante das coisas mais óbvias.

— ALDOUS HUXLEY, *Contraponto*

INTRODUÇÃO

Reza um antigo ditado: "Se quer esconder um tesouro, coloque-o à vista. Assim *ninguém* o descobrirá."
Nas páginas seguintes, exploraremos coisas que estão bem diante de nossos olhos, mas cujo poder curativo e capacidade de contribuir para a realização de uma vida foram subestimados ou esquecidos. São coisas comuns, simples. Algumas delas, delicadas e cativantes como a música. Outras, aparentemente vis como a sujeira ou extremamente comuns como as plantas. Outras ainda podem não significar literalmente nada. Mas o que todas têm em comum é uma extraordinária capacidade para nos ajudar a ficar curados, compreender o nosso lugar na ordem natural e ser entes humanos mais completos.

A medicina moderna não é nem um pouco simples. Vai ficando cada vez mais complicada – pense-se nos genomas, células-tronco, transplantes, drogas e cirurgias. Ela, não raro, ignora aquelas coisas que nos podem devolver a saúde, sobretudo quando são coisas simples e comuns. Infelizmente, sucede às vezes que a medicina moderna pareça mesmo hostil ou desdenhosa para com as abordagens singelas, como se estas, de algum modo, fossem inimigas da ciência médica. Nada poderia estar mais distante da verdade.

Embora devamos nos sentir gratos pelos desenvolvimentos de alta tecnologia com que a medicina moderna salva vidas, há um lado sombrio nessas abordagens que ignoramos por nossa conta e risco. Alguns estudiosos afirmam que os atuais cuidados hospitalares tornaram-se a terceira principal causa de óbitos nos Estados Unidos, depois das cardiopatias e do câncer, em virtude dos erros médicos, diagnósticos equivocados e efeitos colaterais dos medicamentos.[1] Além disso, pesquisas revelam que dois terços das pessoas que vão ao consultório médico não têm nenhum problema físico, estando portanto fora do alcance das complexidades que a medicina moderna lhes pode oferecer. Esses fatos deveriam induzir-nos a fazer uma pausa e perguntar por que não existem meios mais simples e menos letais de tentar a cura. Eu acredito que esses meios estão aí, à nossa volta – tesouros ocultos bem à vista.

Não precisamos inventar tais medidas. Elas já existem. Elas já estão prontas para assistir-nos quando estivermos prontos para aceitar as suas ofertas. Só se requer que nos acheguemos ao lado simples e comum do mundo com gratidão e respeito. Se agirmos assim, talvez fiquemos surpresos com o que poderá acontecer.

Embora vários dos capítulos que se seguem tratem especificamente de problemas de saúde, outros versam o tema num sentido mais geral. Saúde e cura são muito mais que erradicação de enfermidade. *Health* (saúde) está relacionada a *wholeness* (totalidade) e *holy* (sagrado) – é saber quem somos e de que modo estamos ligados ao mundo que nos cerca. Ao longo da história, as questões que dizem respeito à nossa identidade e lugar na ordem natural têm despertado mais admiração que respostas. Isso, no entanto, é bom, porque como dizia Aristóteles: "a admiração é o começo da sabedoria."

Ordinary (comum, ordinário) vem do latim que significava originalmente "ordenado" e "regular".[2] *Plain* (simples) tinha a acepção de "plano", "nivelado", "achatado", "desobstruído" – portanto, "aberto", "de fácil entendimento", "evidente", "óbvio".[3] *Simple* (simples), por sua vez, queria dizer "um", "junto com", "unificado".[4] Com o tempo, simples passou a designar algo que consiste numa só parte, aspecto ou substância; que não é composto nem complexo; e que é fácil de fazer, resolver ou compreender.

Somos atraídos pelas coisas simples. Quer se trate de arte, literatura, ciência, religião ou política, preferimos que nos falem direta e claramente. Mesmo quando válidos, se os argumentos de alguém forem rebuscados ou obtusos, dizemos que ele é somente "meio esperto" e saímos de perto. Quando a arte e a arquitetura tornam-se excessivamente requintadas, nós as consideramos decadentes e vamos em busca de algo menos espalhafatoso. A lata de lixo da história está cheia de pessoas, idéias e movimentos que foram marginalizados e esquecidos porque os seus criadores consideravam a clareza um vício.

A mais perigosa tentação dos artistas e escritores é a ânsia de serem profundos – perigosa porque leva freqüentemente a uma complicação bizantina, impenetrável. A menos que se esforcem para escapar dessa armadilha, a sua obra não perdurará. Dizia, a propósito, o romancista e ensaísta francês Stendhal: "Só reconheço uma regra: ser claro. Se eu não for claro, todo o meu mundo desabará no nada."[5]

Mesmo em ciência, que os leigos consideram irremediavelmente intricada, a simplicidade assume elevado valor. Um dos postulados norteadores da ciência é a chamada "navalha de Ockham", formulada por William de Ockham (c. 1300-1349). Esse "princípio da parcimônia" estabelece que as explicações simples devem ser preferidas às complicadas.

No entanto, as coisas simples também podem nos confundir, pois o que parece simples às vezes encerra uma complexidade esquiva. Quando visito um museu de arte e contemplo um quadro famoso, costumo pensar: "Eu poderia ter feito isso!" Mas imediatamente outra voz se faz ouvir, lembrando-me que a grande arte nunca é tão simples quanto parece. Em nenhuma parte isso está evidenciado mais do que nas artes japonesas da pintura, caligrafia e arranjos florais. Um arranjo floral *ikebana* talvez pareça simples, e é – mas tente fazê-lo! Desenhar uma maçã com um único traço está, pelo que supomos, ao alcance de qualquer garoto de escola, mas pode revelar-se perturbadoramente difícil. As grandes vidas, como a grande arte, são sempre mais complexas do que aparentam. Uma anedota corrente entre os ricos patrocinadores do ascético Mahatma Gandhi durante a luta da Índia pela independência da Grã-Bretanha era que custava uma fortuna mantê-lo pobre. Dá-se o mesmo na ciência. A fórmula $E = mc^2$ de Einstein é uma das mais simples equações da física – mas nela estão encaixados conceitos assombrosamente intricados e contrários à intuição. Einstein sabia disso, é claro, e procurava esquivar-se daqueles que pensavam o contrário. "As coisas devem ser feitas da maneira mais simples possível", disse ele certa vez. "Mas não simples demais."[6]

Por que as coisas simples, comuns nos atraem? Porque somos preguiçosos ou incompetentes, dizem os cínicos; não queremos despender o esforço mental necessário para captar a complexidade ou não temos o poder de fogo que isso exige – daí a "burrice" epidêmica na vida contemporânea. Penso de outro modo. A principal razão pela qual nos sentimos atraídos para o simples e o comum está contida no sentido original da palavra "simples": um, unidade, totalidade. A simplicidade lembra-nos o que Buda chama de nossa natureza original — uma inquebrantável aliança com o Todo, o Absoluto, o Divino, não importa que nome se lhe dê. A nossa preferência inata pelo simples é, pois, um impulso espiritual – não uma descida para a intolerância, mas uma ascensão para a unidade transcendente.

A nossa civilização incentiva a pessoa a se destacar, a ser única e extraordinária. Eu sempre fiquei fascinado com as culturas nativas americanas que assumiam uma perspectiva diversa. Para elas, inserir-se no tecido social em vez de isolar-se era considerado a suprema realização. Da dedicação individual à tribo brotavam naturalmente os grandes feitos e o destaque, revelando que o comum e o incomum não se contradizem.

Não romantizemos, porém, as coisas simples. Embora, geralmente, as melhores coisas da vida sejam simples, nem todas as coisas simples são boas. Como diz Tolstoy em *The Death of Ivan Illych*, "A vida de Ivan Illych foi das mais simples e vulgares, portanto, das mais terríveis".[7] Consideremos o trabalho manual. Qualquer mulher do Terceiro Mundo que tenha executado a tarefa comum de buscar água a quilômetros de distância antes do desjejum prefere a situação mais complicada de uma torneira dentro da choupana. Qualquer fazendeiro que tenha trabalhado durante anos atrás de uma enxada sonha com um trator que lhe venha aliviar o trabalho. Por isso, minha intenção não é idealizar o singelo e sim enfocar a variedade de coisas simples que *podem*, e não raro conseguem, trazer saúde e realização à nossa vida.

Seria difícil obter acordo quanto às virtudes da simplicidade. Quando o lendário arquiteto modernista Mies van der Rohe disse: "Menos é mais", foi chacoteado pelo colega pós-modernista Robert Venturi, que rebateu com um "Menos é chatice".[9] Talvez o que se segue vá provocar idêntica controvérsia – a menos que você, prezado leitor, tenha em mente que os opostos se complementam e não são antitéticos.

O episódio de cura mais surpreendente que recordo foi quando uma enfermeira me tocou ao ver-me acordar da anestesia, após uma operação de apêndice. Fora uma cirurgia às pressas no Student Health Center da Universidade do Texas-Austin, na ocasião em que eu me preparava para entrar na faculdade de Medicina. Não vi o cirurgião antes; ele achou isso desnecessário. Quando despertei, estava ansioso, solitário, dolorido. O toque suave da enfermeira assegurou-me – silenciosamente, vigorosamente, inequivocamente – que tudo daria certo. E tudo deu certo mesmo e o fato ficou marcado na minha memória. Desde então, dei preferência a tratamentos mais simples, menos complicados.

E agora ouçamos o canto simples da cura.

~ 1 ~

OTIMISMO

O pessimista pergunta se há leite no jarro;
o otimista pede que lhe passem a manteiga.
— *CANÇÃO FOLCLÓRICA*

Ainda hoje, após tantos anos, sinto-me perplexo ao evocar o advogado de 50 anos que me deu a mais penosa lição sobre o valor do otimismo e o que acontece quando o perdemos. Estava ele no auge de sua carreira, tinha três filhos, corpo atlético e saúde para dar e vender. A sua única preocupação era uma dorzinha de estômago que o afligia intermitentemente há duas semanas. Embora o exame físico nada revelasse de anormal, ele insistiu numa radiografia do abdome para ter certeza de que tudo ia bem. Achei aquilo um exagero, mas fomos em frente. Para minha surpresa, a radiografia revelou uma excrescência no pâncreas que, segundo o radiologista, podia ser câncer. Discuti a situação com o paciente e propus algumas medidas, inclusive cirurgia abdominal. "Nada feito", exclamou o homem, "seria inútil. Ninguém sobrevive a um câncer de pâncreas." Ponderei-lhe que estava enganado. Embora as estatísticas sejam adversas, algumas pessoas superam essa doença. Fosse como fosse, não estávamos certos quanto ao diagnóstico e outros exames eram necessários para confirmá-lo.

O paciente consentiu em ser hospitalizado naquele mesmo dia, mas uma luz se apagara nele. Parecia aterrorizado e nada que eu pudesse dizer o tranqüilizava. Com o olhar perdido a distância, recusava-se a conversar comigo ou com as enfermeiras. Quando fui vê-lo à noite, ele jazia na cama em silêncio, de mandíbulas cerradas e sobrecenho franzido. Mesmo tendo-o eu informado de que os exames preliminares de sangue estavam normais, não pareceu importar-se. Em sua mente, era um condenado a caminho da forca. Decidi que, se o seu humor não mudasse pela manhã, iria procurar um psiquiatra para avaliar o caso. Não tive essa oportunidade. Naquela mesma noite, a enfermeira o encontrou morto na cama.

Essa foi uma "morte por bruxaria", amplamente reconhecida nas culturas pré-modernas e pela qual uma pessoa antes saudável morre logo depois de ser amaldiçoada. A maldição – nesse caso, a certeza de ter uma doença fatal – elimina toda esperança e otimismo, substituindo-os pela inevitabilidade da morte.[1]

O otimismo é a tendência a acreditar, desejar ou esperar que as coisas acabem bem. Tem-se debatido muito, nos últimos anos, sobre se ele afeta a nossa saúde e o curso de certas doenças. Acho essas discussões tediosas porque acredito que a evidência do poder terapêutico do otimismo é notória. Os efeitos são mais óbvios quando variam dia-a-dia, como os ventos mutáveis. Na década de 1950, o dr. Bruno Klopfer relatou o exemplo de um paciente que ele tratava de um linfoma em fase avançada. O homem tinha grandes tumores por todo o corpo, além de fluido no tórax, e era terminal. Klopfer estava tão convencido de que ele morreria dentro de duas semanas que suspendeu todas as terapias, exceto o oxigênio. Porém, num derradeiro esforço, aplicou-lhe uma injeção de Krebiozen, droga experimental que depois se revelou inócua. Klopfer descreve os resultados:

> Que surpresa me aguardava! Havia-o deixado febril, ofegante, acamado. E agora lá estava ele passeando pelo pátio, conversando com as enfermeiras e espalhando a boa nova para quem quisesse ouvir. [...] As massas tumorais fundiam-se como bolas de neve no forno e, só naqueles poucos dias, ficaram reduzidas à metade do tamanho original! Essa é, com certeza, uma regressão bem mais rápida do que a que o tumor mais sensível à radioterapia possa exibir sob pesada carga diária de raios X.

[...] E o paciente não recebeu outro tratamento além de uma única "picada" inofensiva.

Dez dias depois, o homem estava praticamente livre da doença. Começou a pilotar de novo o seu avião particular. A recuperação durou dois meses, até surgirem relatórios denunciando o Krebiozen. Ao lê-los, o homem se sentiu amaldiçoado, e sua atitude e condição médica prontamente reverteram ao estado terminal. Klopfer aconselhou-o a ignorar os tais relatórios negativos porque um "produto novo, superaperfeiçoado e duas vezes mais eficaz" estava agora disponível – pura invencionice – e injetou nele água destilada. Dessa vez, a resposta do paciente foi ainda mais espetacular e ele reassumiu as suas atividades normais por outros dois meses. Mas a sua recuperação chegou ao fim quando a Associação Médica Americana divulgou um relatório informando que testes de âmbito nacional haviam concluído pela inocuidade do Krebiozen no tratamento do câncer. Pouco depois de ler a notícia, era internado novamente e em dois dias morreu.[2]

Se o otimismo é capaz de significar tamanha diferença, o leitor suporá que nós, médicos, tudo fazemos para estimulá-lo nos pacientes; mas, às vezes, nós resolutamente os privamos dele. Alguns episódios desse tipo são tão ultrajantes que chegam a parecer engraçados.

O dr. Andrew Weil, diretor do programa de medicina integrativa na Universidade do Arizona, Tucson, costuma acolher pacientes em busca de uma segunda opinião.[3] "O senhor não acreditará no que aqueles médicos fizeram comigo", desabafou uma mulher. "O neurologista-chefe levou-me ao seu consultório e disse que eu tinha esclerose múltipla. Saboreou por alguns instantes o efeito dessas palavras, saiu e voltou com uma cadeira de rodas. Em seguida, pediu que eu me sentasse nela. Perguntei: 'Por que o faria?' Ele explicou que eu teria de comprar uma cadeira de rodas e ficar sentada ali uma hora por dia, a fim de 'praticar' para quando ficasse totalmente inválida. Pode-se imaginar tal coisa?"

Em seu livro *The Lost Art of Healing*, o cardiologista de Harvard, Bernard Lown, dá exemplos de "palavras que mutilam" por privar os pacientes de otimismo e esperança. Incluem: "Você está fazendo hora extra na terra", "Você está descendo a ladeira rapidinho", "A próxima batida do seu coração talvez seja a última", "Você poderá ter um ataque cardíaco ou coisa pior a qualquer momento", "O anjo da morte está estendendo as asas sobre você", "Você é uma bomba de efeito retardado ambulante", "Fico assustado só de pensar na situação de sua anatomia coronariana" e "A cirurgia deve ser feita imediatamente, de preferência ontem".[4] A essas pragas rogadas pelos médicos, Weil acrescenta algumas outras: "Lamentaram não poder fazer mais nada por mim", "Garantiram que isso só pioraria as coisas", "Recomendaram que eu me conformasse" e "Calcularam que em seis meses estarei morto".[5]

Por que os médicos acham tão difícil reservar ao otimismo um papel nos tratamentos? Por que encontramos tanta dificuldade em ser otimistas? O leitor talvez pense que deveríamos nos sentir eufóricos porque dispomos em nossa maleta de instrumentos mais poderosos que nunca e porque a perspectiva de vida humana é hoje a mais alta de todos os tempos. Então, por que não ficamos alegres? Eis o fato: os médicos são adestrados para se mostrar realistas e não otimistas, e o seu realismo às vezes se dilui em pessimismo. O espectro da morte paira sobre toda consulta clínica, sombra que jamais se dissipa não importa quão eficientes se tornem as novas terapias. Sabemos que os nossos tratamentos podem falhar, provocando a morte dos pacientes; nunca houve aí uma exceção. Assim, o primeiro pressuposto da medicina é a tragédia. Nenhuma outra ciência repousa sobre crenças tão mórbidas. Por isso é bastante natural que o médico seja pessimista e ache difícil cultivar o otimismo.

O pessimismo domina alguns médicos e influencia tudo o que fazem. Conheci alguns que, na verdade, cultivavam o cinismo e se orgulhavam de um estilo pessoal lúgubre, tenebroso. Alguns exibem o seu pessimismo como uma medalha de honra. Isso envolve às vezes o que se chama "ficar de luto" – como colocar o crepe de um funeral –, em que o médico enfatiza o pior desfecho possível de uma situação. Se a profecia se realiza, o médico é um sábio; se não, é um herói que resgatou o paciente de suas horríveis predições.

É antiético, ensinam-nos, pintar um futuro róseo para um paciente às voltas com um grave desafio à sua saúde quando sabemos que o desfecho será muito provavelmente o oposto. O problema, porém, é que o realismo do médico pode acionar resultados desastrosos. Consideremos os prognósticos clínicos. Quando um médico diz a um paciente que ele tem 50% de chances de *viver* doze meses, o paciente sem dúvida interpretará isso como 50% de chances de *morrer* ao final do ano. Não compreendendo que o médico está simplesmente fazendo uma estimativa, ele freqüentemente converte a predição estatística em sentença de morte e morre no prazo estipulado.

Mas não se trata apenas das palavras que o médico emprega para dar más notícias: trata-se também da maneira como as profere. Alguns conseguem dar más notícias com tamanho espírito de compaixão que o senso de tragédia iminente se anula. Como fazem isso? Graças a um meio que sempre esteve à sua disposição: mostrando empatia e zelo por aqueles a quem servem. Transmitem um sentimento de amor e solidariedade ao paciente, como se dissessem: "Juntos, faremos o melhor possível. Não importa o que aconteça, estarei ao seu lado a cada etapa do caminho. Você nunca ficará só."

Se o pessimismo entranhado pode matar, por que ele é tão difundido? Por que a evolução o tolerou? A que propósito poderá servir? "Os benefícios do pessimismo", sugere o psicólogo Martin E. P. Seligman, ex-presidente da Associação Americana de Psicologia e autor de *Learned Optimism*, "talvez tenham surgido em nossa história evolucionária recente. Somos animais do Pleistoceno, época das glaciações. Nossa constituição emocional foi moldada há pouco tempo por cem mil anos de catástrofe climática: ondas de frio e calor; seca e inundação; abundância e fome repentina. Os nossos ancestrais que sobreviveram ao Pleistoceno conseguiram-no, provavelmente, porque tinham a capacidade de temer sem cessar pelo futuro, de ver nos dias ensolarados mero prelúdio de um inverno rigoroso, de remoer inquietações. Nós herdamos os cérebros desses ancestrais e, conseqüentemente, a sua capacidade de ver o núcleo escuro da nuvem em vez de sua borda prateada".[6]

O valor de sobrevivência do pessimismo talvez date da época em que os humanos desceram das árvores para as savanas da África. Aquelas extensas campinas eram o lar dos grandes felinos sempre à espreita – lugares, portanto, perigosos. O pessimismo pode então ter sido um trunfo na luta pela sobrevivência — não excessivo a ponto de subjugar e mandar nossos ancestrais de volta para a floresta, mas suficiente para mantê-los alertas e vivos.

Contudo, talvez não devamos conceder tanto ao pessimismo. É difícil imaginar o *Homo sapiens* progredindo da selvageria para a barbárie e daí para a civilização sem um senso qualquer de que as coisas poderiam melhorar. Como haveríamos de passar da caverna para o castelo, da pele para a seda e do despotismo para a democracia sem o otimismo? Sem o aceno de um futuro brilhante, teria sido fácil nos acomodarmos, aceitando a nossa mísera condição. Algo nos manteve avançando para uma aurora ainda pouco perceptível e otimismo é uma palavra tão boa como qualquer outra para esse desejo ardente interior.

Otimismo básico

Hoje, é fácil ser otimista quanto ao otimismo. Pesquisas mostram que, em média, os otimistas adoecem menos e vivem mais que os pessimistas. O sistema imunológico parece ser mais forte nos otimistas, que apresentam também um sistema cardiovascular mais estável. Os otimistas são os que conquistam, realizam, lideram e gozam da mais alta estima pública. Em geral são estimados porque incentivam os outros e as pessoas preferem a sua companhia à dos pessimistas. Existe uma disciplina nova, a psicologia positiva, que enfatiza o valor do otimismo. O otimismo está tão na moda que, recentemente, foi capa da revista *Time*.[7]

O otimismo é um rolo compressor – e às vezes penso que está na iminência de passar por cima de mim. Embora, pessoalmente, eu tenda a ser otimista, desconfio um pouco do espetáculo, do sorriso largo e do estardalhaço promovidos pelos infatigáveis mercadores de otimismo. Defendo uma variedade calma e íntima de otimismo, que trago comigo à guisa de certeza inabalável. Hesito em dar nome a essa atitude: mesmo "estilo cognitivo", à maneira dos psicólogos positivos, parece um pouco demais. Adaptando o que Stendhal disse da felicidade: "Descrevê-lo é diminuí-lo."[8] A minha postura lembra o que os teólogos medievais chamavam de *via negativa*, que exaltava a plenitude e a realidade do Divino pela ênfase, não em Seus atributos positivos, mas na circunstância de Ele estar além da descrição. Atribuir qualquer qualidade ao Absoluto era uma forma de idolatria antropomórfica, de vestir a divindade com roupagens humanas. Meister Eckhart, o místico alemão do século XIII, era um dos proponentes da *via negativa*. Disse ele: "Então, como devo amá-Lo? Tal como Ele é: um não-Deus, um não-espírito, uma não-pessoa, uma não-imagem; como unidade pura, incontaminada, límpida, alheia a quaisquer dualismos. Nele mergulhemos eternamente, de um nada a outro. Deus nos abençoe. Amém."[9] De acordo com a visão de Meister Eckhart, talvez eu deva chamar a minha atitude de "não-otimismo".

Para mim, associar o otimismo ao Absoluto ou Divino, pouco importa o nome, não é hipérbole. A conexão é natural: *Otimismo* vem do latim que significa "mais alto" ou "melhor", qualidades que atribuímos ao Divino. Julian de Norwich, a sublime mística inglesa do século XIV, compreendia bem essa relação. Na época em que a Peste Negra assolava a Europa, ela não via dificuldade alguma em identificar o otimismo com o Divino. Numa prosa encantadora, exultava: "Tudo acabará bem, tudo acabará bem, toda a sorte de coisas acabará bem ... Ele não disse: 'Não serás vítima da tempestade, não serás vítima de labutas, não serás vítima de doenças', mas 'Não serás vencido'."[10] Ou, como o eco deixado pela poetisa Maya Angelou em nosso tempo: "Toparás com inúmeras derrotas, mas não serás derrotado."[11]

O otimismo, sem o esteio do Absoluto, mal pode sustentar-se. Se assumirmos a visão quase ilimitada da moderna cosmologia, o panorama é de todo deprimente. O universo em expansão, dizem-nos os cientistas, por fim sucumbirá ao calor e sofrerá uma desorganização irreversível. Ou seja, a vida e a consciência perecerão. Nesse cenário sombrio, o otimismo não passa de um expediente precário, mesquinho. Mas se a consciência estiver ligada ao Absoluto, o cenário muda. O Absoluto está acima de tudo, incluindo o que possa acontecer ao cosmos. A nossa conexão com o Absoluto implica que partilhamos de suas qualidades – as quais, muitos indícios afirmam,[12] incluem a infinitude no espaço e no tempo. Nesse caso, somos em certo sentido eternos e imortais: a justificação final para cultivar o otimismo e calar os cosmólogos alarmistas.

Exuberância: otimismo profundo

Em algumas pessoas, o otimismo se transforma em exuberância, num senso de alegria e força superabundantes. Kay Redfield Jamison, a psiquiatra que conquistou manchetes ao expor a sua própria doença bipolar,[13] escreveu um livro, *Exuberance: The Passion of Life*, onde incluiu entrevistas com inúmeras pessoas de humor exuberante.[14] Todos os entrevistados confessaram que muita gente os achava chatos. Pessoas otimistas, efusivas podem também ficar com facilidade entediadas na presença dos outros. Quando num ambiente bastante competitivo, como universidades ou institutos de pesquisa, onde se exige objetividade, elas alegam sentir-se muito vulneráveis ao ridículo.

Um dos motivos pelos quais as pessoas exuberantes desagradam os colegas é que, depois de certo ponto, elas os deixam pouco à vontade. Como diz Jamison: "Todos gostam de ficar ao seu lado para partilhar de sua energia e entusiasmo, mas isso cansa." Ou, no entender do escritor Elbert Hubbard (1856-1915), "O pessimista é um homem que foi forçado a conviver com um otimista".[15]

O exagero sem freios pode também ser perigoso. De novo, Jamison: "Todos precisamos nutrir [...] um certo ceticismo em relação a nós mesmos. O exagero às vezes é um risco. Se você conhece alguém que é expansivo, que faz grandes e maravilhosas coisas, ótimo! Mas se tem alguém que o vai arrastando para a guerra porque está muito entusiasmado com isso, ou para maus negócios..."[16]

Otimismo testado, otimismo distorcido

O otimismo foi testado repetidamente durante o século XX com duas guerras mundiais, o Holocausto, vários genocídios e uma taxa de mortalidade sem paralelo em qualquer época. E esses desafios prosseguem no século XXI.

No dia 26 de dezembro de 2004 um terremoto no fundo do mar, ao largo de Sumatra, provocou um monstruoso *tsunami* que atingiu a linha costeira até a África, matando cerca de 150 mil pessoas. Famílias e aldeias inteiras se desvaneceram. Corações no mundo todo sangraram pelas vítimas e, qual outro dilúvio, milhões de dólares em ajuda fluíram de governos e particulares de todos os lados.

A catástrofe gerou cobertura noticiosa em tempo integral, com os sabichões tentando descobrir o significado do desastre. Os programas mostravam agnósticos, ateus, cientistas, filósofos, estadistas, políticos e clérigos de várias religiões. Os agnósticos, ateus e cientistas geralmente viam no *tsunami* uma expressão das leis cegas da natureza – a "natureza feroz e indiferente". A seu ver, não havia nenhum significado essencial no acontecimento porque as leis da natureza, acreditavam eles, são friamente impessoais e inerentemente sem sentido. Vários comentaristas islâmicos, ao contrário, tentaram ver algum significado ou elemento positivo no acontecimento. Declararam que os cristãos, judeus e ocidentais que pereceram nos hotéis à beira-mar eram infiéis e hereges que mereciam esse castigo vindo dos céus. Como disse o religioso saudita Muhammad al-Munajjid em entrevista para a televisão árabe Al-Majd: "Não terão eles [os turistas ocidentais que celebravam o Natal] aprendido a lição ministrada por Alá às costas da Ásia durante os festejos proibidos? No auge da imoralidade, Alá cobrou vingança desses criminosos." Mas que dizer dos milhares de muçulmanos que sucumbiram lado a lado com os infiéis? Foram considerados mártires.[17] Aí está: o otimismo, nas mãos da religião, pode assumir formas alarmantes.

Esses comentários ilustram um problema eterno do otimismo: o que parece positivo para uma pessoa pode ser desastroso para outra. Até na questão da saúde o assunto é confuso. Por exemplo, todas as mães querem que os seus filhos recém-nascidos estejam bem e nunca adoeçam. No entanto, a única maneira de as crianças desenvolverem um sistema imunológico capaz de resistir às infecções é a exposição repetida a enxames de micróbios que provocam episódios minimizados de doenças e produzem anticorpos. Se as esperanças da mãe otimista se realizassem, o seu filho se transformaria num "bebê de bolha" condenado a viver dentro de um escudo de plástico para manter longe as miríades de bactérias, fungos e vírus que são parte da vida diária.

Outra expressão de otimismo muito disseminada é a esperança ou crença de nos recuperarmos de qualquer enfermidade que nos atinja. Se esse anseio universal se concretizasse, ninguém morreria e a Terra já estaria desastrosamente superpovoada há milênios, imprópria para a habitação humana.

Os mais notórios abusos do otimismo, porém, ocorrem em escala maior e estão mais à vista. Todo o setor da publicidade é movido por uma estratégia de falso otimismo: a sua vida será mais feliz, mais sensual e melhor se você adquirir determinado produto, quer precise dele e possa comprá-lo ou não. De igual modo, a indústria da auto-ajuda também repousa numa doutrina de intenso otimismo e desfechos felizes, se a estratégia do mês for aplicada. Quanto à política, oscila loucamente entre o otimismo e o pessimismo, cada partido descrevendo o outro como negativista, retrógrado e fora da realidade, e ele próprio como avançado, criativo e confiante no futuro.

O paradoxo do pessimismo

O pessimismo, se levado a extremos, às vezes sofre uma curiosa transformação e torna-se engraçado. Isso acontece, por exemplo, no humor negro, em que "as coisas estão tão ruins que dá vontade de rir".

Muitos cômicos talentosos percebem argutamente que o pessimismo pode metamorfosear-se em humor e lançam mão disso com enorme sucesso. Não é por acaso que alguns de nossos melhores comediantes se caracterizaram de pessimistas, como Charlie Chaplin, W. C. Fields, Red Skelton e Rodney Dangerfield.

Mesmo quando as pessoas tentam verdadeiramente ser pessimistas, acabam ficando engraçadas e nós rimos de sua caturrice. Veja-se a definição de otimismo e esperança por Henry Miller: "A esperança é uma péssima coisa. Significa que você não é o que quer ser, que uma parte de você, se não *todas*, está morta. Significa que você alimenta ilusões. É, com o perdão da palavra, uma espécie de gonorréia espiritual."[18] Ou o que um ranheta declarou: "A vida é uma doença sexualmente transmissível com taxa de óbito de cem por cento." E o que o barão de Montesquieu resmungou com toda a seriedade: "O homem deveria ser pranteado ao nascer, não ao morrer."[19]

Se formos apanhados pelo pessimismo, talvez o melhor seja não tentar fugir, mas mergulhar fundo nele e ser *seriamente* pessimistas, sem meios-termos. Assim, poderemos acabar rindo e ficando livres das garras do pessimismo.

A conexão saúde

Um dos maiores êxitos da medicina no século XX foi a descoberta da importância, para a saúde, das atitudes, emoções e crenças — aquilo que hoje se chama medicina mente-corpo. Antes de meados do século, não era nada fácil ouvir médicos falando dessas coisas; hoje, é comum. A principal premissa da medicina mente-corpo é que a nossa vida mental não está isolada acima das clavículas. Cada pensamento ou emoção funciona como uma mensagem para o resto do corpo, mediada por uma rede complexa de sinais nervosos, hormônios e várias outras substâncias.

Um grande passo à frente foram os achados dos cientistas comportamentais Suzanne Kobasa e Salvatore Maddi, então na Universidade de Chicago. Numa série de estudos marcantes, no início dos anos 1980, eles trabalharam a idéia de resistência psicológica— um padrão de comportamento encontrado em pessoas estressadas que quase nunca adoecem e vivem vidas longas, realizadas. A chave do segredo, descobriram eles, são controle, dedicação ao trabalho, à família e a si mesmo, e um forte senso de desafio. Mesmo em períodos de intenso stress psicológico, as pessoas que apresentam essas características permanecem saudáveis, enquanto as que exibem taxas mais baixas de resistência têm saúde notoriamente precária.

Kobasa e Maddi notaram que o ponto de partida crítico para a resistência e o enfrentamento eficaz é uma "avaliação otimista" da situação. Quando um acontecimento é visto com menos pessimismo, o seu impacto psicológico e fisiológico diminui. Os dois cientistas concluíram então que a resistência, a capacidade de enfrentar e o otimismo não são atributos rígidos, mas flexíveis.

O senso de controle é, em grande parte, uma crença que se pode rejeitar ou adotar e cultivar. Como diz Blair Justice, professor de psicologia da Faculdade de Saúde Pública da Universidade do Texas-Houston, em sua admirável avaliação do campo mente-corpo intitulada *Who Gets Sick: How Beliefs, Moods, and Thoughts Affect Your Health*, "O controle cognitivo origina-se da crença de que podemos amenizar o impacto negativo [...] de uma situação pelo modo como encaramos o problema. Significa que, preferindo ver as perdas, agressões, frustrações e reviravoltas estressantes na vida com menos dramaticidade, nunca como o fim do mundo, anulamos o seu poder de nos causar dano".[20]

Em estudo após estudo, pessoas superiormente resistentes a doenças físicas e mentais puseram em prática o seu estilo de encarar as coisas com menos pessimismo. Isso, sempre que possível, induziu-as a agir para modificar o problema externo. Depois, elas em geral amenizavam os efeitos físicos e mentais do stress recorrendo à ginástica, às práticas de relaxamento ou a algum outro comportamento saudável.[21]

"Avaliação otimista" é apenas a atitude sensata ou a abordagem tranqüila de uma determinada situação. Lawrence Hinkle e seus colegas do Centro

Médico do Hospital de Nova York-Cornell acompanharam diversas amostras populacionais durante vinte anos, buscando indícios de que a avaliação otimista faz alguma diferença na saúde.[22] Havia, por exemplo, um grupo de cem imigrantes chineses vindos para os Estados Unidos em razão da inquietação política em seu país. O destino deles era incerto — não sabiam o que iriam fazer, como estavam as suas famílias na pátria e de que modo sobreviveriam economicamente. Os que permaneciam saudáveis — e muitos permaneciam — distinguiam-se pela maneira como encaravam as dificuldades. Achavam o seu passado e o seu presente duros, mas também interessantes, estimulantes e relativamente satisfatórios. Os que adoeciam com mais freqüência assumiam um ponto de vista diverso, considerando a sua situação ameaçadora, frustrante e difícil.[23]

Hinkle e os seus colaboradores também descobriram que, em situações de desafio, há outra maneira de promover a boa saúde que não envolve o otimismo. Se a pessoa se isola emocionalmente, investe pouco na vida e ergue barreiras à volta para manter os outros a distância, a incidência de moléstias igualmente se reduz.[24] Mas existe um lado negativo nessa abordagem. Como diz Justice em outra passagem: "A nossa saúde social sofrerá e as nossas relações com os outros não serão profundas."[25]

O cardiologista Daniel B. Mark, da Faculdade de Medicina da Universidade Duke, acompanhou a evolução de 1.719 homens e mulheres após cateterismo cardíaco. Depois de um ano, 12% dos pacientes que desde o começo se mostraram pessimistas quanto à sua saúde haviam morrido, contra apenas 5% dos otimistas. A dra. Nancy Frasure-Smith, do Instituto do Coração de Montreal, descobriu que pacientes cardíacos com alta propensão ao pessimismo tinham oito vezes mais probabilidade que os otimistas de morrer no curso de dezoito meses. O dr. Geoffrey Reed, da Universidade da Califórnia-Los Angeles, mostrou que o fatalismo, pólo oposto do otimismo, e a perda de amigos acenavam com prognósticos negativos em pacientes com AIDS.[26]

De que modo, exatamente, o otimismo ajuda a viver mais e com mais saúde? Seligman sugere quatro hipóteses.[27] Em primeiro lugar, o cérebro registra a experiência de otimismo e, por vias humorais, químicas e nervosas, vai afetar a função celular em todo o corpo, inclusive os sistemas cardíaco, imunológico e outros. Em segundo, dado que o otimismo está associado à motivação e à ação, as pessoas otimistas talvez sejam mais propensas a *desejar* ter saúde e acreditem *poder* ser saudáveis. Isso aumenta a probabilidade de elas seguirem regimes saudáveis e aconselhamentos médicos. Em terceiro, os otimistas enfrentam menos fatos desagradáveis na vida que os pessimistas, inclusive menos ameaças à saúde, porque o seu senso de controle lhes assegura poder interferir no que acontece. Os pessimistas, ao contrário, parecem estender um tapete vermelho ao caos, convencidos de que pouco importa o que façam ou deixem de fazer. Finalmente, os otimistas contam com mais apoio da sociedade que os pessimistas, havendo indícios de que mesmo uma interação social superficial constitui uma barreira contra a doença.[28]

O cardiologista Dean Ornish, pioneiro nos métodos de reversão das cardiopatias por meio de dieta, exercícios e controle do stress, enfatiza o valor do amor na saúde. O amor é, talvez, o tipo mais profundo de interação social. Em seu livro *Love and Survival*, ele argumenta que a nossa própria sobrevivência depende do poder terapêutico do amor, do convívio e dos relacionamentos.[29] O vínculo com o otimismo é direto: o amor conduz ao otimismo e fortalece-o. Os otimistas são mais amados que os pessimistas avarentos e o amor que recebem gera mais otimismo, e assim por diante, num ciclo autofortalecedor.

O otimismo é também essencial para a autêntica prática da medicina – não como cuidado extra, mas como fator intrínseco. Considere-se a resposta-placebo, a sensação de bem-estar que advém ao paciente só por supor que algum tratamento lhe foi ministrado. Os pesquisadores calculam que a resposta placebo explica de 30 a 50% do efeito de inúmeras drogas e até 100% de certos procedimentos cirúrgicos.[30] Todos os médicos reconhecem que a resposta placebo é parte indispensável da medicina moderna e que um bom profissional deve saber como maximizá-la. A força propulsora por trás da resposta placebo é o otimismo – a crença de que a terapia irá funcionar.

Assim o otimismo, sob o disfarce de efeitos placebo, constitui parte essencial dos fundamentos da medicina, como sempre o foi ao longo da história. Não vamos nos esquecer, todavia, que a resposta placebo tem o seu gêmeo sombrio, o efeito nocebo, que é um resultado negativo e, às vezes, fatal baseado no pessimismo – a crença de que a terapia *não* irá funcionar.

Barreiras ao otimismo

Muitas pessoas, ao envelhecer, acham difícil ser otimistas com relação à própria saúde. A ênfase votada hoje ao mal de Alzheimer, à artrite e a outras doenças degenerativas induz as pessoas a ver o futuro como uma viagem sem volta para o asilo, a invalidez e a senilidade. No entanto, há bases sólidas para o otimismo. Oitenta e nove por cento das pessoas entre 65 e 74 anos não relatam nenhuma deficiência. Depois dos 85, 40% dos idosos ainda estão ativos.[31] Em anos recentes, a porcentagem de pessoas incapacitadas com mais de 65 anos caiu e os especialistas prevêem que essa tendência irá se acelerar.[32]

Inúmeras evidências revelam que as escolhas que fazemos em termos de dieta, peso, exercício, e estímulos sociais e mentais durante a meia-idade afetam grandemente o nosso desempenho psicológico e físico à medida que envelhecemos.[33] O envolvimento espiritual e religioso, pelo que se supõe, acrescenta sete ou mais anos em média ao período de vida.[34] Segundo vários estudos, aquilo que *pensamos* sobre a nossa saúde é um dos indícios de longevidade mais notórios jamais detectados.[35]

Muitas pessoas acham difícil ser otimistas com relação à sua saúde porque provêm de famílias pouco saudáveis e pouco longevas. Crêem-se condenadas por seus genes, traídas por seu DNA. Mas, diz Justice: "Os genes explicam cerca de 35% da longevidade, enquanto o estilo de vida, a dieta e outros fatores ambientais, inclusive sistemas de apoio, constituem as razões de maior peso para uma vida longa."[36, 37]

Outra barreira que nos impede de ser otimistas com relação ao envelhecimento é o fato de amigos e familiares morrerem, deixando-nos cada vez mais sozinhos. A perda e o luto periódicos, que ocorrem com o passar do tempo, justificam as preocupações com a saúde porque, segundo todas as evidências, o luto provoca um declínio drástico na função imunológica, o que talvez seja uma das razões para a maior incidência de infecções e câncer com o correr dos anos.[38] É importante chorar a perda de alguém e o luto não deveria ser escondido. No entanto, cumpre ajudar as pessoas de luto a *superar* a dor e, na medida do possível, a concentrar-se nos aspectos mais luminosos da vida – não apenas porque é humano assisti-los, mas também porque isso é saudável para eles. Saudável como? O otimismo combate os efeitos negativos do pessimismo sobre o sistema imunológico dos idosos. Trabalhando com homens e mulheres entre 62 e 87 anos, pesquisadores da Universidade da Pensilvânia constataram que os otimistas tinham taxas mais elevadas de células-T auxiliares/supressoras, ou seja, maior capacidade para resistir à doença.[39] Outros pesquisadores descobriram que pessoas mais velhas, ainda vivas ao final de um período de oito anos, eram as mais otimistas.[40]

Otimismo: o lado sombrio

O psicólogo Roy Baumeister, autor de *Evil: Inside Human Violence and Cruelty*,[41] e seus colegas da Universidade Case Western Reserve investigaram o que acontece quando as pessoas se mostram excessivamente otimistas quanto a si mesmas.[42] Examinaram a auto-estima em assassinos em série, pistoleiros, chefes de quadrilhas, criminosos violentos, maridos espancadores e valentões. Crê-se comumente que as pessoas mergulham na criminalidade porque têm péssima opinião de si próprios, mas os pesquisadores constataram o oposto: tais pessoas apresentam níveis elevadíssimos de auto-estima. Isso cria nelas um senso de grandeza, supremacia, invulnerabilidade e impunidade. Quando os outros censuram o seu comportamento, elas revidam agressivamente. Baumeister esclarece: "Hoje em dia, é comum afirmar que a baixa estima provoca violência, mas os indícios revelam sem sombra de dúvida que essa tese é falsa. Falsa ao longo de todo o espectro da violência, das querelas de jardim-da-infância à tirania política, do abuso doméstico ao genocídio, da guerra ao assassinato e ao estupro. Os violentos são, caracteristicamente, pessoas que se têm na mais alta conta[43] [...] Nos Estados Unidos, a insistência em incrementar a auto-estima de qualquer um parece mal-orientada. [...]"[44]

Portanto, o otimismo com respeito ao eu não é nenhuma panacéia e pode até se revelar perigoso. Fomentar indiscriminadamente a auto-estima de alguns fedelhos pode conduzir ao desastre. Você talvez crie um garoto egoísta que, ao crescer, espancará a esposa ou, pior ainda, fuzilará os colegas no pátio da escola.[45]

Cultivar o otimismo

O otimismo não é definitivo. Pode flutuar como o nosso peso corporal – e ser aprendido. Em seu livro *Learned Optimism*, o psicólogo Seligman mostra como.[46]

É uma questão de ABC, diz ele. Quando nos deparamos com a *A*dversity (*A*dversidade), começamos a pensar nela. Com o tempo esses pensamentos se cristalizam em *B*eliefs (*C*renças) que podem se tornar tão habituais que permanecem inconscientes. As nossas opiniões sobre situações adversas têm *C*onsequences (*C*onseqüências), forçando-nos a responder com otimismo ou pessimismo.

Seligman ensina as pessoas a conscientizar-se de seus comportamentos habituais, automáticos, e substituí-los por respostas mais condizentes, positivas. Eis um exercício típico. Procure imaginar vividamente uma adversidade corriqueira: "A" – alguém se antecipa e ocupa a vaga onde você iria estacionar o carro; em seguida, você identifica os seus pensamentos e crenças, "B", a respeito da situação. Você prevê então as conseqüências, "C", dessas crenças, como acionar a buzina, brandir o punho ou esbravejar. Seligman acrescenta ainda um "D" e um "E": *D*isputation (*D*iscussão), em que você trava um diálogo consigo mesmo ou analisa a situação (a vaga não é minha, há outras por aí), e *Energization* (*Energização*), em que busca uma perspectiva positiva (quem dirigia o outro carro era uma velhinha; ela precisava mais da vaga que eu; esquecer tudo é um ato de delicadeza; sinto-me melhor por ter agido assim). Seligman recomenda que mantenhamos um diário de exercícios ABCDE para livrar a mente de respostas habituais, pessimistas.

Esses métodos foram aplicados em crianças, estudantes universitários e adultos. Parecem capazes de gerar não apenas otimismo, mas também mudanças físicas positivas. Em se tratando de câncer, por exemplo, observaram-se notáveis estímulos da função imunológica nos pacientes que usaram essas técnicas.[47, 48]

Os pessimistas freqüentemente combatem tais métodos porque os acham enganadores e desdenham os esforços que os otimistas fazem para convertê-los. Os pessimistas quase sempre estão convencidos de que "vêem o mundo tal como ele é", como pontificou o ranzinza empedernido Ambrose Bierce; por que haveriam de trocar o seu ponto de vista por óculos de lentes cor-de-rosa? O melhor motivo, revelam as pesquisas, é que os otimistas adoecem com menos freqüência e vivem mais que os pessimistas, sendo além disso mais felizes.

Uma visão mais ampla

Henry Dreher, que versa temas de ciência e saúde, é um arguto analista das pesquisas sobre mente-corpo. Em seu importante livro *Mind-Body Unity*, ele apresenta uma crítica sutil de praticamente todos os estudos referentes ao otimismo.[49] A seu ver, não basta demonstrar que o otimismo influencia a saúde; é preciso também perguntar por que isso acontece. Praticamente nenhum pesquisador dessa área, sustenta Dreher, indagou por qual motivo alguns doentes são otimistas e outros pessimistas. A pesquisa ignora especificamente os fatores sociais que despertam e alimentam o otimismo ou o pessimismo. O resultado do desdém por esses fatores externos é que o otimismo se converte numa questão puramente psicológica. Em conseqüência, os pesquisadores tendem a "atribuir às pessoas a responsabilidade de se safarem por si mesmas do lamaçal do negativismo". Às vezes isso é possível, como nas terapias preceituadas por Seligman. "Mas", lamenta Dreher, "a outra parte da tarefa, que é a criação de ambientes e locais de trabalho capazes de gerar otimismo e auto-eficiência, permanece praticamente fora do alcance da pesquisa sobre mente-corpo."[50]

Dreher deve ser ouvido. Ele passou dois anos como palestrante de um programa de orientação extracurricular no famoso Hell's Kitchen de Nova York. A maioria de seus alunos morava em áreas degradadas e violentas, invadidas pelas drogas e pela pobreza. Dreher às vezes ficava surpreso com esses alunos. "Impressionavam-me", conta ele: "as crianças vindas dos piores bairros e lares imagináveis, mas com uma maturidade e flexibilidade que não posso explicar [...] Tinham dons psicoespirituais – oriundos de genes, experiências antigas ou influências desconhecidas – que lhes permitiam sobreviver." Mas nem tudo era tão estável. Dreher saiu dessas experiências convencido de que otimismo era algo mais que psicologia. Concluiu que, se os estudiosos não ampliassem a sua visão para incluir fatores sociais e econômicos, a pesquisa do otimismo desandaria numa "preocupação unilateral de induzir pessoas a mudar a sua vida interior como remédio para quaisquer distúrbios da mente e do corpo".[51]

Experimentos de laboratório mostram que, submetidos a choques repetidos, animais como ratos, camundongos e cães ficam estirados em suas gaiolas, inermes, quando não têm meios de evitar a agressão. Muitas pessoas em nossa sociedade, diz Dreher, como os desempregados crônicos, os desprezados e os discriminados são como as cobaias nesses estudos, sem meios de "evitar a agressão". Será justo pedir a tais pessoas que *saiam* por si mesmas do apuro? Dreher conclui: "Embora a terapia cognitiva de Seligman seja sem dúvida proveitosa para muitas pessoas, principalmente as privilegiadas, é necessário algo mais [...] Sim, podemos melhorar a nossa condição pensando, sentindo e agindo de maneira mais adaptada; mas se nos pedirem para assumir maior responsabilidade por nossas atitudes e saúde, os engenheiros sociais, os políticos, os detentores do poder e a organização médica precisam também ser instados a modificar condições que às vezes conseguem esmagar até as personalidades mais flexíveis."[52]

O psicólogo da saúde Blair Justice concorda: "Quando as pessoas crescem na pobreza ou se tornam vítimas de injustiça, quando lutam dia após dia apenas para sobreviver, os seus pensamentos e crenças não ajudam, profundamente influenciados que são pelo ambiente. Na falta de amor, amparo, oportunidades mínimas e segurança, é difícil ter fé e otimismo. Corrigindo as distorções e melhorando as condições humanas, podemos dar a mais pessoas uma oportunidade decente de assumir perspectivas menos pessimistas e de contribuir assim para melhorar a sua própria saúde."[53] O psiquiatra Redford Williams e a historiadora Virginia Williams, do Centro Médico da Universidade Duke, apóiam essa tese: "A saúde de populações inteiras – nações e Estados – sofre quando as relações sociais se deterioram [...] por exemplo, quando o abismo entre os que possuem e os que não possuem se alarga."[54]

O futuro do otimismo

A pesquisa que vincula saúde e longevidade com condição socioeconômica está tão firmemente estabelecida que, em 2000, Justice previa: "Podemos esperar, na próxima década, um amplo debate nacional sobre políticas de saúde voltadas mais para o apoio a famílias de baixa renda, o fomento do senso comunitário nos bairros pobres e a consciência de integração entre todos os que vivem nos Estados Unidos. Com toda a probabilidade, serão propostas medidas que reduzirão a vasta distância entre os que estão por cima e os que estão por baixo em termos de renda e educação."[55]

Infelizmente, a profecia de Justice não se cumpriu. O abismo entre ricos e pobres, nos Estados Unidos, está se alargando cada vez mais. A preocupação com os fatores sociais determinantes da saúde cede espaço a intervenções mais atraentes e dispendiosas como manipulação do DNA e genoma, células-tronco, transplantes de órgãos e novas drogas.

Uma onda de cinismo com relação aos deserdados parece contaminar a nação, o que torna difícil atentar para os fatores sociais responsáveis pela saúde. A tendência é censurar as pessoas por serem pobres e desprotegidas, quando não ignorar, redefinir e mascarar o problema. Em um de seus desenhos, Jules Feiffer satiriza essa situação: "Eu me julgava pobre. Então me disseram que eu não era pobre, apenas necessitado. Depois, explicaram que pensar em mim mesmo como necessitado era confissão de derrota; eu só não tinha posses. Não-privilegiado? Isso seria um exagero: eu era um desprotegido. Continuo sem um tostão. Mas adquiri um rico vocabulário."[56]

Os políticos romantizam a pobreza exagerando a sua origem modesta (nunca se gabam de privilégios e fortuna). Outra manobra é invocar a idéia de "ordem a partir do caos" da física, em cujos termos o caos no nível social geraria a ordem, como às vezes sucede em sistemas puramente físicos. Mas, como bem observou John W. Gardner em seu livro *Excellence*: "Para cada talento que a pobreza estimulou, cem foram obliterados."[57]

Embora as pessoas possam aprender otimismo, como vimos, podem aprender também pessimismo – como acontece quando instigamos condições sociais próprias a impedir que as pessoas saiam da pobreza, adquiram educação e amparem as suas famílias. Enquanto não levarmos a sério o compromisso com as pessoas vulneráveis de nosso país – não apenas as pobres, mas também as que são alvo de preconceito e discriminação –, não teremos o direito de pregar-lhes as virtudes do otimismo. Até que ajudemos a modificar as condições responsáveis pelo pessimismo, as nossas exortações para se ver o lado brilhante das coisas soarão inconseqüentes – pois, para os desafortunados, a luz no fim do túnel é um trem prestes a atropelá-los.[58]

"Um homem faminto não é um homem livre", disse Adlai E. Stevenson em 1952.[59] Nem um otimista. Quem ficará à vontade com o seu otimismo quando um número cada vez maior de idosos precisa escolher diariamente entre comida e remédio? Quando uma entre sete pessoas no mundo passa fome e quarenta milhões de infelizes morrem todos os anos de desnutrição ou doenças relacionadas à falta de alimentos? Quando quarenta milhões lutam contra a AIDS? Quando vinte milhões sucumbem anualmente por falta de água e 1,1 bilhão não têm acesso a água potável?[60] Quando todos os dias, só na África, três mil crianças com menos de cinco anos morrem de malária e seis mil adultos, de AIDS?[61]

Devemos promover um otimismo adequado não apenas aos ricos, mas também aos pobres, aos desprotegidos, aos vulneráveis. Até lá, só podemos advogar o otimismo com cautela, sabendo que ele possui uma conotação elitista a ser definitivamente eliminada.

Afinal, não serão palestras de fim de semana, seminários, cursos pela Internet ou livros que irão ensinar otimismo às pessoas, mas sim aquilo que fizermos como nação para criar as condições sob as quais ele possa florescer.

~ 2 ~

ESQUECIMENTO

*No uso prático de nosso intelecto,
esquecer é tão importante quanto lembrar.*

— WILLIAM JAMES

"Não estou achando os meus óculos."

"Estão na mesinha-de-cabeceira."

"Já procurei lá. Não estão."

"Estão, sim. Em cima do último número da *National Geographic*, ao lado das chaves do carro e de uns trocados."

"Caramba! É isso mesmo!"

Versões infindáveis dessa cena ocorrem entre a minha esposa, Barbara, e eu — e, sem dúvida, não preciso esclarecer qual o meu papel nelas. Toda vez me espanto por não ter encontrado o objeto perdido e também pelo fato de Barbara se lembrar de pequenos detalhes com tamanha perfeição.

Esquecer é um problema sério porque associamos perda de memória com declínio mental e envelhecimento. Admito que, quando não consigo lembrar um nome, uma palavra ou o lugar onde guardei as chaves do carro ou os óculos, um certo medo me domina. Serão esses os primeiros sinais do mal de Alzheimer? Serei o segundo caso de doença da vaca louca nos Estados Unidos e esses são os sintomas iniciais de um cérebro em decomposição? Devo tomar mais ginkgo biloba?

Eis outro diálogo típico que travo com Barbara:

"Por favor, vá até a padaria nova e traga pão fresco para o almoço."

"Sim. Qual o endereço?"

"Tome a rua Grant, passe por um prédio rosado à direita, frente a um estacionamento. Há um grande buraco na pista, com o formato do Estado do Texas, bem antes da padaria. Não há como errar."

"Obrigado, querida. É ao norte ou ao sul da rua Grant?"

"Há uma mureta com sete belas faias diante da padaria."

"Parece encantador. Vou verificar eu mesmo o endereço."

Barbara e eu formamos uma ótima equipe quando viajamos. Ela se lembra de detalhes mínimos e eu estou sempre de mapa e bússola à mão. Gosto de bússolas e mapas. Tenho guias das grandes cidades americanas na gaveta de um armário, da qual retiro tudo o que preciso quando saio em viagem. Tenho também seis bússolas, uma das quais está sempre sobre a minha mesa. Agora mesmo ela aponta fielmente para o norte – uma constante em minha vida, que acho por demais consoladora. Ainda assim, examino-a várias vezes por dia a fim de ter certeza de que nada mudou. Se os pólos se deslocarem, como avisam alguns profetas de mau agouro, quero estar entre os primeiros a saber. Não há nada melhor do que estar atualizado.

Muitas pessoas partilham do meu entusiasmo. Em Paris, há alguns anos, Barbara e eu tomamos o metrô para o Arco do Triunfo. Quando emergimos do subterrâneo, demos com um intricado de ruas que nos desorientou. Saquei da bússola e do mapa, e daí a pouco já não estávamos mais confusos. Olhei então à direita e avistei outro casal, obviamente de americanos. O homem estava todo entregue ao seu próprio ritual de mapa e bússola. A mulher, impaciente, resmungava: "Por que não perguntar?" Ele e eu nos entreolhamos, vimos o mapa e a bússola um do outro e caímos na gargalhada.

A habilidade de minha esposa em navegar pela cidade sem um guia de ruas ou um endereço anotado pode parecer desvinculada de seu talento para localizar objetos que não consigo encontrar. Mas os psicólogos cognitivos afirmam que tais habilidades estão conectadas e relacionam-se com o sexo. Aprecio esses achados de pesquisa porque eles "despatologizam" a minha memória precária. Em vez de uma doença, parece que estou sofrendo de um problema de homens.

Nas últimas décadas, numerosos estudos de várias culturas revelaram um dado consistente: os homens se saem melhor que as mulheres em testes padronizados de habilidades espaciais como ler mapas, deslindar labirintos e girar objetos tridimensionais na imaginação. Até os animais machos navegam melhor que as fêmeas.

Entretanto, psicólogos como Irwin Silverman e Marion Eals, da Universidade de York, aventam que essas diferenças não são absolutas.[1] As mulheres, dizem eles, superam os homens em certos tipos de habilidades espaciais, devendo-se as diferenças, talvez, à nossa história evolucionária. Nos primeiros tempos da humanidade, os homens caçavam e as mulheres forrageavam, trabalhos que exigem habilidades espaciais diversas. Os caçadores precisavam manter o rumo ao perseguir a caça por grandes distâncias e em terreno desconhecido a fim de poder voltar para casa. Registravam marcos bem visíveis ao lado do caminho e aspectos topográficos de destaque – ou seja, o panorama geral –, ao mesmo tempo que calculavam por alto a direção e a distância percorrida. Já as mulheres, para ser coletoras eficientes, prestavam atenção às menores mudanças no ambiente a fim de conseguir localizar, identificar e separar as plantas ou raízes comestíveis das não-comestíveis. Uma boa forrageadora tinha de aperfeiçoar a capacidade de manter sempre um olho aberto para os aspectos sutis do lugar, mesmo quando empenhada em outras tarefas. Assim, não é que os homens fossem dotados de habilidades espaciais e as mulheres, não; essas habilidades diferiam porque tinham de diferir.

Silverman e Eals elaboraram testes para a sua hipótese. Deixaram sujeitos a sós por dois minutos num pequeno escritório repleto de objetos pessoais e relacionados ao trabalho. Alguns sujeitos foram instruídos a memorizar os itens e sua localização na sala (aprendizagem direcionada), enquanto a outros só se pediu para esperarem ali durante algum tempo (aprendizagem incidental). Em ambos os grupos, as mulheres superaram consistentemente os homens na tarefa de nomear os objetos e especificar a sua localização. As diferenças foram grandes demais para justificar a aprendizagem incidental da localização dos objetos. As mulheres se mostraram capazes de perceber os detalhes do ambiente sem realmente tentar fazer isso e sem prestar muita atenção ao que faziam. Os homens, ao contrário, tiveram de ser instados a atentar para os pormenores antes de fazê-lo.

O psicólogo James Dabbs, da Universidade Estadual da Geórgia, reproduziu esses achados. "Se você convencer os homens a interessar-se pelos objetos da sala e memorizá-los, eles se sairão bem", afirma Dabbs.[2]

Muitos estudos revelam que os homens, de maneira típica, se movimentam em termos de distância e direções específicas. Jean Choi, aluna formada no laboratório de Silverman, descobriu que as mulheres, por sua vez, lançam mão de marcos específicos e conceitos como giros para a direita e a esquerda. Descobriu que mulheres afeitas a usar marcos para seguir um caminho se saem melhor que mulheres acostumadas a usar distâncias e direções, ao passo que os homens apresentam mau desempenho quando apelam para marcos em vez de distâncias.[3]

Cientistas alemães da Universidade de Ulm relatam achados semelhantes.[4] Valeram-se de sofisticados testes por computador a fim de detectar a atividade elétrica do cérebro de homens e mulheres a quem se pedira para percorrerem um labirinto. Descobriram que os homens usavam parte de seu cérebro esquerdo enquanto as mulheres usavam parte de seu cérebro direito, com os homens cumprindo a tarefa mais rapidamente.

Confirmaram, pois, a pesquisa acima citada mostrando que as mulheres procuram marcos a fim de se orientar, ao passo que os homens calculam até onde e em que rumo caminharam.

Apossei-me desses achados e transformei-os numa desculpa por esquecer onde deixo as chaves do carro. Digo à minha esposa que estou concentrado nos problemas importantes, em grande escala – o Grande Cenário –, e não posso me preocupar com ninharias. Ela não parece ficar nem um pouco impressionada.

Nossa memória pode ser boa demais?

Alan Watts, o estudioso budista, propôs a existência de uma faculdade mental a que chamou de "esquecimento" ou seja, o lado negativo da memória. Vezes há, sustenta Watts, em que precisamos esquecer coisas, deixá-las escoar para o passado nebuloso. Necessitamos das duas habilidades para ter uma mente saudável.

Imagine-se um mundo em que todos os acontecimentos fossem lembrados. Nada passaria despercebido, nada seria esquecido, qualquer acontecimento poderia ser evocado por um ato de vontade. O inferno se instalaria na terra. Não existiriam privacidade nem esconderijos. O nosso sistema judiciário passaria por uma revolução: não precisaríamos mais de várias testemunhas porque a memória de uma única seria perfeita, sem necessidade de corroboração. Mesmo à falta de testemunhas, máquinas de registro perfeito captariam coisas de que não nos damos conta e funcionariam como informantes ideais. Estamos caminhando para um mundo assim e precisamos ter cautela.

Por exemplo, em muitos países industrializados, câmeras de trânsito estão se tornando norma. Na Alemanha, os motoristas foram instruídos a não fazer gestos obscenos para elas, do contrário seriam processados por ofensa à polícia. Um tribunal bávaro pontificou em 2000 que quem estirar o dedo médio ao passar por uma câmera de trânsito estará se dirigindo aos próprios policiais e não ao equipamento, o que constitui infração. Um motorista processado alegou ignorar que a câmera estivesse ligada, mas a fita de vídeo, com a sua memória infalível, provou que ele estava errado.[5]

Como um gesto pode ser obsceno se ninguém está lá para ser ofendido? Num mundo que se encaminha para a memória perfeita, perguntas desse tipo vão se tornando cada vez mais relevantes. Num mundo assim, a privacidade decerto será cada vez mais valorizada e o esquecimento, cada vez mais apreciado.

A maldição de uma memória perfeita

Nos anos 1920, o neuropsicólogo russo Alexander L. Luria começou a estudar S. V. Shereshevski, funcionário de um jornal de Moscou cuja notável memória fotográfica chamara a atenção do público. Em testes de laboratório, Shereshevski foi instado a recitar listas infindáveis de fórmulas, símbolos, palavras, músicas e itens sem nenhum sentido, o que ele fez sem falhas, com os olhos fechados e o dedo traçando linhas imaginárias. Luria descobriu que o homem procurava visualizar as coisas a serem evocadas construindo associações que auxiliavam a sua memória. Shereshevski também elaborava associações complexas com todo um leque de sentimentos e emoções, como o peso e o gosto de uma palavra, e o modo como as palavras roçavam por sua mão ao imaginá-las deslizando por entre os dedos.

Esses padrões eram tão profusos que às vezes causavam confusão. Por exemplo, se uma pessoa conhecida aparecia com roupas que Shereshevski nunca vira, ou exibia expressões e gestos inusitados, a informação nova gerava sensações que o impediam de lembrar-se do nome da pessoa.

Além de sua profundidade e amplitude, um dos traços mais notáveis da memória de Shereshevski era a longevidade. Quando Luria o examinou cinco, dez, quinze e vinte anos depois, constatou que o seu sujeito podia recordar toda informação antes recebida e até acrescentar-lhe detalhes como o que Luria trajava no dia do experimento original e como estava então o tempo.

Mas Shereshevski também era incapaz de esquecer e a sua mente ficou atulhada de informações sem nenhuma importância, que pessoas normais nunca recordariam. Não conseguia atuar no nível abstrato porque tinha a cabeça repleta de trivialidades. Shereshevski acabou atormentado pelo conteúdo de sua memória soberba. Acontecimentos dos quais gostaria de se esquecer persistiam, sem perder nada de sua vivacidade emocional ao longo dos anos.[6, 7]

Quando os médicos precisam esquecer

Tornar-se um médico depende muito da memorização e estudantes que não têm o dom de uma boa memória não sobrevivem aos preparatórios e aos rigores da faculdade de medicina. Devido à ênfase na memorização, passamos por alto o fato de os médicos às vezes precisarem esquecer para serem competentes.

Considere-se o que é exigido do médico quando um paciente o procura para uma segunda opinião. O paciente mostra o prontuário ao novo médico, pede-lhe que esqueça o primeiro diagnóstico e espera por uma nova avaliação. Se o segundo médico não conseguir esquecer prontamente a opinião do primeiro, ficará influenciado pelo diagnóstico original e apenas ecoará a conclusão do colega. Em um estudo, quando médicos se inteiraram do diagnóstico de um determinado caso e foram instados a dar uma opinião independente, revelaram-se mais propensos a reiterar o que já fora dito do que os seus colegas a quem não se mostrara o diagnóstico anterior.[8]

Situação parecida ocorre nos tribunais. Os juízes freqüentemente pedem aos jurados que ignorem evidências inadmissíveis e boatos anteriores ao julgamento quando forem deliberar sobre a culpa ou inocência do acusado. Numerosos estudos com jurados simulados mostraram que isso é extremamente difícil de conseguir. Mesmo em face de instruções explícitas para ignorar tais informações, os jurados se mostram mais propensos a condenar do que aqueles que não tiveram acesso a elas.[9, 10]

Os animais também esquecem

Experimentos com animais revelam que o esquecimento pode ser perigoso porque às vezes envolve a perda de habilidades vitais como a busca de alimento. O pesquisador Tim Fullford e seus colegas da Universidade de Brighton adestraram um polvo chamado Roger Moore para abrir um pote contendo saborosos caranguejos. Roger, assim chamado em alusão a um dos atores que representaram James Bond, levou 21 minutos para abrir o pote e agarrar o alimento na primeira tentativa, mas três dias depois conseguia fazê-lo em um minuto. Embora a sua memória de curto prazo fosse excelente, quando os treinadores lhe davam descanso por um dia ou dois, ele esquecia completamente o que fazer.[11]

O lado escuro da memória

Os pesquisadores há muito acreditavam que a ânsia dos viciados por drogas como a cocaína se devia à satisfação do desejo graças a substâncias químicas do cérebro, a dopamina, por exemplo. Hoje, há indícios do contrário – a dopamina e outras substâncias químicas do cérebro não apenas satisfariam a ânsia por drogas como a estimulariam ativando lembranças de experiências anteriores afins. Quando os pesquisadores estimularam um centro de memória na região do hipocampo do cérebro de ratos já livres do vício da cocaína, descobriram que fortes desejos da droga reapareciam, como se um comutador houvesse sido acionado.[12, 13] Os pesquisadores suspeitam que a mera lembrança das experiências com drogas pode arrastar pessoas de volta ao vício, estando aí envolvido o centro de memória do hipocampo. Isso condiz com as histórias que os viciados narram, segundo as quais simples lembretes do uso anterior de drogas, como passar por determinada rua ou encontrar um velho colega de vício, podem acionar o comportamento de dependência.

Reescrever o roteiro

Muitas pessoas dizem que deploram as falsas lembranças e que gostam sempre de se lembrar das coisas tais quais foram realmente. Os profissionais de saúde também costumam pedir aos pacientes que enfrentem a sua situação com honestidade. Mas falsas lembranças, distorções e ilusões do passado podem promover a saúde, mesmo quando sejam absurdas. Numa pesquisa com mulheres que tinham câncer no seio, as que se recusaram a aceitar o diagnóstico inicial tiveram a mesma taxa de sobrevivência num período de dez anos que as que encararam o diagnóstico com franqueza e honestidade.[14]

A psicóloga social da UCLA, Shelley E. Taylor, descobriu que quase todas as pessoas adotam uma estratégia de resistência baseada numa ilusão quando a vida se torna insuportável. Diz ela: "A repressão e a negação crescem na razão direta do aumento do conteúdo ameaçador da informação".[15]

Taylor continua: "Os parâmetros tradicionais de saúde mental promovem a idéia de que uma visão correta ou acurada do eu é imprescindível para um autoconceito saudável. Mas décadas de pesquisas empíricas apontam para uma conclusão bem diferente. Cada vez mais, devemos ver a pessoa psicologicamente saudável, não como alguém que toma as coisas pelo que são, mas como alguém que as toma pelo que gostaria que fossem. A ação eficaz no cotidiano parece depender de ilusões positivas inter-relacionadas, de pequenas distorções sistemáticas da realidade que fazem as coisas parecerem melhores do que são."[16]

Todavia, criar uma ilusão eficaz é coisa delicada. A ilusão não pode estar longe da realidade a ponto de ser facilmente negada ou falsificada pelos outros. Por isso, diz Taylor, as ilusões que geralmente cultivamos são moderadas, nunca extremas – elas precisam sustentar-se perante o desafio dos amigos e conhecidos.[17]

Interpretar o passado

Dieter Frey, psicólogo de Munique, demonstrou que pacientes com trauma podem alterar drasticamente o rumo de sua saúde pelo modo como interpretam acontecimentos passados. Ele entrevistou trezentas vítimas de acidentes na Clínica Universitária de Kiel e acompanhou-lhes a recuperação. Os seus sujeitos haviam sido lesionados enquanto trabalhavam, praticavam esportes ou dirigiam e as lesões iam de ossos quebrados a concussão. Dois dias depois da internação, Frey lhes perguntava de quem fora a culpa pelo acidente, se achavam que tudo poderia ter sido evitado e se achavam que poderiam influenciar a própria recuperação. Os pacientes segundo os quais o acidente não fora culpa sua, não poderiam tê-lo evitado e haviam aprendido algo de útil com a experiência receberam alta em aproximadamente vinte dias. Passaram por menos complicações sérias como coágulos sanguíneos ou problemas cardíacos. Mas quem acreditava poder ter evitado o acidente ou fazia perguntas como "Por que eu?" precisou de quarenta dias em média para se recuperar e ainda ficou afastado do trabalho por mais dois meses, em comparação com o outro grupo.[18]

"Munidos desses resultados, podemos prever, dois dias depois do acidente, em quanto tempo o paciente irá se recuperar", comenta Frey. Ele aconselha aos médicos e enfermeiras que induzam os pacientes a empenhar-se na própria cura: "Se os doentes fizerem isso da maneira certa, disporão na realidade de uma terapia gratuita." Devemos ajudar as pessoas a construir um passado capaz de ajudar em sua recuperação, embora esse passado não seja condizente com os fatos? E, mais importante ainda: será vantajoso estimular vítimas de traumas a lembrar acuradamente o que se passou ou a lembrar isso de um modo que apresse a recuperação?

Enfatizar os acontecimentos positivos de nosso passado e ignorar os outros pode ser uma estratégia mental saudável. Isso é particularmente notório nos atletas.[19] Tome-se o caso do jogador profissional de golfe francês Jean Van de Velde. Em julho de 1999, Van de Velde, então quase desconhecido, agitou o mundo do golfe ao liderar o British Open na última fase do torneio. Quando foi para o último buraco, ele tinha nada menos que três tacadas e estava certo da vitória. Então, uma das mais impressionantes reviravoltas da história do golfe profissional ocorreu. Van de Velde falhou na grama e na água, terminando com um *bogey* triplo e três oportunidades de desempate, que também perdeu, ante os olhos estarrecidos de milhões de fãs do mundo inteiro.

O noticiário esportivo de Londres previu, no dia seguinte, que Van de Velde ficaria o resto da vida atormentado pela lembrança do desastre. Mas, embora abalado a princípio, ele não se inquietou pelo que poderia ter acontecido. Explicou o motivo de algumas de suas decisões equivocadas e filosofou que o golfe é apenas um jogo, apenas um aspecto de sua vida. Van de Velde se sentia feliz por ter gozado de fama internacional, embora passageira, mas acrescentou: "Não vivo no passado."[20]

Considere-se, ao contrário, a experiência de Donnie Moore, lançador da equipe de beisebol dos California Angels. No início de outubro de 1986, os Angels estavam prestes a vencer o Boston Red Sox no Campeonato da Liga Americana. Era a nona etapa do quinto jogo da série, que eles lideravam por 5 a 2. Os Angels só precisavam dessa vitória para fechar a série e ir para a World Series. Quando o Red Sox diminuiu o placar para 5 a 4, os Angels puseram em campo o lançador Donnie Moore para fazer frente ao artilheiro Dave Henderson, da equipe adversária. Moore fez dois arremessos rápidos e Henderson pôs a bola para fora no lance seguinte, sentindo-se obviamente inferiorizado. Então, contra toda a expectativa, Henderson rebateu o seguinte lançamento de Moore e disparou pelo circuito, garantindo a vitória. Os jogadores dos Angels e seus fãs não podiam acreditar no que viam. Não conseguiram recuperar-se e o Boston foi para a World Series.

A equipe e os fãs se conformaram, mas Donnie Moore não. O circuito de Henderson atormentava-o. Apesar do apoio dos companheiros, que citavam os muitos jogos salvos por ele, Moore só conseguia se lembrar do lançamento fatal. A imprensa freqüentemente aludia ao incidente desastroso, recusando-se a deixar o assunto morrer. Moore caiu em profunda depressão, e logo carreira e casamento iam por água abaixo. A sua situação teve um fim violento. Eis o que a Associated Press divulgou no dia 19 de julho de 1989: "Atormentado pela lembrança de um mau lance, com problemas na carreira e no casamento, o ex-jogador dos California Angels, Donnie Moore, atirou várias vezes na esposa antes de se matar, segundo a polícia." Dave Pinter, empresário de Moore, observou: "Mesmo quando lhe diziam que um lance não é uma temporada, ele não conseguia esquecer. Aquele circuito o matou."

Jean Van de Velde logrou usar o esquecimento seletivo para elaborar o que os psicólogos chamam de "auto-esquema" positivo.[21] Donnie Moore não o conseguiu e isso custou a vida dele próprio e a da esposa.

A incapacidade de esquecer fracassos pessoais é um antiqüíssimo problema humano que, como a maioria dos desafios sérios que enfrentamos, tem ressonâncias na mitologia. Em seu livro *Achilles in Vietnam*, o psiquiatra Jonathan Shay encontra semelhanças entre os traumas de combate no Vietnam e na *Ilíada* de Homero. Num episódio da *Ilíada*, Aquiles fica desesperado por não ter podido defender um camarada que tombara. Sente-se "ferido pela memória" – como milhares de veteranos das guerras de nossos tempos.[22]

Esquecimento voluntário

Quase todos presumimos não poder reconstituir nossas lembranças à vontade. Se tentamos esquecer alguma coisa e substituí-la por um pensamento diferente, a lembrança rejeitada só se torna mais vívida. Como reza um provérbio francês: "Quanto mais se procura esquecer uma coisa, mais se pensa nela."[23] E, no dizer de Lewis Carroll, autor de *Alice no País das Maravilhas:* "Repetidas vezes eu disse para mim mesmo à noite, na cama, após um dia amargurado por algum incidente vexatório: 'Não devo pensar mais nisso! [...] Não vale a pena remoer o assunto. Vou cuidar de outra coisa!' E dez minutos depois lá estava eu de novo metido naquela miserável enrascada, torturando-me sem finalidade alguma com problemas antigos."[24]

Experimentos recentes, no entanto, indicam que podemos esquecer intencionalmente, em determinadas circunstâncias. Os pesquisadores mostraram que, se praticarmos evitar a lembrança de certas palavras, conseguiremos esquecê-las quando, mais tarde, nos pedirem para recordá-las. Isso pode ter importância prática. Por exemplo, ao que tudo indica, crianças que foram agredidas sexualmente por uma pessoa em quem depositavam confiança esquecem a experiência mais depressa do que as que sofreram abusos por parte de um estranho.[25] Os pesquisadores supõem que crianças vítimas de abuso recorrem a lembretes indiretos, como a presença do agressor, para evitar pensar na agressão em si.[26]

Outros pesquisadores, porém, advertem que tentar esquecer pensamentos indesejáveis pode ser um tiro pela culatra, pois isso reforçaria o próprio estado mental que se deseja evitar.[27]

Prevenção de perda de memória por motivo de envelhecimento

A perda de memória não é inevitável com a idade. Permanecer mental e fisicamente ativo é a melhor prevenção, diz um relatório do Institute for the Study of Aging (ISOA) e do International Longevity Center-USA (ILC-USA), "Como obter e conservar a vitalidade cognitiva ao envelhecer".[28, 29] "As pessoas que pensam existir uma pílula capaz de lhes manter a mente em grande forma se enganam", diz o dr. Robert N. Butler, presidente do ILC-USA e ex-diretor do National Institute on Aging. "Mas a boa notícia é que a maioria das pessoas pode evitar o declínio de sua capacidade mental fazendo coisas simples como caminhar, ler jornais, tomar aulas de música e pedir ajuda para problemas como stress e depressão." Em vez de recomendar aos pacientes que não se preocupem, diz Butler: "Eles [os médicos] devem prescrever o uso ativo e positivo da cabeça e a não-aceitação de deficiências. Devem declarar: usem os miolos ou percam-nos."

A fim de prevenir ou evitar o declínio cognitivo, o relatório citado faz sete recomendações:

- *Aprendizado por toda a vida.* Isso inclui o estímulo intelectual que advém dos exercícios mnemônicos e dos jogos intelectualmente estimulantes.
- *Exercício.* Aumenta o suprimento de sangue e oxigênio ao cérebro. Mesmo atividades moderadas como caminhar ajudam.
- *Atividades diárias.* Os idosos devem permanecer ativos trabalhando, viajando, prestando serviços voluntários, praticando jardinagem e participando de eventos sociais.
- *Redução do stress.* Meditação, relaxamento muscular e yoga podem ser muito úteis.
- *Sono.* Os distúrbios do sono são comuns em pessoas idosas; a diminuição da rapidez de movimento dos olhos e os sonhos podem interferir na função cognitiva.
- *Estabilidade emocional.* A depressão é muito comum nas pessoas brancas e, quando persistente, deve ser tratada por profissionais médicos.
- *Nutrição.* Uma dieta balanceada é mais importante para as pessoas idosas do que as populares drogas "antienvelhecimento" e os regimes alimentares da moda. Embora o relatório reconheça que o estrógeno e os antioxidantes possam preservar a vitalidade cognitiva, adverte que os achados ainda são preliminares e os riscos de suplementos como melatonina, deidroepiandrosterona (DHEA) e hormônios de crescimento superam os benefícios apregoados.

Manipulação de genes

Recentemente, uma equipe de neurobiólogos de Princeton identificou um gene associado à retenção de lembranças em experiências com ratos. Manipulando esse gene, eles conseguiram estimular a memória em tarefas de aprendizado.[30] Os cientistas aventaram a possibilidade de modificar genes em mamíferos a fim de fortalecer a memória e a inteligência, tal como nos ratos. Alguns especialistas, porém, como o neurocientista Tim Tully, do New York's Cold Spring Harbor Laboratory, preocupam-se com a ética de usar drogas mnemoestimulantes e manipulações de genes para melhorar a memória.[31] Afirma ele que os militares serão os primeiros a usar tais drogas em soldados para que estes cumpram ordens com absoluta precisão. Tully, que é pacifista, prossegue: "Eu odiaria ver esse projeto aperfeiçoado para a arte da guerra, em vista das atrocidades francas e encobertas que os seres humanos cometem uns contra os outros."

Alguns pais, ávidos por dar à sua prole todas as vantagens competitivas, também apelariam para as drogas mnemoestimulantes, como milhares já fizeram aplicando nos filhos hormônios de crescimento humano (HGH) para que eles ficassem mais altos, logo que essa substância chegou ao mercado. Deverão os pais dar todas as manhãs aos filhos uma pílula estimulante da memória, antes de despachá-los para a escola? Cérebros em desenvolvimento conseguirão absorver o aumento de informação? Haveremos de criar pequenos Shereshevskis que sucumbirão ao peso de trivialidades recordadas mais tarde na vida? Precisaremos então fabricar uma "pílula do esquecimento" a fim de restaurar o equilíbrio? Os filhos de pais pobres, sem dinheiro para comprar a tal pílula, ficarão em desvantagem e serão postos de lado? Os estudantes comprarão a pílula na rua às vésperas dos exames, criando assim um novo mercado negro?

Abordagens mente-corpo e espirituais para aprimorar a memória

Em meio à profusão de abordagens naturais, dietéticas e genéticas, é fácil desdenhar métodos como devoção religiosa, meditação, yoga, tai chi e prece, que desde a antiguidade são reconhecidos como estimulantes da lucidez mental e da função cognitiva.

As disciplinas espirituais e religiosas têm sido associadas à baixa incidência de inúmeras doenças graves como cardiopatias e câncer.[32, 33]

Tenhamos em mente, contudo, que o objetivo principal das práticas espirituais não é prevenir ou curar falhas de memória ou seja lá o que for e sim colocar-nos em contato com algo maior que o eu individual – o Absoluto, o Divino, não importa o nome. Se esquecermos isso, as práticas espirituais cairão ao nível da última droga milagrosa em nosso estojo de remédios.

Esquecer é bom?

A natureza nos dotou da capacidade tanto de lembrar quanto de esquecer. Esse sistema dual tem sobrevivido ao longo de nossa história evolutiva, presumivelmente porque se presta a uma função valiosa. Será conveniente desequilibrá-lo só por estarmos à altura de fazê-lo? Essa não é uma pergunta de fácil resposta, pois quase todos prefeririam uma memória melhor do que a que têm. Uma das maneiras de abordar a questão é observar como o esquecimento funciona em pessoas com lembranças horríveis. Se o esquecimento desempenha um papel importante na vida delas, talvez devêssemos ser mais tolerantes para com ele também na nossa.

Tatiana Cooley, assistente administrativa de 27 anos, foi vencedora em 1999 do National Memory Champion.[34] Pedia-se aos participantes que memorizassem longos poemas, milhares de palavras e números, páginas e páginas de nomes e rostos, e ainda que reembaralhassem cartas. Cooley não tomou pílulas estimulantes da memória nem teve os genes manipulados. Venceu à moda antiga: apelando para técnicas de associação clássicas que remontam aos gregos, as quais preceituam a construção de imagens visuais e histórias capazes de vincular a informação nova com o que já se sabe. O leitor esperaria sem dúvida que a memória dela fosse quase perfeita, como a de Shereshevski; mas não: Cooley se considera terrivelmente "esquecida". "Vivo de lembretes", revelou ela. "Sou muito desatenta."

Haverá aqui alguma lição? Se o esquecimento é uma característica de alguém que possui uma memória fantástica, deveríamos nos apressar a exterminá-lo com truques genéticos e pílulas milagrosas?[35]

Próteses da memória

Um de meus sites preferidos é o Word Spy, que rastreia palavras e frases recentemente cunhadas (http://www.wordspy.com). Uma delas é "prótese da memória", definida como um recurso que ajuda ou capacita a pessoa a lembrar-se das coisas.

Por muito tempo o homem andou à cata de próteses adequadas da memória. Quando Napoleão saía para guerrear, dois séculos atrás, levava consigo um arquivo de viagem como auxiliar de memória e meio de inteirar-se daquilo que precisava saber.[36] Era o modo mais avançado de captação de informações jamais usado até então na guerra – tão avançado que o metódico duque de Wellington, seu espírito vingador, nunca a encontrou.

A quantidade de informações que Napoleão precisava processar não é nada frente aos dados que nos assoberbam todos os dias. A nossa memória não consegue, pura e simplesmente, agüentar a carga. Um amigo me telefonou duas vezes esta semana e deixou uma mensagem gravada. Retornei ambas as ligações e ele de cada vez confessou: "Diabos, na verdade não consigo me lembrar por que liguei." Esse é o tipo de coisa que nos leva a duvidar de nossas faculdades e a correr para o ginkgo – se conseguirmos nos lembrar de onde deixamos o frasco.

Mas talvez estejamos sendo duros demais conosco. Somos forçados a evocar mais coisas do que nunca – ou seja, temos mais oportunidades de esquecer, o que aumenta a consciência de sermos distraídos. Isso não seria problema se pudéssemos lembrar e esquecer à vontade, mas isso não é possível. Censuramo-nos pelo que esquecemos, mas não nos congratulamos pela fantástica quantidade de informações que processamos e lembramos a cada dia de nossa vida. Se comparássemos o que lembramos num dia com o que esquecemos, concluiríamos que a nossa memória é bem melhor do que supomos.

É perigoso, no que toca ao esquecimento, sermos arrastados para um torvelinho de constatações negativas. O medo de esquecer pode conduzir à hipervigilância do funcionamento de nossa memória, de modo que os lapsos vão ficando cada vez mais óbvios. Por fim, começamos a considerar doentia a nossa vida cognitiva, com a ansiedade e a preocupação resultantes tornando-nos ainda mais distraídos.

Vivemos cercados de advertências sobre a falibilidade de nossa memória. Muitas de nossas atividades diárias são pouco mais que uma defesa contra o esquecimento, lembrando-nos constantemente de que a nossa memória não é confiável. O despertador, de manhã, é um recurso do tipo "não-se-esqueça-de-acordar". A cafeteira pré-programada e automática é uma ferramenta mnemônica para nos manter alerta. A agenda diária que inserimos em nossos Palm Pilots e *laptops* prostéticos são avisos digitais que nos impedem de esquecer onde devemos estar e o que devemos fazer. Os nossos computadores são programados na pressuposição de que temos memória fraca. O meu não se cansa de fazer perguntas que enfatizam a minha incompetência, como "Já se lembrou de salvar os seus arquivos hoje?" Há descansos de tela com a mensagem "NÃO SE ESQUEÇA DE RESPIRAR!"

E há também os tais PINs e senhas de Internet, de telefone, de ATMs e de endereços eletrônicos de que sempre nos esquecemos. Nada que preocupe. Ontem mesmo entrei num site graças ao qual é possível recuperar a senha esquecida. Gostaria de fornecer o nome do site ao leitor, mas não recordo mais qual é. Estamos mergulhando numa série infinita de lembretes, do alarme agudo do despertador ao tinido irritante do microondas.

Será possível uma trégua na guerra contra o esquecimento?

Em vez de combater de frente o esquecimento, estou tentando fazer as pazes com ele. Percebo que posso encontrar um lado positivo em meus lapsos de memória. Assim, longe de me criticar, já comecei até a me sentir um tanto orgulhoso por ser um excelente "esquecedor".

Por exemplo, no processo de me tornar um médico, fui posto de lado no programa preparatório à escola de medicina que premiava a memorização. Mas havia ali um pequeno segredo sórdido: a faculdade de medicina sabia muito bem que mesmo os cérebros dos melhores alunos são peneiras e que nós só absorvemos uma fração das coisas que nos são impingidas à memória. Não bastasse isso, ela sabia que muito do que ensinava estava errado e devia ser esquecido. Como admitiu um professor: "Em cinco anos, vocês descobrirão que metade do que ensinamos é certo e metade, errado. Infelizmente, não podemos distinguir uma metade da outra." Portanto, foi bom que eu esquecesse muito do que aprendi na faculdade de medicina. O esquecimento limpa o sótão e abre espaço a informações novas e melhores.

George Savile, primeiro marquês de Halifax (1633-1695), disse: "A memória de alguns homens é como uma caixa onde se misturam jóias com sapatos velhos."[37] Mas o tamanho da caixa é limitado. Quereremos mesmo conservar velhos sapatos fedorentos? Atualmente, prefiro esvaziar a caixa. Apetecem-me as jóias, não os sapatos, e rezo para conseguir distinguir uma coisa da outra.

~ 3 ~

NOVIDADE

A verdadeira viagem de descoberta consiste, não em buscar
novas paisagens, mas em ter olhos novos.
— *MARCEL PROUST*

Certa manhã, por volta de 1820, Gustav Fechner, jovem professor de física em Leipzig, acordou, diz-se, com uma constatação que o fez gritar "Eureka!" Fechner tornara-se subitamente consciente do que seria chamado de Lei Psicofísica, um vasto princípio geral que ajuda a explicar por que o senso de novidade se desvanece ante a exposição repetida à mesma experiência e por que até os fatos agradáveis acabam por aborrecer.

Fechner compreendeu que, a fim de experimentar algo várias vezes no mesmo nível de intensidade original, precisamos aumentar o grau de energia do estímulo sempre que o evento for repetido. Exemplos não faltam na vida de todos. O meu primeiro computador, por exemplo, me pareceu mágico, embora fosse inegavelmente primitivo e lento como uma minhoca. Mas na época eu era totalmente alheio a essas diferenças e a máquina como que refulgia com um brilho celestial, cuja radiância se espalhava por minha vida enquanto ia transformando uma tarefa mundana após outra. Com o tempo, porém, a novidade se gastou e a magia se perdeu. Tal qual um viciado, eu precisava de estímulo adicional para restaurar a antiga excitação. Como sucede com todas as engenhocas cibernéticas que conheço, empenhei-me numa série infindável de atualizações e expansões, substituindo uma máquina mais antiga por uma mais moderna. No entanto, esses aperfeiçoamentos nunca reproduziram a emoção que senti ao manusear, eu que não tivera nenhum, o meu primeiro computador desajeitado.

Eu não sabia na época, mas estava sob o império da Lei Psicofísica de Fechner. Era uma versão humana da lâmpada trifásica, cujos níveis de luminosidade estão programados para 40, 80 e 120 watts. Quando você acende uma lâmpada dessas num quarto escuro, nota um súbito aumento de claridade ao passar da escuridão completa para o nível de 40 watts. Gire o comutador uma segunda vez e, embora a energia elétrica passe de 40 para 80 watts, a sensação real de luminosidade não parece dobrar. E se você girar o comutador uma terceira vez, elevando a energia da lâmpada para 120 watts, mal notará a intensificação da luminosidade.

A minha experiência com o computador lembra exatamente essa situação. O meu transtorno mais profundo ocorreu na transição entre não ter computador e tê-lo pela primeira vez – no acender a lâmpada em plena escuridão. Os aperfeiçoamentos tecnológicos – o aumento de luminosidade, por assim dizer – jamais duplicaram essa experiência; na verdade, cada atualização sucessiva parecia contribuir menos para a minha felicidade cibernética.

As crianças se envolvem num processo similar com os videogames. O entusiasmo que sentem quando ganham um jogo novo logo se desvanece e elas passam a exigir cargas cada vez maiores de estímulo sensorial sob a forma de diversões mais originais, fantasiosas e caras – um cenário sem fim que a indústria dos videogames explora com precisão, para desgosto dos pais.

Quase todo comportamento dependente de aparelhos eletrônicos segue esse esquema. Um ótimo exemplo são os programas de exercícios físicos. Milhões de pessoas identificam ginástica com roteiros computadorizados, esteiras, bicicletas ergométricas, remo a seco e assim por diante. Essas máquinas chamam a atenção de início, mas o seu atrativo logo se esvai para a maioria dos usuários. O equipamento nunca se desgasta, mas é logo substituído por outros mais fantasiosos que prometem resultados melhores com menos esforço. As novas máquinas acabam se cobrindo de poeira em garagens ou sótãos, quando não vão parar em lojas que por todo lado vendem trambolhos de segunda-mão.

Os aparelhos eletrônicos de última geração são máquinas antiginástica. Pertencem aos militares e são feitos para destruir coisas. Todos os nossos aviões, navios, tanques, bombas e mísseis computadorizados perdem, como os nossos computadores pessoais e aparelhos de ginástica, sua importância e são substituídos periodicamente – às vezes, sem nenhuma razão perceptível. A justificativa, é claro, aponta sempre para a segurança nacional; as novas armas, dizem-nos, são mais modernas, sofisticadas e nos protegerão melhor. A impressão de muitos, porém, é que o armamento novo se escolhe por razões que têm menos a ver com segurança nacional do que com outros fatores – inclusive a circunstância de estímulos cada vez mais poderosos serem necessários para gerar o mesmo nível de excitação, quer no domínio dos brinquedos, dos carros ou dos engenhos de guerra.

A Lei Psicofísica aplica-se em especial aos escritores. Para muitos, o instante máximo de sua carreira é a publicação do primeiro livro e quase todos passam o resto da vida tentando reproduzir essa experiência. Semelhante tarefa quase sempre se revela enganadora, levando inúmeros escritores a vivenciar uma sensação perpétua de inadequação, de incapacidade.

A lei de Fechner também ajuda a explicar certos padrões editoriais. O exemplo clássico são os livros de dieta, publicados num fluxo inestancável e, ao que parece, sempre ocupando um ou dois postos na lista dos mais vendidos. Praticamente todo programa dietético novo consegue chamar a atenção de alguém a princípio e até mostrar-se eficaz. Mas esse novo plano acaba por tornar-se fastidioso e é abandonado, dando lugar a outro mais recente e mais promissor – um estímulo maior – e ao próximo sucesso editorial.

O que caracteriza sobretudo a Lei Psicofísica é o seu amplo leque de aplicações. O neurocientista Bernard J. Baars, do Instituto de Neurociências de San Diego, é adepto da tese de Fechner e esclarece que ela se aplica a todos os sentidos, bem como a percepções como o calor, a dor e o esforço muscular. A Lei Psicofísica explica, segundo Baars, "por que a primeira mordida num bolo de chocolate é tão boa, a segunda nem tanto e a terceira muito menos; por que a moda deste ano desaparecerá no próximo e por que, quando envelhecemos, dias e semanas que pareciam arrastar-se passam cada vez mais rápido. Pode explicar por que os milionários precisam ganhar mais dinheiro e os viciados necessitam de doses cada vez maiores de drogas com o passar do tempo. Em todos esses exemplos, incrementos iguais de quantidades objetivas parecem diminuir ante uma base de comparação crescente; e a comparação é a essência da Lei Psicofísica. Trata-se de um exemplo clássico de descoberta científica – um traço elegante, preciso, geral e totalmente previsível de sensação consciente".[1]

A lei de Fechner parece tão óbvia, tão acessível que é o caso de perguntar por que ela deve ser considerada uma ruptura. Na verdade, eu a descrevi de maneira simplificada. A versão original é bem mais elegante. Reza ela que aumentos iguais de energia num estímulo sensorial são vivenciados como incrementos cada vez menores na intensidade subjetiva; ou, invertendo-se os termos, aumentos iguais ou aritméticos na intensidade de uma experiência subjetiva exigem incrementos geométricos na energia física contida no estímulo sensorial. Com o tempo, a tese original de Fechner foi aperfeiçoada por E. H. Weber e outros, transformando-se na às vezes chamada Lei de Weber-Fechner, segundo a qual a magnitude de uma sensação subjetiva cresce proporcionalmente ao logaritmo da intensidade do estímulo.[2,3]

É de certo modo surpreendente que Fechner (1801-1887), aos 19 anos, estabelecesse uma lei sobre experiências sensoriais, pois sensação e percepção geralmente não são da alçada dos físicos e ele era um físico de mérito. Não, porém, um físico típico, clássico, e sim uma personalidade brilhante, enigmática, profundamente interessada no funcionamento da mente. Por exemplo, desenvolveu uma filosofia segundo a qual toda matéria possui consciência até certo ponto. Uma vez, Fechner fixou o sol para fazer um experimento e danificou as retinas, o que o obrigou a usar bandagens nos olhos durante três anos, na vã tentativa de recuperar a visão. Alguns diziam que ele estava louco; outros o saudavam como um gênio capaz de ver fundo no reino da consciência.

Novidade sempre

Algumas culturas pré-modernas compreendiam a importância da novidade no artesanato. Diz-se, das nativas americanas, que os seus cestos eram os seus poemas, a modelagem deles a sua escultura, e que teciam neles a história de suas vidas e amores. Especialmente valorizados eram os cestos confeccionados pelas mulheres da tribo apache dos mescaleros, no deserto do Novo México. A rica variedade de suas criações estava praticamente garantida porque, segundo a tradição, dois cestos não poderiam ser ornamentados da mesma maneira. Isso significa que a elaboração de novos desenhos era constante. Quando se descobriam duas peças iguais, como às vezes sucedia por acaso, a artesã ficava sujeita a graves conseqüências, decididas por um conselho da tribo. Ora se decretava que o cesto indesejável fosse trocado, ora que fosse destruído. Entretanto, o verdadeiro alcance do castigo para essa séria transgressão só era do conhecimento dos envolvidos, constituindo um segredo da tradição daquele povo.[4]

Buckminster Fuller, o célebre filósofo, inventor e desenhista que deu ao mundo a cúpula geodésica, bem sabia da importância da novidade. Nos anos 1960 e 1970, "Bucky" ficou famoso entre uma geração de jovens pensadores que, irreverentemente, dilatavam as fronteiras tanto das artes quanto das ciências. Ele aconselhava as pessoas a mudarem de ocupação a cada dez anos, ainda que estivessem sendo bem-sucedidas no trabalho atual. Só pela mudança periódica de canais é possível evitar o tédio e a estagnação, assegurava ele, e garantir o fluxo de criatividade e realização.

À primeira vista, o conselho de Fuller soa um tanto imprudente. Às vezes é necessária uma década ou mais para obter sucesso numa carreira. Por que jogar tudo para o alto, especialmente quando as coisas vão bem? É o caso do bombom de chocolate. A segunda mordida sempre parece menos satisfatória que a primeira. As seguintes, por fim, tornam-se quase insípidas e só o que se obtém são calorias.

Meditação

Uma das maneiras mais veneráveis de preservar o frescor da experiência é a prática da meditação.

Num experimento clássico dos anos 1960, os físicos pesquisadores Akira Kasamatsu e Tomio Hirai, da Universidade de Tóquio, acompanharam o fluxo de ondas cerebrais de mestres zen-budistas e seus melhores discípulos enquanto eles ficavam repetidamente expostos ao mesmo nível elevado de barulho enquanto meditavam. Depois, compararam essas respostas às dos sujeitos do grupo de controle que não tinham experiência de meditação. Os controles foram aos poucos se habituando aos estímulos; por fim, as suas ondas cerebrais deixaram de registrar os sons. Os zen-budistas, ao contrário, não se habituaram. As suas ondas cerebrais continuaram a responder aos estímulos como se eles ouvissem cada som pela primeira vez.[5]

Um dos objetivos da meditação é permanecer no momento atual e atentar plenamente para quaisquer experiências que sobrevenham. Todo pensamento e sensação são acolhidos por si mesmos, sem censuras nem comparações. Quem domina essa técnica de meditação descobre que o presente é continuamente refeito e a novidade se preserva, como se a pessoa renascesse a cada instante.

Entretanto, a sede de novidade pode também ser patológica. Se ansiamos por experiências excitantes, não conseguimos descansar no presente, mas ficamos perpetuamente esmiuçando o futuro em busca de meios para preencher o vazio que nos assalta. Ao fim, compreendemos estar no caminho errado e reconhecemos a necessidade de atentar para a plenitude do presente. Se o fizermos descobriremos, como as pessoas que meditam, uma coisa extraordinária – as experiências comuns, repetitivas, podem ser transformadas em percepções novas, cheias de frescor. Esse paradoxo é uma das provas mais eloqüentes de nossa capacidade como seres humanos.

Munidos dessa visão, estaremos preparados para rebater o conselho de Bucky para mudar de ofício a cada década, a fim de preservar um senso de novidade e criatividade. Em vez de trocar de profissão, podemos modificar a nossa resposta *a* ela. Se agirmos assim, ir para o trabalho diariamente será uma experiência tão nova quanto, para os que meditam, ouvir cada som como se fosse a primeira vez – e, podemos presumir, para os que saboreiam a terceira mordida no bolo de chocolate tão intensamente quanto a primeira.

Aqui, a referência à comida é mais que metafórica. A capacidade de permanecer no agora afeta drasticamente a nossa resposta ao alimento. A escritora e nutricionista Debra Kesten está convencida de que a principal causa da obesidade na América é o fato de termos nos esquecido de executar com atenção o ato simples de comer. Em seus admiráveis livros *Feeding the Body, Nourishing the Soul* e *The Healing Secrets of Food*, ela afirma que já não estamos presentes às refeições.[6,7] Afastamo-nos, perdemo-nos, desgarramo-nos, enfim, ausentamo-nos da cerimônia da mesa e ficamos vendo televisão, navegando pela Internet, lendo, fazendo trabalhos caseiros, falando ao celular ou dirigindo – enquanto nos congratulamos pela capacidade de atender a esta maldição moderna que são as múltiplas tarefas. Essa maneira distraída de comer pode fomentar a nossa produtividade, mas fomenta também o nosso desperdício. Quando comemos sem prestar atenção, nada satisfaz e por isso comemos mais. Não é só a terceira mordida no bolo de chocolate que não satisfaz; a primeira também não, pois sequer sabemos o que estamos levando à boca. Poderíamos muito bem estar devorando papelão – com o qual, infelizmente, boa parte de nossa dieta se parece.

Assim, Kesten conclui que os programas de dieta não funcionarão bem se não aprendermos a estar presentes às refeições. Prestar cuidadosa atenção ao alimento resulta num acréscimo do prazer que dele extraímos – ou seja, comemos menos. A conclusão é que não precisamos apenas de alimentos frescos; precisamos também de uma *experiência* nova dos alimentos.

Kesten enfatiza a espiritualidade do comer, que consiste em algo mais que dar graças e pôr-se imediatamente a devorar. Comer espiritualmente significa agradecer por não irmos para a cama de estômago vazio; reverenciar as plantas e os animais que nos nutrem; sentir um vínculo com a vida em geral e mostrar gratidão por aqueles cujo trabalho nos propicia alimento.

Em seu soberbo livro *In Praise of Slowness*, o escritor Carl Honoré explica como podemos desacelerar e relaxar graças a maneiras mais sadias de organização de nossa vida nos mais diversos níveis, inclusive o alimentar. Se a tanto nos dispusermos, escaparemos à tirania dos pratos rápidos e das refeições apressadas, bem como da obesidade, contra a qual inúmeras pessoas se debatem.[8] Cada refeição será uma nova refeição, cada bocado um novo bocado – e os prazeres resultantes substituirão as calorias.

Neofobia

A neofobia é o medo de coisas novas. Os neófobos são pessoas que fogem da novidade e cultivam a previsibilidade, a repetição, a rotina.

A neofobia se acha amplamente disseminada no mundo animal e vem sendo objeto de estudo por parte das pesquisadoras Sonia Cavigelli e Martha McClintock na Universidade de Chicago.[9] Elas selecionaram dois tipos de ratos entre pares de irmãos – os que enfrentavam com coragem situações inusitadas e os que temiam novos desafios. As pesquisadoras descobriram duas diferenças principais nos grupos. Em primeiro lugar, os animais medrosos tinham no sangue uma taxa do hormônio do stress corticosterona 20% mais elevada que os seus irmãos corajosos. Em segundo, a longevidade destoava gritantemente: a média de vida dos neófobos era de 599 dias, ao passo que a dos outros chegava a 701 dias – uma diferença de 17%.

As pesquisadoras ignoram se esses achados podem ser estendidos aos humanos, mas penso que, sem dúvida, existem áreas onde eles se aplicam. Sempre me impressionou a capacidade das viúvas de se conformarem com a morte dos maridos, de ir em frente aceitando mudanças e desafios novos – uma espécie, digamos, de neofilia. Os homens, ao contrário, parecem quase neófobos quando as esposas morrem e mostram-se menos capazes de operar a transição para novas circunstâncias.

Se o estudo com os ratos acima citado puder servir de guia, a dificuldade que os homens experimentam em lidar com situações novas pode provocar surtos de hormônios do stress e aumentar a possibilidade de doenças relacionadas à angústia. As diferenças no modo de enfrentar situações inusitadas talvez ajudem a explicar por que, em média, as mulheres americanas vivem cerca de sete anos mais que os homens.

A neofobia talvez ajude a explicar também a elevada taxa de óbitos em homens aposentados. Quando diante de uma situação desconhecida – nenhum trabalho a fazer dia após dia, necessidade de encontrar novos amigos e meios alternativos de permanecer ocupados –, muitos homens se desesperam. Essa variante de neofobia pode, pois, explicar por que, para os homens, a aposentadoria é tremendamente estressante e, não raro, uma sentença de morte.

Às vezes, porém, é bom evitar situações novas. Sobretudo em ambientes ameaçadores e perigosos, talvez seja melhor tomar cuidado e apegar-se ao conhecido. Apenas por ser nova, não quer dizer que uma experiência seja segura ou saudável. Como na maioria das situações, o segredo é o equilíbrio – atingir o ponto certo entre o velho e o novo, entre a neofobia e a neofilia.

Nós, médicos, vemo-nos às voltas com os desafios da novidade todos os dias. Há um velho ditado: "Não seja nem o primeiro nem o último médico a adotar uma nova terapia." Embarcar às pressas num tratamento novo pode ser desastroso quando ele ainda não foi adequadamente avaliado; e diga-se o mesmo do repúdio a uma terapia nova depois que os seus benefícios foram amplamente demonstrados.

Neofobia e MCA

Poderá a neofobia explicar por que as pessoas respondem tão bem à medicina complementar/alternativa (MCA)? Os críticos da MCA serão em geral mais neofóbicos, menos tolerantes para com a novidade e as idéias novas que os adeptos da MCA? Os pacientes que optam pela MCA lembrarão mais os ratos corajosos que os ratos assustadiços?

Considere-se, por exemplo, o modo como as pessoas respondem à idéia de cura a distância, comprovada por diversos estudos controlados sobre intenções curativas e preces intercessórias em sistemas biológicos tanto humanos quanto não-humanos.[10, 11, 12] Muitas pessoas se sentem ameaçadas quando deparam pela primeira vez com essa evidência empírica. Não raro, a reação delas beira o terror. O cientista francês Jean-Bernard-Léon Foucault (1819-1868), famoso pelo pêndulo que leva o seu nome, foi comoventemente honesto ao falar do medo que experimentou ante a possibilidade de a consciência humana poder viajar pelo mundo afora. Disse ele: "Se eu vir uma palha movida pela ação de minha vontade, ficarei aterrorizado. [...] Se a influência da mente sobre a matéria não cessa na superfície da pele, não há mais segurança alguma no mundo para ninguém."[13] O contemporâneo de Foucault, Hermann von Helmholtz (1821-1894), visto geralmente como um dos maiores físicos do século XIX, concorda: "Não acredito nisso. Nem o testemunho dos membros da Real Sociedade nem a evidência de meus próprios sentidos me induziriam a crer na transmissão do pensamento de uma pessoa para outra, independentemente dos canais reconhecidos da sensação. Isso é, sem dúvida nenhuma, impossível."[14] Reações assim ainda ocorrem em nossos dias. Recentemente, um cientista muito conhecido, impugnando a publicação de um artigo científico que tratava de manifestações a distância da consciência, exclamou: "Eis o tipo de coisa na qual eu não acreditaria nem que acontecesse realmente."[15]

Respostas desse tipo exprimem preconceitos arraigados e bom seria que as ignorássemos. Felizmente, é isso mesmo que parece acontecer, conforme prediz a Lei Psicofísica. Graças à exposição continuada a idéias tidas inicialmente por ultrajantes, a ameaça nelas implícita passa a ser percebida com menos intensidade. No evolver do processo, até céticos empedernidos como Foucault e Helmholtz podem tornar-se mais tolerantes e receptivos aos indícios de novas possibilidades. O choque inicial ante uma idéia ameaçadora como a cura a distância talvez seja vivenciado como ofensivo; pela exposição repetida à idéia, porém, podemos nos acostumar a ela. A crítica fanática, contumaz, ameniza-se. As mandíbulas dos críticos gradualmente se afrouxam e eles passam a dar ouvidos à evidência. Não é raro ouvir um ou outro clamar: "Eu pensei nisso primeiro!"[16]

Os prazeres do preconceito

Muitas idéias radicais, ao longo da história, têm se beneficiado do grande princípio de Fechner. Pense-se na noção de que a liberdade é um direito inalienável de todos os homens. Muitos dos movimentos sociais redentores dos últimos dois séculos derivaram desse audacioso conceito: a abolição da escravatura, as leis de contenção do trabalho infantil, os direitos das mulheres, o sufrágio universal, a igualdade de raças e sexos, e a livre expressão religiosa. Tudo isso começa como movimentos radicais, periféricos que a sociedade em geral inicialmente condena, às vezes com violência; mas mesmo os partidos políticos que de começo se lhes opõem acabam por defendê-los como desenvolvimentos inerentemente válidos.

A Lei Psicofísica ajuda-nos a entender como ocorrem essas mudanças de atitude até nas pessoas que odeiam a liberdade. Criaturas fanáticas e cheias de ódio experimentam um tipo de prazer notório para quem quer que haja conhecido gente dessa espécie. Tais pessoas *apreciam* os seus preconceitos; extraem deles satisfação e deleite. A Lei Psicofísica preconiza que esses prazeres, como qualquer outra sensação agradável, se esgotam e atenuam.

Assim, fanáticos como os *skinheads* nazistas mostram-se veementes na juventude, mas com freqüência sossegam com a idade. A Lei Psicofísica também preconiza que, para manter os prazeres do preconceito em determinado nível, o estímulo subjacente à percepção deve intensificar-se. Talvez por isso déspotas como Hitler, Stalin, Idi Amin e Pol Pot sempre ampliam a escala de suas atrocidades ao longo da vida.

Perambular, maravilhar-se e mal de Alzheimer

Perambular – sair por aí sem destino fixo – ajuda a definir-nos como espécie. No dizer do matemático e filósofo Alfred North Whitehead: "Um dos fatores decisivos da tendência evolutiva na vida animal foi a capacidade de perambular".[17] A origem da palavra "Wander" (perambular) está relacionada com a palavra "wind" (vento), ar em movimento; assim, quando nos sentimos ansiosos por perambular e explorar o que jaz além do horizonte, somos incontroláveis como o vento.

Nós perambulamos porque nos apetecem a novidade e o desconhecido. Essa necessidade parece ser básica, como a busca de comida, água ou sexo.

Maravilhar-se, como perambular, é uma das maneiras de achar novidade na forma de idéias.

O mal de Alzheimer se vulgarizou em nossa sociedade. Há indícios de que a novidade é uma das maneiras mais poderosas de evitar essa doença. Estudos mostram que exercícios como caminhar, ou perambular, reduzem significativamente a incidência do mal de Alzheimer. E maravilhar-se por meio da leitura ou da decifração de palavras cruzadas também o previnem. Toda atividade mental que "leve as pessoas a sair da rotina", disse um pesquisador, ajuda a adiar o declínio do intelecto. Quando o maravilhar-se e o perambular se combinam, ficam mais fortes do que quando cada qual é usado separadamente.[18]

Ficaremos algum dia privados da novidade? Para alguns, é o que já acontece. A Bíblia nos dá disso uma visão desalentadora em Eclesiastes I: 9, com a observação: "Não há nada de novo sob o sol." Mas não convém nos preocuparmos. Como Ambrose Bierce ressalta em *The Devil's Dictionary*: "Não há nada de novo sob o sol; mas há muitas coisas velhas que não conhecemos."[19]

~ 4 ~

LÁGRIMAS

Muitos homens choram melhor do que falam.
— HENRY DAVID THOREAU

Lágrimas e prantos me fascinam; isso talvez se deva ao fato de eu ser gêmeo idêntico. Pelo que se conta, o meu irmão e eu causamos muitas preocupações quando bebês. Éramos fracos – nascemos abaixo do peso, prematuros de dois meses, numa fazenda isolada do centro do Texas, sem incubadora ou maternidade num raio de vários quilômetros. Nossos pais e avós se esforçaram magnificamente e nos criaram contra todas as expectativas. Na faculdade de medicina, trabalhando com obstetrícia, calculei a probabilidade estatística de nossa sobrevivência considerando uma série de fatores – nascimento duplo, baixo peso, prematuridade, parto em casa, falta de apoio hospitalar, era pré-antibióticos, etc. As chances de sobrevivência eram de uma para cem. Meu irmão e eu sempre nos mostramos gratos, a vida inteira, pelo fato singelo de termos sobrevivido a um começo adverso.

Pergunto-me se eu chorava mais que o meu irmão ou vice-versa. Era provavelmente uma autêntica disputa. Estudos com diversos tipos de animais mostram que irmãos, inclusive humanos, adotam comportamentos de choro e exigências para atrair a atenção dos pais e conseguir mais comida – aquilo a que os etólogos chamam de "sinais de solicitação de cuidados". Na natureza, porém, esse comportamento pode ser contraproducente porque atrai predadores. Por exemplo, filhotes de pássaros cujos pais fazem os seus ninhos ao ar livre ou no chão chamam pouco a atenção, enquanto aqueles que se alojam em locais mais seguros são mais barulhentos.[1] Uma vez que meu irmão e eu tínhamos um ninho seguro e não precisávamos nos preocupar com predadores, provavelmente esgoelávamos a plenos pulmões.

Afora atrair predadores, o choro tem outras desvantagens. Cansa fisicamente o fedelho por consumir montes de energia e nem sempre consegue atrair a atenção dos pais. Experimentos com três espécies de primatas – macacos, cercopitecos e humanos – mostram que os pais têm os seus favoritos, cuidando melhor dos filhotes mais saudáveis. Em alguns estudos, quanto mais o filhote doentio grita, menos a mãe o atende. Em seu estudo sobre investimento materno em gêmeos humanos, a psicóloga Janet Mann, da Universidade de Georgetown, descobriu que, quando um gêmeo é saudável e o outro doentio, este precisa chorar por mais tempo para chamar a atenção da mãe e ser alimentado.[2]

Birra

Vem aqui à tona a eterna questão de saber se os pais devem correr para atender o filho que chora ou deixá-lo no berço gritando até cansar-se.

Essa questão não se impõe quando o bebê dorme junto da mãe, prática conhecida como "co-sleeping" (dormir acompanhado). Segundo a especialista em cuidados paternais e maternais Aletha Solter,[3] fundadora do Aware Parenting Institute e autora de *The Aware Baby* e *Tears and Tantrums*, existe suficiente evidência antropológica para concluir que, nos tempos pré-históricos, os bebês dormiam sobre o corpo das mães ou muito perto. Isso significa, com quase certeza, que eles não eram ignorados e deixados a chorar até cansar-se. O adormecimento conjunto ainda é norma em muitas sociedades tribais do mundo inteiro.

Por que as culturas ocidentais abandonaram essa prática? Solter acredita que a mudança teve início durante o século XIII, quando os padres católicos passaram a recomendar que as mães não dormissem com os filhos. A razão alegada era o risco de sufocar as crianças. Isso de fato acontecia às vezes, mas o motivo devia ser a embriaguez dos pais, que decerto suscitava a intensa desaprovação dos sacerdotes. Entretanto, a razão principal do repúdio ao adormecimento conjunto, sugere Solter, era talvez inconsciente, associada ao advento do patriarcalismo e ao medo da influência feminina excessiva sobretudo nos meninos.

O conceito de "mimar" crianças choronas implantou-se nos países industrializados durante o século XVIII. Se as mães respondessem aos seus gritos e as atendessem prontamente, poderiam estar criando monstrinhos cheios de vontades. Se a casa fosse grande o bastante, os pais eram encorajados a transferir a criança para um quarto contíguo, o que estimulava a estratégia de deixá-la esgoelar até cansar-se. O declínio da amamentação ao seio, no século XIX, e o costume da mamadeira logo a partir do nascimento foram fatores adicionais que ajudaram a consagrar uma criação mais a distância.

Por fim, a perspectiva da "birra" começou a ser apregoada por médicos e psicólogos. John B. Watson, fundador do behaviorismo, foi um dos pesquisadores mais influentes na área da criação de filhos, ao final do século XIX e início do XX. Ele preferia as lágrimas das crianças ao "excesso de amor materno", que em seus escritos é quase identificado com o mal. Mimos exagerados na infância reduzem nos homens a capacidade de "conquistar o mundo", dizia ele. "Quando beijam os filhos, tiram-nos do berço, embalam-nos, acariciam-nos e fazem-nos saltar aos joelhos, as mães ignoram que estão aos poucos construindo seres humanos totalmente incapazes de enfrentar o mundo no qual mais tarde terão de viver." Bem melhor seria "tratar [as crianças] como se fossem adultas. Seja sempre objetiva e amorosamente firme. Nunca abrace nem beije o seu filho, nunca o ponha no colo. No máximo, roce os lábios por sua fronte quando ele lhe disser boa noite. De manhã, dê-lhe um aperto de mão".[4] Igualmente duro era o guru da educação, dr. Luther Emmet Holt, médico do Hospital Infantil de Nova York. O seu livro *The Care and Feeding of Children* teve treze edições entre 1894 e 1929, tornando-o o dr. Spock da época. Como Watson, recomendava que as mães nunca dormissem com os filhos, nunca os beijassem e nunca brincassem com eles, sobretudo quando tinham menos de seis meses de idade. Se uma criança fizesse birra, "que a fizesse, pura e simplesmente".[5] O dr. Benjamin Spock, o maior especialista na matéria da segunda metade do século nos Estados Unidos, continuou a recomendar a abordagem da birra em seu imensamente popular *Baby and Child Care*.[6]

A partir dos anos 1960, diz Solter, notou-se uma tendência mais saudável na direção oposta graças à chamada "criação afetuosa", que é exatamente o contrário da outra. Ela considera as crianças criaturas vulneráveis, seres humanos dotados de sentimentos que precisam de atenção e alimentação imediatas. Os seus defensores sustentam que responder ao apelo dos bebês não significa mimá-los. A resposta pronta, dizem eles, cria uma base sólida de confiança e segurança em bebês de um ano de idade. Se os pais deixam de lhes dar atenção, eles se tornam caprichosos e exigentes.

Fazer birra pode ser pouco saudável fisicamente. Os pesquisadores descobriram que até uma breve separação da mãe resulta em aumentos significativos de cortisol na criança, sinal característico de stress fisiológico. A taxa de cortisol não se eleva quando a criança chora nos braços da mãe ou de alguém que a substitui.

Por mais barulho que façam, as crianças só derramam lágrimas ao chorar quando completam dois meses de idade. Antes disso gritam, o que parece funcionar da mesma maneira. Os pesquisadores descobriram que também ocorre o choro pré-natal. O fato de isso acontecer no útero indica que não se trata necessariamente de um comportamento aprendido, embora, é óbvio, possa ser modificado depois do nascimento pela socialização, pelo contexto e pelos relacionamentos.[7]

As lágrimas na história

As lágrimas entram e saem de moda periodicamente, e a maneira como têm sido encaradas varia muito. Por exemplo, Homero faz o herói grego

Odisseu chorar em quase todos os capítulos da *Ilíada* e, quando o grande guerreiro medieval francês Rolando tombou, vinte mil cavaleiros choraram tão copiosamente que caíram extenuados de suas montarias.[8] Exibições emocionais desse tipo seriam inconcebíveis nos modernos campos de batalha – quem imaginaria vinte mil fuzileiros navais soluçando a ponto de desmaiar? – ou em qualquer local onde altos níveis de disciplina são valorizados?

Na Idade Média e mesmo no decorrer do século XVI, tinha-se por apropriado que homens e mulheres sensíveis chorassem em público no teatro, apreciando uma peça, uma ópera ou uma sinfonia. Mas, com o advento da Revolução Industrial, o pranto saiu de cena. As fábricas precisavam de trabalhadores durões, não chorões. Assim, chorar tornou-se para os homens um episódio íntimo, a portas fechadas, se tanto.[9]

O desdém pelas lágrimas persiste. Figuras políticas, em particular, às vezes pagam um preço por chorar diante dos outros. Em 1972, Ed Muskie viu suas esperanças presidenciais ir para o espaço quando soluçou diante das câmeras por causa de uma reportagem que criticava sua esposa. Se o homem não podia controlar as suas emoções, como seria um bom presidente? Em 1987, a congressista Pat Schroeder foi severamente criticada por chorar em público quando retirou a sua candidatura à presidência.[10]

Lágrimas guardadas

As lágrimas são tão valorizadas como expressão de amor e cuidados que às vezes são recolhidas e guardadas em frascos chamados lacrimatórios. A prática é antiga. Dez séculos antes do nascimento de Cristo, no Salmo 56: 8, Davi pede a Deus: "Tu contaste as minhas perambulações. Põe as minhas lágrimas no teu odre: não estão elas no teu livro?" Na era romana, os pranteadores enchiam garrafinhas ou taças com lágrimas e depositavam-nas nos túmulos como símbolo de respeito pelos que partiram. O volume de lágrimas indicava o *status* do falecido; assim, carpideiras eram às vezes contratadas e pagas especialmente para abarrotarem esses recipientes. Lacrimatórios do período romano ainda podem ser vistos em diversos museus de todo o mundo.

Os frascos de lágrimas voltaram à moda na era vitoriana. Eram então fabricados com gargalos que permitiam a evaporação, de modo que quando ficavam secos considerava-se findo o luto. Durante a Guerra Civil Americana, as mulheres coletavam as suas lágrimas em garrafinhas como sinal de amor pelos maridos que lutavam.

O lacrimatório parece estar renascendo nos Estados Unidos. Por um preço modesto, artesãos habilidosos desenham e modelam um frasco de lágrimas a gosto do freguês. Você poderá até enviar as suas lágrimas a um desses artistas do vidro, o qual as acondicionará num pingente que, preso a um colar, "as manterá perto de seu coração".[11]

Mistérios lacrimosos

Um dos casos mais estranhos que presenciei foi o de uma australiana de 56 anos que derramava lágrimas por um só olho de cada vez. Quando pensava na mãe, chorava abundantemente apenas pelo direito; mas, quando pensava no pai, as lágrimas só corriam do esquerdo. Os médicos deram à sua condição o nome de "lacrimejamento unilateral alternado". Ela fora vítima de violência sexual na infância e, já adulta, entrava em estados catatônicos periódicos, semelhantes a transes. A associação de seu pai, presumível autor do abuso, com o olho esquerdo é interessante. Ao longo da história, o lado esquerdo tem sido considerado "sinistro", palavra de onde vem a palavra pecado ("*sin*") em inglês. Após anos de terapia, que consistiu em aconselhamento e hipnose, ela aprendeu a chorar por ambos os olhos.[12, 13]

Como esse caso revela, inúmeros mistérios envolvem o pranto. Os estudiosos nem sequer sabem dizer qual a origem das lágrimas e do choro.

A colunista Judy Foreman, que escreve sobre saúde, é fascinada pelas lágrimas. Em seu artigo "Sob Story" ["História para provocar lágrimas"], ela reúne alguns fatos curiosos a respeito delas:[14]

- Antes da puberdade, rapazes e moças choram com a mesma freqüência; mas depois dos 18 anos, as mulheres choram mais.
- As glândulas lacrimais dos homens e das mulheres são estruturalmente diferentes; ninguém, contudo, sabe por quê.
- As lágrimas normais são uma película de três camadas que lubrifica os olhos. A primeira, mucilaginosa, é fabricada na pálpebra e na superfície do olho. A do meio, aquosa, é secretada pela glândula lacrimal, acima do olho. A terceira, oleosa, vem da glândula meibomiana, na pálpebra.
- Dez milhões de americanos, a maioria mulheres, não produzem lágrimas suficientes e sofrem de "olho seco". O andrógeno, hormônio masculino, e a prolactina, hormônio feminino, produzem lágrimas saudáveis, mas ambos diminuem com a idade. Estuda-se se o andrógeno é melhor que as lágrimas artificiais de farmácia.
- Os adultos soluçam apenas uma vez a cada doze episódios de choro.
- As lágrimas emocionais têm mais proteína que as irritantes, como as produzidas pela cebola.
- Tanto as lágrimas emocionais como as irritantes contêm mais de trinta vezes a quantidade de manganês encontrada no sangue. Isso pode indicar que elas ajudam a livrar o organismo de certas toxinas. De fato, em aves marinhas como os cormorões e albatrozes, as glândulas lacrimais parecem servir a esse propósito e são mais eficientes do que os rins para livrar o corpo dos pássaros de níveis tóxicos de sal.

O bioquímico William Frey II, principal pesquisador da função lacrimal no Ramsey Medical Center de Mineápolis, concorda que a capacidade de chorar deve ter servido a um objetivo importante ou não persistiria ao longo da evolução humana. A hipótese favorita de Frey é o alívio do stress. "A ciência já provou que o stress é prejudicial à saúde do cérebro, do coração e de outros órgãos", pondera ele. "Ainda não se sabe, mas chorar deve ter ajudado os homens em sua história evolucionária por reduzir o stress."

Num estudo clássico,[15] Frey e seus colegas investigaram comportamentos de choro em cinco diferentes grupos de pessoas durante um mês, consultando-as sobre episódios de pranto emocional e irritante, como no ato de cortar cebolas. Pediu-lhes que registrassem a data, a hora, a duração, o motivo do choro, pensamentos e emoções, e sintomas físicos como inflamação de garganta, olhos úmidos ou lágrimas a escorrer. Frey descobriu que 94% das mulheres tiveram um episódio de choro emocional no prazo de um mês, contra 55% dos homens. Das mulheres que choraram, 85% disseram ter se sentido melhor e mais aliviadas depois do episódio, tal qual ocorreu a 73% dos homens. A duração dos episódios foi a mesma para homens e mulheres, mas Frey constatou que eles choraram de maneira diferente. As mulheres emitiram sons altos, enquanto os homens se contiveram, mal deixando perceber os olhos marejados. Frey concluiu que as mulheres choram uma média de 5,3 vezes por mês e os homens, 1,4 vez.

Constatou também que lágrimas provocadas por irritação são constituídas por 98% de água e que as lágrimas emocionais contêm mais toxinas que as irritantes. Isso indica que uma das funções do choro pode ser a remoção de detritos do corpo e talvez ajude a explicar por que as pessoas se sentem aliviadas depois de chorar.

"Numas poucas décadas, passamos da visão segundo a qual chorar é mera perda de controle e sinal de fraqueza para a percepção comum de que o pranto emocional livre provavelmente tem algum valor", diz Frey.[16] O dr. Barry M. Bernfeld, diretor do Los Angeles' Primal Institute, concorda: "Chorar é um ato natural, saudável e terapêutico." Mas ainda estamos longe de aceitá-lo plenamente. "O choro", continua ele, "que deveria ser o modo mais normal e aceito de enfrentar a dor, o stress e o sofrimento, quase nunca é mencionado na literatura psiquiátrica."[17]

Pedido de ajuda

As crianças choram para comunicar às mães que estão com fome, com dor ou padecimento emocional e aprendem que chorar dá resultados. Essa forma de comunicação pode ser retomada na vida adulta porque o pranto, para adultos e crianças, é um modo altamente eficaz de atrair alguém para a nossa órbita. Quando vemos uma pessoa chorando, queremos logo ajudá-la. Isso se dá porque o choro é "um sinal de sofrimento", diz James Gross, professor de psicologia na Universidade de Stanford. "Quer então dizer que chorar talvez seja o modo de a natureza enfatizar que precisamos de ajuda e acionar um comportamento solidário capaz de pôr fim às lágrimas e à tristeza."[18, 19]

A hipótese do choro como pedido de ajuda é confirmada por uma equipe de oftalmologistas espanhóis que analisaram 465 diferentes episódios de choro em busca de um fator motivador comum por trás deles.[20] "O único fator comum em todos", relatam os estudiosos, "era a relação com a solidariedade: pedir ou oferecer ajuda."

Mas por que pedir ajuda acabou se associando, no decorrer de nossa evolução, ao ato de derramar lágrimas? Quando se pensa nisso, a conexão parece estranha. O choro foi escolhido, prosseguem os estudiosos, porque estava bem à mão; as lágrimas já existiam como resposta à dor física provocada por trauma ou inflamação dos olhos, muito comuns no passado da humanidade. Em outras palavras, o choro já estava estabelecido como sinal de que a ajuda era necessária, por isso foi aproveitado.

O choro como terapia

Um estudo importante com portadores de artrite reumatóide (AR) indica que choramos para aliviar uma dor crônica ou uma inflamação.[21] Pesquisadores da Faculdade de Medicina de Tóquio expuseram pacientes de AR a intensos estímulos emocionais, correlacionando várias respostas neuroendócrinas e imunológicas (RNEIs) em seus corpos com o grau de facilidade com que podiam ser levados às lágrimas. Essas respostas incluíam taxas sanguíneas do hormônio do stress cortisol, imunoproteína interleukin-6, CD4, CD8 e células assassinas do sistema imunológico. Descobriram que os pacientes mais propensos ao choro em geral se saíam melhor clinicamente que os outros. Os pesquisadores concluíram que derramar lágrimas suprime a influência do stress nas RNEIs, facilitando o controle da AR. O estudo vai contra a escola do "agüente firme", para a qual a dor e a doença devem ser suportadas sem queixas nem lamúrias.

Uma das moléstias mais famosas do século XX foi a do escritor e editor Norman Cousins, que usava o riso histérico como terapia (entre outras) para combater um mal inflamatório ameaçador e doloroso que se pensava ser espondilite anquilosante.[22,23] A experiência de Cousins com o riso contradiz os achados acima, sobre o valor do choro fácil? Talvez não. Risos e lágrimas estão obviamente relacionados, como quando dizemos: "Chorar de rir." Pode bem ser que a emoção em geral, quer choremos ou riamos, explique por que a inflamação e a dor cedem. Talvez o corpo não note a diferença entre risos e lágrimas. Então poderíamos nos perguntar se Cousins teria sarado caso assistisse a filmes tristes que o movessem às lágrimas em vez de comédias que lhe despertassem o riso.

Os indícios do benefício terapêutico do choro são um achado bem-vindo. Durante anos, entusiastas do riso e da jovialidade indicaram-nos como remédio para quase tudo. Mas havia um problema: o riso não vem fácil para pessoas em condições crônicas, agudas e dolorosas. No caso delas, chorar pode ser uma recomendação mais humana e eficaz.

Os pacientes respondem de maneira diversa às terapias. Não existe uma medida que sirva para todos. "Riso para uns, lágrimas para outros", eis, quem sabe, a melhor abordagem.

Lágrimas e cuidados médicos

Os profissionais de saúde são quase sempre considerados frios, mas as pesquisas mostram o contrário. Um estudo australiano de 1997 examinou a incidência do choro entre médicos, enfermeiras e estudantes de medicina, descobrindo que 57% dos médicos, 76% das enfermeiras e 31% dos estudantes haviam chorado pelo menos uma vez no hospital. A principal razão oferecida era a mesma para os três grupos: "Identificação e ligação com pacientes que sofriam ou estavam à beira da morte, ou com seus familiares."

O choro, no ambiente médico, tem seu custo. Estudantes de medicina costumam relatar a alta porcentagem de conseqüências negativas com que tiveram de arcar por ter chorado, como ironias e censuras. Chorar também evoca culpa. Um terço dos entrevistados sentia-se inquieto com semelhante comportamento e afirmou estar considerando a possibilidade de ajuda psicológica para descobrir a sua própria reação emocional ao pranto.

Devido à alta incidência de choro entre funcionários de hospital, os pesquisadores recomendam que esse tema seja versado no treinamento de médicos e enfermeiras.[24]

Lágrimas patológicas

As razões pelas quais as pessoas choram são muito variadas e, às vezes, indicam doença. Uma dessas condições são os acessos gelásticos, breves surtos de emoção usualmente sob a forma de risos, gritos ou pranto. Espasmos, enrijecimento do corpo, movimentos anormais do olho, ranger de dentes e cerramento das mandíbulas quase sempre acompanham esses sintomas. Como no caso de outras crises, a pessoa pode se sentir tonta ou confusa após o episódio.

As pessoas às vezes produzem lágrimas em excesso – as chamadas "lágrimas de crocodilo" ou lacrimejamento patológico. O Botox – forma enfraquecida da botulina, toxina usada para suavizar as rugas da face – veio ajudar essas pessoas. Em diversos estudos, os médicos conseguiram corrigir a situação injetando botulina diretamente na glândula lacrimal ou à volta dela, acima do olho.[25, 26, 27]

(Esse não é o único tipo de secreção que a botulina controla. É usada também para a transpiração excessiva nas axilas, chamada "hiperidrose axilar primária". Pessoas sujeitas a essa condição segregam até cinco vezes a quantidade normal de suor, o que pode interferir seriamente na vida social. Essa situação é tão perturbadora que a cirurgia costuma ser empregada para remover as glândulas sudoríparas ou seccionar nervos a fim de paralisar a sudorese. Uma única injeção superficial de botulina, aplicada uma ou duas vezes por ano, ajuda bastante os pacientes.[28, 29] Injeções de botulina também combatem outra forma rara de hipersecreção chamada síndrome de Frey ou "sudorese gustatória". Esse problema diz respeito a calor, congestão ou suor na área da mandíbula quando a pessoa come, pensa ou fala em alimento.)

Toda vez que o choro ou o riso ocorrem sem motivo ou são de um modo geral despidos de conteúdo emocional, despertam suspeitas de alguma anormalidade cerebral subjacente. Caso típico foi o de um homem de 46 anos que começou a ter crises despropositadas de choro associadas com riso espontâneo e incontrolável. Ele sabia que as suas emoções instáveis não eram normais e procurou ajuda psiquiátrica. Por fim, desenvolveu fraqueza do lado esquerdo da face e problemas de equilíbrio. A avaliação incluiu uma radiografia MRI da cabeça, que revelou um tumor na parte posterior do cérebro, no ângulo cerebelo-pontino. A cirurgia foi bem-sucedida e os acessos de riso e choro involuntários cessaram imediatamente.[30]

O choro e o riso patológicos também aparecem na esclerose múltipla, nos traumas cerebrais, na exposição a inseticidas e na apoplexia. Alguns casos são pronta e permanentemente revertidos pela terapia com inibidores seletivos de serotonina, dos quais o Prozac é um exemplo.[31]

Lágrimas de cebola

A experiência mais comum de lacrimejamento é talvez a de cortar cebolas. Como observou Benjamin Franklin: "As cebolas podem fazer chorar até herdeiros e viúvas."[32] As "lágrimas de cebola" são provocadas por componentes sulfúricos do bulbo, liberados durante o corte. Essas substâncias químicas se dissolvem na película aquosa dos olhos, criando uma solução diluída de ácido sulfúrico que irrita e provoca lágrimas. Dado que esses compostos irritantes se concentram na base do bulbo, cortar fora o pedúnculo ajuda a evitar o lacrimejamento.

Cientistas japoneses especializados em alimentação estão trabalhando com uma enzima da cebola que chamam de sintase do fator lacrimatório, a qual produz a substância irritante responsável pelas lágrimas de cebola.[33] No mundo inteiro, os cientistas se mostram entusiasmados. A descoberta japonesa pode "inaugurar uma nova era da ciência da cebola e da horticultura", brada o químico Eric Block, da Universidade Estadual de Nova York, em Albany. Mas será certo modificar a cebola apenas para evitar as lágrimas dos cozinheiros? Talvez não. "É razoável presumir", adverte Block, "que a Mãe Natureza incorporou [a substância irritante] tendo em vista algum tipo de proteção. Uma cebola despojada dessa defesa pode ficar mais sujeita ao ataque de insetos e microorganismos."[34] Não é nada bom enganar a Mãe Natureza.

Ao longo das idades, tem-se considerado a cebola uma fonte de saúde e força. Os atletas gregos, antes de competir nos jogos olímpicos, consumiam dúzias de cebolas, bebiam-lhes o suco e esfregavam-nas no corpo. Os romanos consideravam a cebola um remédio para inúmeras doenças, de mordidas de cães a disenteria. Quando os escavadores trouxeram à luz Pompéia, encontraram buracos no chão deixados por cebolas em crescimento. Na Idade Média, os três principais vegetais da cozinha européia eram o feijão, a abóbora e a cebola. Os *Pilgrims* embarcaram cebolas no *Mayflower*, mas descobriram-nas crescendo em estado selvagem por todo o lado e sendo já consumidas pelos nativos como alimento ou remédio.[35]

Onion vem do latim *unio*, que significa unidade e unicidade.[36] Substitua o "o" inicial de *onion* por "u" e terá *union*, "união", cuja consecução com o Divino tem sido o objetivo de místicos durante milênios. Não é, pois, de surpreender que seja tão freqüente, na história, a reverência à cebola. Confirmando essa ligação, o escritor americano Charles Dudley Warner (1829-1900) disse: "A cebola é a única hortaliça que representa a essência das coisas. Pode-se até dizer que ela tem uma alma."[37]

Os antigos egípcios concordariam. Consideravam a cebola um símbolo da eternidade e depositavam-na nos túmulos dos faraós. Viam a vida eterna representada na anatomia da cebola, com os seus anéis concêntricos dentro de um círculo. Talvez por isso o rei Ramsés IV, que morreu em 1160 a.C., foi embalsamado com cebolas incrustadas nas órbitas oculares.

Os cínicos ocidentais, como era de se esperar, vêem a coisa de modo diferente. Por exemplo, o crítico de arte americano James Gibbons Huneker (1860-1921) disse: "A vida é como uma cebola; você retira camada após camada e descobre que não há nada dentro." Do mesmo modo, o poeta Carl Sandberg se queixava: "A vida é como uma cebola; você retira uma camada por vez e de vez em quando chora."[38]

Os cientistas que querem melhorar a natureza modificando a cebola andariam melhor se cuidassem para não encolerizar os deuses dessa planta, que parecem ser muito numerosos. Em pinturas de tumbas egípcias, vemos cebolas nos altares das divindades e sacerdotes trazendo-as como oferendas.

Levando a sério a história da cebola, talvez devêssemos hesitar em interferir nas suas funções. Nunca se sabe quando a maldição da múmia irá desencadear-se.

Por isso, aqui vai um conselho aos cientistas da cebola: parem por aí, amigos. Mostrem um pouco mais de respeito por essa planta. Não temos necessidade alguma de alterar o seu genoma. Precisamos apenas de colocá-la na geladeira por meia hora ou no congelador por dez minutos antes de fatiá-la, sem retirar-lhe o pedúnculo.

E se isso não funcionar... bem, o que há de errado com algumas lágrimas?

~ 5 ~

SUJEIRA

A limpeza, de fato, está próxima da religiosidade.
— JOHN WESLEY

A limpeza é quase tão ruim quanto a religiosidade.
— H. L. MENCKEN

Fui criado numa pequena fazenda do centro do Texas. Como todas as famílias camponesas daquela parte do país, dependíamos de um poço profundo no quintal para obter água potável. Tirar água era a minha tarefa, da qual sempre gostei – deixar o balde cair, ouvi-lo bater contra as paredes de tijolo antes de estrondear quatro metros lá embaixo, contra a superfície fria e cristalina da água, para em seguida puxá-lo a braçadas...

Um verão, quando eu tinha cerca de 12 anos, aconteceram duas coisas que de início pareceram desvinculadas, mas não eram. Primeiro, a água do poço começou a apresentar um gosto estranho; depois, o gato da casa sumiu. Julgamos que o havíamos perdido até que um dia, puxando o balde, notei dentro dele uma coisa peluda. Era o gato – ou, ao menos, parte do gato. Pelo estado de decomposição, era óbvio que caíra no poço há já algum tempo, ou seja, durante vários dias estivéramos bebendo a água na qual o bichano se ia dissolvendo aos poucos.

Meu pai, normalmente imperturbável, decidiu que aquela era uma crise médica em potencial, a exigir atenção imediata. Correu à cidade e voltou com o dr. Riggs, o médico da família. Era um cinqüentão bem-apessoado, trajando a sua costumeira camisa branca, gravata e mangas arregaçadas. Uma visita do doutor passava por acontecimento dos mais significativos, usualmente associado a nascimento ou morte na família. Aquela não foi exceção.

Meu pai escoltou o dr. Riggs até o poço e eu os segui. Papai pediu-me que tirasse um balde de água para o doutor inspecionar. Deixei que o balde mergulhasse fundo a fim de ter certeza de apanhar uma porção significativa do gato e assim impressionar o médico com a seriedade do nosso problema. Quando a água surgiu clara e sem pêlos, quase desfaleci. Não obstante, o dr. Riggs debruçou-se sobre o balde e observou-o por longo tempo, como um xamã lendo um oráculo num poço sagrado. Em seguida, empertigando-se, declarou com absoluta certeza que tudo ia bem – mas, apenas para confirmar, levaria uma amostra da água para o consultório e "faria um teste". Se não desse notícias dentro de uma semana, poderíamos voltar a beber a água do poço. A palavra do doutor era lei na região e a nossa família confiava tacitamente nele. Por uma semana, buscamos água numa fazenda vizinha. Depois, não tendo recebido recado algum do doutor, começamos de novo a beber a do nosso poço, como se nada tivesse acontecido.

A situação assumiu feições terríveis quando, poucos dias depois, tirei um balde de água e vi os restos de uma pata de gato flutuando à superfície. Compreendi que o dr. Riggs errara inteiramente em suas garantias; a água sem dúvida continuava contaminada e a minha família ainda corria risco. Vi-me num dilema. Se contasse à família sobre a minha descoberta, o dr. Riggs ganharia fama de incompetente. Se, porém, me calasse, continuaríamos a beber o líquido contaminado e poderíamos cair doentes. No dia seguinte, concluí que a imagem do dr. Riggs precisava de mais proteção que a saúde de meus familiares. Já enfrentáramos desafios piores que um gato afogado. Assim, resolvei guardar para mim mesmo a informação sobre a pata do animal. Foi a decisão perfeita. Ninguém adoeceu, o gato acabou se dissolvendo no esquecimento, a água parecia mais deliciosa que antes e o dr. Riggs continuou sábio como sempre.

O gato afogado foi apenas um numa infindável cadeia de encontros com germes que o meu irmão, a minha irmã e eu tivemos na infância. Garotos de fazenda estavam expostos a assaltos microbianos que vinham de todos os lados – trabalhando nos campos e jardins, bebendo leite não-pasteurizado e água contaminada, nadando em poças de água parada, sendo perpetuamente feridos por ferramentas ou arranhados por animais. As famílias camponesas do centro do Texas não gostavam de água clorada ou de encanamentos domésticos; tais coisas existiam apenas naquele remoto domínio que chamávamos de "cidade". No entanto, nós, meninos de roça, estávamos colhendo dividendos invisíveis sem saber. A contínua exposição aos micróbios dava ao sistema imunológico o treinamento de que ele precisava. Todos os dias, encarávamos desafios microbianos similares aos enfrentados pelos homens ao longo de milhões de anos em contato estreito com a terra, os bichos e os semelhantes. Em conseqüência, conforme veremos, ganhamos algo que os nossos amigos urbanos não tinham: uma sólida resistência às doenças.

Horror à sujeira

Como quaisquer famílias de camponeses em toda parte, a minha não fazia muito estardalhaço por causa de um pouco de sujeira. Por isso, às vezes me divirto ao notar as obsessões das pessoas por germes.

Um exemplo é o magnata Howard Hughes, cujos excêntricos hábitos de saúde vieram a público após a sua morte em 1976. Hughes fizera questão de romper contato com amigos e conhecidos durante meses e anos, com medo de que eles o infectassem caso ficassem doentes. Por volta do verão de 1958, a sua fobia por germes enclausurou-o num hotel de Beverly Hills. No hotel, o bilionário passava boa parte do tempo sentado nu num canto da sala que chamava de "zona livre de micróbios", onde tudo estava coberto com lençóis. "Certa feita", conta Garry Hamilton, da *New Scientist*, "ele endereçou aos empregados um memorando de três páginas explicando a maneira mais higiênica de abrir uma lata de conservas."[1]

Hughes se recusava a tocar maçanetas. Exigia que os seus serviçais usassem luvas ao passar-lhe objetos e lhe comunicassem mensagens por escrito em vez de falar-lhe, o que poderia disseminar germes. Portas e janelas eram seladas com fitas adesivas, para manter longe a poeira. Hughes passava horas limpando o telefone com lenços de papel. Eis as instruções que deu aos empregados sobre como retirar um audiofone do armário onde estava guardado:

> Primeiro, usem de cinco a oito folhas de Kleenex (lenços de papel) tiradas uma a uma da caixa ao girar a maçaneta da porta do banheiro. A porta deverá ficar aberta para que não seja necessário tocar em nada ao deixar o recinto. A mesma quantidade de lenços de papel deve ser usada para girar as torneiras até obter um jato forte de água tépida. Em seguida, os lenços de papel serão jogados no lixo. As mãos serão lavadas com extremo cuidado, como nunca antes, evitando-se tocar as paredes da pia, as torneiras ou qualquer outra coisa no processo.[2]

Hughes se envolveu numa luta de vida ou morte com os germes e a sujeira, mas por fim a sujeira venceu. Quando se constipava, ficava até 26 horas na banheira, às vezes urinando no chão ou contra a porta do banheiro. Proibia aos empregados limparem a imundície, preferindo espalhar toalhas pelo chão. Começou a tomar todo tipo de remédios para proteger-se de doenças. A despeito de tantos terrores, sabia conduzir muito bem os seus negócios. Perto do fim, no entanto, passava a maior parte do tempo na cama, raramente tomava banho e deixava crescer as unhas das mãos e dos pés. Definhando e enlouquecendo por causa da dieta frugal e das inúmeras drogas que consumia, Hughes morreu ao voar de Acapulco para Houston em busca de tratamento médico.[3]

"Semelhante comportamento é irracional por quaisquer parâmetros, mas será que todos não temos um pequeno Howard Hughes dentro de nós?", pergunta Hamilton. "Afinal, podemos agora limpar a nossa tábua de cortar alimentos anti-séptica com uma esponja anti-séptica, tomar banho com sabonete anti-séptico e dormir sob uma colcha anti-séptica com a cabeça pousada num travesseiro anti-séptico. No Japão, pode-se até fazer depósitos bancários com um talão anti-séptico e logo será possível, segundo os repórteres, ir para o trabalho num carro com volante anti-séptico."[4]

Pequena cura da sujeira

Quando o meu livro *Healing Words: The Power of Prayer and the Practice of Medicine** foi publicado em 1993, provocou enorme interesse na mídia popular.[5] Uma grande rede de televisão despachou uma equipe a Santa Fé para gravar uma entrevista comigo sobre o papel da prece na medicina convencional. Para local da entrevista, escolhemos uma velha igreja católica de tijolos crus a quarenta quilômetros ao norte de Santa Fé – El Santuario de Chimayó.

Por volta de 1810, em Chimayó, um humilde frade encontrou um crucifixo enterrado numa encosta, ao qual tinha sido guiado por uma luz que brotava do chão. Um padre da região tentou instalar o crucifixo em outro lugar três vezes, mas ele sempre reaparecia no sítio original, como se ali desejasse permanecer. Então, uma capelinha foi erigida no local, em memória do acontecimento aparentemente milagroso. Em 1816, a capela se transformou no atual santuário de adobe, considerado exemplo clássico da arquitetura espanhola colonial de estilo religioso.

Relatos de milagres no lugar começaram a espalhar-se tão logo o crucifixo foi descoberto. Passaram a ser associados a El Posito, "o poço de areia sagrado" de onde teria surgido a cruz. Os poderes curativos da sujeira sagrada tornaram-se lendários. Todos os anos, milhares de peregrinos chegavam do mundo inteiro para apanhar um punhado de pó, tal como as pessoas fazem em Lourdes com a água da fonte sagrada na esperança de se curarem. De fato, El Santuario de Chimayó é conhecido como a Lourdes do Sudoeste. E, como em Lourdes, as paredes da sacristia estão repletas de muletas abandonadas, como sinal de que algo notável acontece ali.

---

* *Palavras que Curam: O Poder da Prece e a Prática da Medicina*, publicado pela Editora Cultrix, São Paulo, 1996.

A equipe de filmagem e eu chegamos ao santuário no fim da tarde. Havia um problema sério: o apresentador estava se recuperando de um resfriado e de uma inflamação de garganta. Mal começara o monólogo introdutório da entrevista e começou a tossir, tendo de recomeçar várias vezes. Tentou fazer a tal introdução umas dez vezes, sem sucesso. A equipe estava ansiosa; o sol se punha e logo o trabalho teria de ser interrompido. O projeto caminhava para o desastre.

Então pensei: por que não tirar partido do poder curativo da sujeira sagrada de Chimayó? Sem nada a perder, pedi à equipe que fizesse uma pausa enquanto eu entrava correndo na sacristia e trazia de lá um punhado de terra. Aproximando-me do entrevistador, perguntei se podia esfregá-la em seu pescoço, tal como, durante séculos, peregrinos haviam feito à parte do corpo que necessitava de cura. Embora eu esteja certo de que ele duvidou de minha sanidade mental, o entrevistador tinha espírito esportivo e deixou que eu lhe esfregasse a terra no pescoço, do queixo até o esterno. Em seguida limpei-o, arrumei-lhe o colarinho e sugeri que recomeçasse a introdução. Já então a equipe resmungava, irritada por eu perder ainda mais tempo. Mas logo na tomada seguinte o apresentador concluiu o seu monólogo sem tossir – e, só para ter certeza de que a melhora fora real, fez mais duas tomadas, ambas sem falha alguma. A sua voz ia ficando mais forte e a entrevista foi ótima. Infelizmente, as câmeras estavam desligadas quando apliquei a terra no pescoço do homem, de modo que a cura pela sujeira não pôde ser captada em fita. Teria sido um exemplo perfeito do tema enfocado no programa.

Consciência dos germes

De onde vem o nosso medo dos germes?

Há pouco mais de um século, as pessoas comuns na América não faziam idéia de que as doenças que às vezes os matavam e a seus filhos eram devidas a microrganismos. A expressão "teoria microbiana da doença" só entrou para a literatura médica de língua inglesa por volta de 1870, escreve Nancy Tomes, professora de história na Universidade Estadual de Nova York-Stony Brook, em seu admirável livro *The Gospel of Germs: Men, Women, and the Microbe in American Life*.[6] A idéia de que os germes são realmente um mal galvanizou a mentalidade moderna na esteira do darwinismo, durante a segunda metade do século XIX. Embora Darwin discorresse sobre lutas de vida ou morte na natureza, enfatizando a sobrevivência dos mais aptos, não moralizou a respeito desses processos. Muitos de seus contemporâneos, porém, não foram tão cautelosos. Tomes explica que vários naturalistas suspeitavam de uma malevolência consciente nos germes causadores de enfermidades. Esses cientistas empregavam termos lúgubres para descrever os micróbios, como "estranhos", "abjetos", "facínoras" e "manhosos". Era como se os germes praticassem más ações de propósito, de sorte que a idéia de assassinos invisíveis aterrorizava as pessoas. Aos poucos, a "consciência dos germes" foi criando raízes.[7]

Exemplos de que eles podiam matar estavam em toda parte e ninguém estava a salvo. O tifo levou o amado filho do presidente Abraham Lincoln e o marido da rainha Vitória. A mãe de Theodore Roosevelt sucumbiu à doença no mesmo dia em que a esposa dele morria de parto.

A morte da mãe de Roosevelt, aos 48 anos de idade, em Nova York de uma das "doenças da sujeira", como começavam a ser chamadas, é um exemplo gritante do medo e do desamparo que as pessoas sentiam.[8] Embora ninguém conhecesse os agentes causais específicos, aquelas eram moléstias que se sabiam espalhadas por contaminação fecal. Como tais, pensava-se que podiam ser prevenidas graças a uma adequada higiene doméstica. Pelo que se sabe, Martha Bulloch Roosevelt, conhecida familiarmente como "Mittie", preocupava-se tanto com limpeza que as suas amigas a achavam quase obsessiva. A mansão que os Roosevelts ocupavam na West Fifty-Seventh Street fora construída pelo avô Theodore na década de 1870 segundo projeto dos melhores arquitetos da época, incorporando o que havia de mais moderno em equipamentos sanitários. Mittie mudara-se da Geórgia rural para Nova York após o seu casamento em 1853 e ficara chocada com a sujeira da cidade em rápido crescimento. Foram necessárias medidas drásticas para combatê-la. Elas incluíam um banho diário com duas trocas de água, um lençol estendido no chão à noite, na hora da reza, e uso de roupas brancas até no inverno, para garantir que nenhum grão de pó escapasse à inspeção. Assistida pela pequena coorte de suas criadas, Mittie conservava a casa tão limpa quanto o próprio corpo. Compilou uma longa lista de instruções sobre cuidados domésticos, incluindo um rigoroso programa para bem polir, esfregar, varrer e espanar. Quando o lixeiro chegava de manhã, por exemplo, o cozinheiro devia recebê-lo com um vaso de água quente, para descontaminar a sua lata antes de ele entrar na casa.

"Essa mulher meticulosa seguramente teria morrido de vergonha", diz Tomes, "se a febre tifóide não a matasse antes, ao descobrir que contraíra uma moléstia espalhada por contaminação fecal. A morte de Martha Roosevelt por tifo resume as incertezas que rondavam até os lares mais conscienciosamente asseados da Idade Dourada: nenhuma pessoa, por mais cuidadosa que fosse, parecia imune aos agentes invisíveis da doença."[9]

No século XIX, os índices de moléstia e óbito aumentaram rapidamente nas grandes cidades da América e da Europa, tornando-as lugares perigosos para se viver. A fim de escapar, como mostrou a morte de Martha Roosevelt, você precisaria não apenas ser limpo, mas também ter resistência e sorte. As pessoas não enfrentavam somente as epidemias periódicas de cólera e varíola; havia ainda doenças endêmicas como o tifo e a pneumonia, que matavam muita gente ano após ano. Na década de 1880, em Nova York, um quinto das crianças morria antes do primeiro aniversário, freqüentemente de diarréia; e mesmo quando chegavam à idade adulta, elas tinham uma chance em quatro de sucumbir entre os 20 e os 30 anos.[10] A morte e os micróbios espreitavam a todos o tempo todo. Em pouco tempo, os perigos dos "Três Ds" (*dirt* [sujeira], *disease* [doença] e *death* [morte]) foram insuflados na psique americana.[11]

Celofane e Listerine

No final do século XIX, a consciência dos germes estava profundamente implantada na psique americana. Havia dinheiro a ganhar com isso.

Em 1908, um químico suíço inventou uma película de celulose flexível cuja patente foi adquirida em 1923 pela Du Pont Company e batizada de celofane. A Du Pont aperfeiçoou o produto tornando-o mais à prova de umidade e menos caro, passando a vendê-lo para fabricantes de doces, pães e alimentos processados. Perante o público, a firma enfatizava o papel do celofane na proteção contra os germes. Anúncios advertindo gravemente para os riscos do trio mortal das "moscas, dedos e comida" logo apareceram no *Saturday Evening Post*, *Good Housekeeping* e *Ladie's Home Journal*. O *Cellophane Radio Show* ia ao ar de manhã, pouco antes de as donas de casa saírem para as compras, na voz da especialista em etiqueta Emily Post.[12]

Nos anos de 1920, os anúncios de Listerine – derivado do nome de Joseph Lister, que introduziu a anti-sepsia nas operações cirúrgicas – começaram a mostrar bonitas jovens cujas esperanças de um casamento feliz eram arruinadas pela "halitose", que os publicitários pintavam como uma horrível condição causada por bactérias da boca. Usar Listerine ajudaria a evitar o estigma de ser "sempre dama de honra, nunca noiva". O Listerine também era anunciado como produto não-diluído para lavar as mãos. Uma peça informava o leitor sobre "dezessete doenças disseminadas pelas mãos [...] muitas delas perigosas". Outro anúncio era dirigido às mães: "Se você visse as suas mãos ao microscópio, hesitaria em preparar ou servir a comida do bebê, e mesmo dar-lhe banho, antes de lavá-las com Listerine não-diluído." Graças a essa estratégia, as vendas da Lambert Pharmacal Company subiram de cem mil dólares em 1920 para quatro milhões apenas sete anos depois.[13]

Descartáveis

A consciência dos germes também pavimentou o caminho para a idéia de produtos descartáveis. Oito milhões de toneladas de papel higiênico foram produzidas em 1919, primeiro ano em que esse item apareceu como área separada de manufatura. Em 1935, os fabricantes de copos de papelão fundaram o Cup and Container Institute, que advertia sobre os riscos dos copos de vidro não-esterilizados e a "mutualização da saliva" quando em viagem ou refeições em restaurantes, os quais podiam ser evitados com o uso de copos e pratos de papelão.[14]

Os germes e a Santa Ceia

Uma discussão pouco conhecida das guerras no século XIX entre ciência e religião ocorreu como resultado direto da preocupação crescente com os germes e dizia respeito ao cálice de comunhão comum usado nas igrejas protestantes.[15] Médicos asseguraram que o cálice transmitia não apenas a tuberculose como certas "doenças infames", feias demais para se nomear, e sugeriram que a prática fosse abandonada. Essa proposta encontrou tremenda resistência da parte dos fiéis. Muitos protestantes alegaram que, se o cálice comum fora suficientemente bom para Jesus e seus discípulos, era suficientemente bom também – e seguro – para eles. As discussões se acirraram. Quando a Igreja Presbiteriana da Walnut Street, de Filadélfia, decidiu mudar em 1898 para um sistema de cálice individual, outras a seguiram por todo o país, inclusive batistas, congregacionalistas, luteranas, metodistas, presbiterianas e universalistas.[16]

A hipótese da higiene

Hoje, vem se observando um desdobramento irônico na batalha contra os germes. Um número crescente de pesquisadores observa que o nosso afastamento cada vez maior da sujeira e dos micróbios custa caro e pode, até, estar nos matando. A proposta deles é conhecida como "hipótese da higiene" – sendo a idéia básica que limpeza demais é ruim para nós e que *precisamos* de micróbios.

Ao longo de boa parte da história da evolução humana, estivemos constantemente à mercê de sujeira e bactérias a partir do instante do nascimento. O nosso sistema imunológico desenvolveu esquemas químicos sofisticados e toda uma variedade de células de defesa especializadas para nos proteger. Se esses desafios ao sistema imunológico forem barrados, como têm sido em larga medida nos tempos atuais, o tiro sairá pela culatra. Como ilustração, os cientistas apresentam uma analogia da infância. Quando um bebê é criado sem afeto e vida social, as células de seu cérebro não conseguem fazer as conexões certas e a criança cresce com deficiência mental ou emocional. De igual modo, os adultos sofrem declínio mental quando não recebem adequados estímulos intelectuais e emocionais. Do mesmo modo também, o nosso sistema imunológico deixa de evoluir normalmente caso não enfrente os desafios necessários logo nos primeiros dias.[17]

O imunologista Graham Rook, do University College, Londres, é um defensor entusiasta da hipótese da higiene. Garante que as vacinas, feitas para conferir imunidade artificialmente, são um pobre substituto para a imunidade adquirida por meios naturais. As vacinas estimulam excessivamente um ramo do sistema imunológico, diz ele, e esse desequilíbrio talvez explique o surto de asma nos Estados Unidos, na Europa ocidental, no Japão e na Austrália. Na Grã-Bretanha e na Austrália, por exemplo, de 20 a 30% da população sofrem de asma, condição que, entretanto, era pouco usual há trinta anos. Nos Estados Unidos, cinco mil pessoas morrem todos os anos dessa doença, a despeito dos medicamentos cada vez mais eficazes. A incidência de febre do feno e eczema também está aumentando.

Pensava-se que a modernização e a riqueza gerariam melhorias na saúde, o que de muitas maneiras realmente aconteceu como o prova o aumento da longevidade durante o século passado nos países industrializados. Mas enigmas não faltam. Por exemplo, há pouco se atribuía a causa da asma ao ar poluído. Ora, nos Estados Unidos, embora o ar venha se tornando cada vez mais limpo, a incidência da asma está crescendo; ela e as alergias são mais comuns nas cidades do sul da Suécia, onde o ar é relativamente puro, do que em certas cidades da Polônia. Alguns especialistas tentaram explicar a incidência crescente da asma e das alergias associando-a à proliferação de ácaros nas casas; mas o número destes na verdade decaiu há anos.[18]

O tamanho da família

Em 1989, David Strachan, epidemiologista da London School of Hygiene and Tropical Diseases, observou que crianças com muitos irmãos apresentam incidência mais baixa de asma, febre do feno e eczema infantil.[19] Acredita ele que os irmãos mais velhos tragam para casa toda a sorte de infecções e as espalhem, o que de algum modo beneficiaria os mais novos. "No século passado a diminuição no tamanho das famílias, os aperfeiçoamentos nos equipamentos domésticos e os padrões mais elevados de asseio pessoal reduziram a possibilidade de infecção cruzada nos novos lares", escreveu Strachan no *British Medical Journal*. "Isso pode ter resultado em maior disseminação das alergias, começando pelas pessoas mais ricas [...]"[20] A idéia era herética quando Strachan a divulgou em 1989, pois se acreditava então que as infecções *provocassem* doenças relacionadas à alergia e não que nos protegessem delas.

Mas, de algum modo, as heresias de ontem se transformam na ciência de hoje e outros pesquisadores já começam a concordar com a idéia básica de

Strachan. Num estudo na Guiné-Bissau, país da África ocidental, adolescentes e adultos jovens que contraíram sarampo durante uma epidemia em 1979 têm hoje metade da propensão a sofrer de alergias do que quem escapou à doença.[21, 22] E segundo outra pesquisa, estudantes italianos de escolas militares, com anticorpos da hepatite A por ter contraído a doença no passado, têm alergias menos comuns e graves que os colegas sem esses anticorpos.[23]

Os céticos alegam que crianças capazes de enfrentar o sarampo e desenvolver anticorpos da hepatite A já possuem sistemas imunológicos fortes. Em muitas cidades do interior dos Estados Unidos, onde as crianças vivem amontoadas e sofrem repetidas infecções no começo da vida, elas ainda apresentam uma elevada taxa de asma.[24] Portanto, o desafio para os pesquisadores consiste em fornecer uma prova irrefutável de que ter uma infecção a dada altura da vida produz uma reação à sensibilização alérgica.

Quarentena às avessas

Quando eu era jovem, os pais muitas vezes punham deliberadamente os filhos em contato com crianças de outros lares que haviam contraído caxumba, sarampo e catapora. Os meus irmãos e eu achávamos isso uma punição estranha e cruel – ser levados para uma fazenda distante e forçados a brincar ou conversar com amiguinhos cheios de bolhas, inflamações ou pústulas. Quando contraíamos uma dessas infecções, podíamos estar certos de que outros amigos nos viriam visitar. O propósito por trás dessa quarentena às avessas era espalhar infecções virais infantis em virtude da crença de que, se alguém as contraía quando criança, elas seriam mais benignas que na idade adulta.

Muito antes do advento da hipótese da higiene, as famílias camponesas já incorporavam uma versão da tese em sua sabedoria popular. Compreendiam que as doenças da infância podem promover saúde a longo prazo e que às vezes é preciso colaborar com a enfermidade em vez de combatê-la. Que contraste com as atuais práticas de puericultura, em que os pais quase sempre fazem de tudo para *impedir* os filhos de adoecer!

Há indícios de que a sabedoria popular estava certa. A pesquisadora Anne-Louise Ponsonby, da Universidade Nacional Australiana, investigou com os seus colegas se crianças em contato com irmãos dois anos mais velhos ou mais novos durante os seis primeiros anos de vida apresentavam risco menor de esclerose múltipla (EM) quando adultas.[25] Por muito tempo se postulou uma causa viral para a EM e os pesquisadores desconfiavam que infecções precoces poderiam tornar a pessoa menos vulnerável a ela.[26] A equipe de Ponsonby descobriu que contatos estreitos com irmãos bem novos realmente têm relação com um risco menor de EM e até de mononucleose infecciosa no decorrer da vida.

As implicações para os cuidados nas creches são profundas. Mais de 50% das crianças americanas em idade pré-escolar estão em creches. Muitos pais sentem-se horrorizados à idéia de expor os filhos pequenos ao enxame de germes que estão sempre presentes nesses lugares. Mas se o resultado for um sistema imunológico mais forte pela vida afora, conforme sugere a pesquisa acima, colocar os filhos em creches talvez seja uma excelente estratégia de saúde a longo prazo para eles. Essa pode ser uma decisão difícil para os pais que trabalham fora, mas os benefícios potenciais daí oriundos sem dúvida devem facilitá-la.

Sujar-se

Rook e seu colega John L. Stanford sugerem que a exposição das pessoas, na fase de crescimento, a certas bactérias que realmente estão contidas na sujeira é importante. As microbactérias têm chamado muito a sua atenção. Esses micróbios existem em abundância tanto no solo quanto nos poços e nos rios, mas não no corpo humano. Depois que passamos a pôr cloro na água em larga escala, literalmente deixamos de nos expor às microbactérias. Nos países em desenvolvimento que não cloram a sua água, costumam registrar-se nada menos de um bilhão de microbactérias por litro, ao passo que nos reservatórios tratados do Ocidente o número delas é negligenciável.[27]

Quando Rook e Wang injetaram em ratos uma vacina feita de *Mycrobacterium vaccae*, ela interrompeu a produção de uma substância chamada soroimunoglobulina E, que se sabe mediar a resposta alérgica em humanos.[28] Além disso, a injeção suprimia a resposta alérgica logo no começo. Na Grã-Bretanha, prosseguem estudos para descobrir se esse procedimento poderá ser usado terapeuticamente em seres humanos com asma e febre do feno.

Rook dá a entender então que talvez não estejamos expostos a sujeira suficiente ou a micróbios que a sujeira e a água não-potável contêm. O problema, diz ele, é que "os garotos do centro das cidades não têm jardins".[29] Stanford acrescenta: "A mudança começou já na Idade Média. As pessoas deixaram as suas casas de chão batido, começando a usar roupas limpas e a banhar-se de vez em quando, ou seja, fazendo de tudo para se isolar do ambiente. Os métodos de higiene exagerados que hoje adotamos são outros tantos passos a nos separar do processo de aprendizado essencial ao sistema imunológico."[30]

Rook e seus colegas não estão romantizando a porcaria nem sugerindo que renunciemos às imunizações ou passemos a beber água não-tratada. Sustentam, porém, que os progressos da limpeza têm o seu preço e que devemos ponderar os problemas causados por excessos de higiene. "Se, no dia-a-dia, não toparmos com bactérias suficientes", diz Rook, "teremos de injetá-las em nós mesmos."[31]

"Se os defensores da hipótese da higiene estiverem certos", declara Hamilton, "isso significará obviamente mais que uma nova série de vacinas. A sociedade ocidental terá também de repensar o seu ódio obsessivo aos germes. E embora isso não implique, é claro, em desprezar a bem-vinda proteção contra a peste bubônica, significa talvez que um pouquinho de sujeira é um tônico melhor do que se pensa."[32]

A memória da sujeira

A despeito de nossa franca aversão à sujeira, nós, humanos, não conseguimos escapar-lhe. Às vezes, parece mesmo que queremos nos afundar nela.

Deixadas sozinhas, as crianças comem terra, como que atendendo a um desejo primitivo, e fazem bolos de barro até os pais lhes explicarem que crianças boazinhas não se sujam. Tal como as crianças, alguns adultos também comem terra, prática chamada "geofagia", e de bom grado pagam fortunas para serem besuntados da cabeça aos pés com sujeira semilíquida, num ritual conhecido como banho de lama. Há ainda o curioso espetáculo daquelas lutas em que homens e mulheres perdem toda a compostura e chafurdam no barro do ringue como minhocas enfurecidas. Uma das cenas mais simbólicas da desinibição dos anos 1960 ocorreu em Woodstock, Nova York, em 1969, quando milhares de *hippies* desnorteados rolaram pelo chão depois que as chuvas transformaram a fazenda de Yasgur num profundo lodaçal. De acordo com o tom mais comedido dos nossos dias, milhões de pessoas usufruem vicariamente os prazeres da sujeira por meio de personagens como Pigpen, do desenho "Peanuts" de Charles Schulz. Os jovens ficam igualmente encantados com Oscar, o Resmungão, de *Vila Sésamo*, que mora numa lata de lixo.

Como se explica isso? Talvez o segredo do eterno fascínio pela sujeira possa ser encontrado na etimologia de *mud* [lama], uma raiz indo-européia da qual deriva *mother* [mãe]: daí a conotação materna, intra-uterina da definição dada pelo dicionário à palavra "lama" como "terra molhada, macia e pegajosa".[33] Essas qualidades nutrientes, protetoras e maternais explicariam por que as pessoas, no mundo inteiro, se enclausuram em barro quando constroem casas, como se expressassem o anseio primordial de retornar ao útero.

Eu moro em Santa Fé, Novo México, cidadezinha outrora construída inteiramente de barro – tijolos de argila misturada com palha ou folhas, chamados de adobe.[34] Quando os nativos da região, os pueblos, empregavam esses métodos, tudo fazia sentido, pois poucos materiais de construção eram disponíveis nessa região árida. Mas mesmo hoje, quando existem tantos materiais melhores e mais baratos, o povo ainda prefere o adobe. O motivo, afirma-se, é que o adobe é mais bonito e autêntico, mais conforme a história da região. Eu, porém, suspeito que a verdadeira razão de essa gente preferir viver como andorinhas de penhasco, metidas em tocas de barro, é mais profunda.

Boas maneiras

A evolução das boas maneiras pode ser vista como uma tentativa de higienizar mais um lado da vida. Um grande passo no saneamento do hábito porcalhão de comer se deu com a evolução da etiqueta de mesa. Em 1972, Antoine de Courtin escreveu um livro de etiqueta onde declarava ser impolido tocar com os dedos qualquer alimento gorduroso, como molhos ou refogados. Semelhante ato era considerado tão repelente que quem o presenciava sem dúvida sentia náuseas. Um guardanapo é imprescindível, do contrário seremos tentados a limpar os dedos no pão ou, pior ainda, chupá-los.[35]

"Impolido" vem do latim *impolitus*, "não-polido". Polir alguma coisa é esfregá-la para tirar as manchas e a sujeira. O objetivo das boas maneiras à mesa, portanto, consistia em polir o ato de comer eliminando-se o toque nas iguarias. O garfo se aliou ao guardanapo na luta contra o alimento. Será que as luvas descartáveis, já muito usadas por cozinheiros e garçons, não chegarão à mesa para nos isolar ainda mais da comida? A barreira contra o alimento se tornou quase absoluta: não devemos apenas evitar tocá-lo, mas até olhá-lo. Podemos comprar sopa enlatada ou refrigerante e engoli-los sem saber sequer o que está dentro da embalagem.

Vulgaridade e obscenidade

Clarissa Pinkola Estés, escritora e analista junguiana, afirma que um pouquinho de sujeira na forma de obscenidade e vulgaridade faz bem para a psique. "O obsceno não é absolutamente vulgar", sustenta em seu *best-seller Women Who Run With the Wolves*.[36] Ela observa que a palavra "obsceno" vem do antigo hebreu *ob*, "maga" ou "feiticeira". "Existe um aspecto da sexualidade feminina que em tempos antigos era conhecido como o 'obsceno sagrado', não no grosseiro sentido atual da expressão, mas no sentido gracioso de 'sexualmente sábia'. Havia outrora cultos divinos devotados à sexualidade feminina irreverente. Não eram cerimônias degradantes, apenas queriam descrever áreas do inconsciente que permanecem, ainda hoje, misteriosas e pouco conhecidas."[37]

Estés inicia os seus seminários contando "histórias sujas de deusas". "Ficou claro para mim", diz ela, "que a importância dessas antigas deusas da obscenidade estava em sua capacidade de soltar o que estava preso, de combater a tristeza, de colocar o corpo num estado de humor que não pertence ao intelecto mas ao próprio corpo, de deixar abertas as passagens [...] As deusas obscenas fazem com que uma forma vital de remédio neurológico e endócrino se espalhe pelo corpo."[38]

A sombra

A psicologia da profundidade explica que o nosso repúdio à sujeira física equivale, no nível psicológico, à nossa rejeição dos traços pessoais que consideramos indesejáveis, sombrios, maus, "sujos". Essas qualidades ficam reprimidas no inconsciente, onde constituem a "sombra". Mas, ainda que expulsemos tais qualidades do palco da consciência, elas não podem ser eliminadas tão facilmente quanto a sujeira física. Permanecem escondidas nos cantos da mente, de onde exercem poderosos efeitos.

Uma das maneiras de nos distanciarmos de nossas qualidades pessoais desagradáveis é projetar esses mesmos traços nos outros. Quando, por exemplo, projetamos o nosso ódio, quase sempre empregamos o vocabulário da consciência dos germes – judeus *sujos*, a *praga* do conservadorismo ou do liberalismo, a *infecção* da depravação moral e por aí vai, conforme o grau de nosso fanatismo.

Ao longo da história, criaram-se rituais para dramatizar e neutralizar a sujeira da sombra, numa espécie de válvula de escape para a psique. Esses rituais eram obscenos, relativamente inócuos e divertidos. Por séculos, a Igreja não obteve muito êxito em suas tentativas de melhorar o comportamento dos paroquianos. Ela ainda se esforçava para purificar as coisas quando, em 1444, a Faculdade de Teologia de Paris enviou uma circular a todos os bispos franceses condenando o festival chamado "Farra dos Loucos". Até os padres se misturavam a essas celebrações em que os adoradores elegiam jocosamente um "Papa dos Loucos", num claro insulto a Sua Santidade. Devia ser um grande espetáculo. "Em pleno serviço divino mascarados grotescos, fantasiados de mulher, leão ou palhaço, executavam as suas danças, entoavam canções indecentes no coro, comiam petiscos gordurosos num canto do altar perto do padre que celebrava a missa, jogavam dados, queimavam um incenso fedorento feito de couro de sapatos velhos e ensaiavam correrias por toda a igreja."[39]

É difícil imaginar tais desmandos num templo hoje em dia. Contudo, os velhos reclamos subsistem, evidenciados pela epidemia de comportamentos indecorosos no clero – relações sexuais ilícitas, abuso de crianças, etc. É o caso até de nos perguntarmos se o clero não andaria melhor reconhecendo os seus vícios e encontrando maneiras de expressá-los. A Farra dos Loucos deveria ser restabelecida? Jung advertia que, se não quisermos ser acossados por impulsos proibidos originários do inconsciente, precisamos aceitar o que somos, por pior que seja. Como dizia o filósofo Ken Wilber, ou tomamos consciência de nossa sombra ou tomamos cuidado com ela. A idéia de "coisas sujas" é enfaticamente exemplificada no cristianismo: Jesus nasce numa humilde estrebaria em meio a animais malcheirosos e confraterniza-se com gente imunda das margens da sociedade, como pescadores rudes e prostitutas.

O malandro

O valor da poluição aparece também nos mitos do malandro, encontrados no mundo inteiro. O malandro tem destaque sobretudo no folclore dos nativos norte-americanos, onde aparece como coiote, corvo, lebre ou aranha. É um traquinas meio humano, meio divino, dado à glutonaria e à libertinagem. Inimigo da teoria dos germes, gosta de sujeira e promiscuidade. Jung, que estudou a fundo o problema, acreditava que os costumes irreverentes nas igrejas européias da Idade Média, vistos acima, lembram paralelamente os mitos do malandro.[40]

Também se observa um paralelo entre o malandro e o curador em diversas tradições terapêuticas. Segundo essas crenças, não convém ao curador ser limpo demais ou perfeito, pois isso o separaria daqueles a quem serve. Como diz Eugene Taylor, de Harvard: "O *curandero*, ao final da cerimônia do transe, fuma um cigarro. O propósito é voltar a si, sujar-se para remergulhar no mundo dos outros."[41] A advertência contra a perfeição excessiva aparece igualmente na mitologia grega, na pessoa do "curador ferido" cujas imperfeições, paradoxalmente, o tornam mais poderoso.

Doença: aceitemos a nossa sujeira

A escritora Kat Duff fez um vigoroso relato de seu longo convívio com a fadiga crônica e a síndrome da imunodeficiência no livro *The Alchemy of Illness*. Durante anos, ela sofreu de febres intermitentes, incapacitação, dores musculares, fraqueza extrema e lapsos de memória. A certa altura da doença, mergulhou tão fundo no desespero que não logrou mais sair. Odiava a vida e tratava mal os amigos. Sentia-se "pequena, suja, maculada", lembra ela. Por fim, "resolveu parar de queixar-se e aceitar a própria sujeira". Foi grande a mudança. Passou a receber orientação em sonhos, inclusive a visão de que devia praticar a sua fé e orar diariamente. Um sonho aconselhou-a a reservar um lugar para a sua "matilha de cães negros [...] desespero, inveja e ódio [...] aos pés da cama".⁴² Um antidepressivo também ajudou.

Aceitando a própria sujeira, Duff reverenciava um princípio da filosofia alquímica segundo o qual todas as coisas se relacionam a seus opostos e a cura provém da integração dos elementos variados da experiência. Após a recuperação, ela se perguntou por que semelhante princípio não é mais amplamente conhecido. Acredita que as pessoas não discutem esse lado da doença após a cura porque, com o tempo, retomam o seu lugar entre os saudáveis e ou esquecem ou reprimem o valor de acatar o lado escuro de serem doentes. Ao melhorar, só o que queremos é deixar para trás essas experiências e seguir em frente. E quem entre os saudáveis gostaria, afinal, de ouvir tais relatos? Assim, a lição de aceitar a própria sujeira durante a doença nunca é transmitida e precisa sempre ser redescoberta.⁴³

No entanto, "Só as pessoas que desceram fundo podem ser realmente humanas", enfatizava Jung.⁴⁴ Mas chegar ao fundo é tornar-se ainda mais sujo, pois é lá que se deposita o lodo. Duff, porém, descobriu que também é lá que se acha a libertação. Só quando ela alcançou o fundo é que a sua sujeira se modificou, iniciando-se a cura.

Essa conversa, temo eu, não agrada muito nos dias de hoje. Por toda parte se privilegiam os atos de "assumir o controle", "exercitar a auto-responsabilidade" e "criar a própria realidade", não os de aceitar a sujeira e enfrentar o lado sombrio da doença. A ânsia de contemplar apenas o lado brilhante permeia a nossa cultura em geral. "Os americanos não gostam de tragédia", diz a escritora Martha Bayles. "Por mais grave e complicado que seja um problema, forçamos os nossos cientistas sociais a dar-lhe um nome, dissecá-lo e explicar como resolvê-lo. Depois, exigimos que a mídia publique o método e logo aparece um número de telefone grátis a ser discado como alternativa para o desespero."⁴⁵

Há, em todos, a tendência não apenas de rejeitar a sujeira, mas também de censurá-la nos outros. Isso pode levar a problemas desastrosos nas relações humanas. Se não tolerarmos em nossos semelhantes aquilo que consideramos idéias e comportamentos sujos, sem dúvida procuraremos impor-lhes os nossos padrões pessoais de "limpeza" – a nossa ética, moral, religião, mesmo crenças próprias sobre cuidados de saúde.

Se quisermos conviver pacificamente, teremos de reconhecer a sujeira que existe em nós e nos outros. E, ao roçar em alguém cuja imundície desaprovamos, não devemos nos preocupar muito em ser contaminados por ele. Como disse Diógenes, o Cínico, no século IV a. C.: "Também o sol penetra nas latrinas, mas não é enxovalhado por elas."[46]

Um dia, estando eu de plantão na ala de emergência de um hospital, chegou uma ambulância trazendo um homem que se suicidara. Era diabético e injetara em si mesmo, por via intravenosa, uma superdose de insulina na dobra do cotovelo. Ao lado do corpo, os paramédicos haviam encontrado um frasco de álcool e uma mecha de algodão, com os quais ele esterilizara o local da picada antes de se matar. Mesmo sabendo que ia morrer, não quis correr o risco de contrair uma infecção. Essa lembrança permaneceu comigo durante anos, exemplificando até que ponto os nossos medos da falta de asseio nos perseguem até o túmulo.

Clínicas, hospitais e consultórios médicos reforçam as nossas preocupações. O que vemos ali são tampos de mesas e vidros faiscantes, com soluções estéreis e cristalinas, e instrumentos cirúrgicos de aço imaculado. Todos os hospitais recendem a anti-séptico, talismã invisível contra as infecções. Ora, a esterilização é apenas parte da equação da cura. Como vimos, acumulam-se os indícios em prol do valor da sujeira e da falta de asseio, sobretudo em nossos primeiros anos de vida, quando o nosso sistema imunológico está se formando. Em conseqüência desses achados, a saúde passou a lembrar um ímã, que exige um pólo positivo e um pólo negativo para funcionar.

Em cidades do mundo inteiro, deparamos com estátuas que homenageiam a contribuição de pessoas que guerrearam com êxito as infecções e a sujeira – Pasteur, Nightingale, Lister, Koch, Fleming, Salk e muitos outros. Não se vê, porém, em parte alguma, uma simples placa agradecendo as contribuições que uma bactéria, um fungo, um vírus ou um modesto punhado de sujeira dão ao nosso sistema imunológico – contribuições sem as quais *nenhum* de nós estaria vivo.

Nos primeiros anos de casamento de meus avós maternos, vovô, que era fazendeiro, viajou de sua casa no centro do Texas para o sul do Estado em busca de oportunidades na agricultura. No curso de suas andanças, visitou o México. Quando regressou, trouxe para vovó um presente – uma garrafinha translúcida contendo algo precioso, cujo valor ambos souberam apreciar: *terra* coletada numa fazenda mexicana.

Quando criança, eu não compreendia por que vovô escolhera semelhante presente. Ele morreu antes de meu nascimento, por isso não tive oportunidade de perguntar-lhe o motivo. Mas era fascinado pela garrafinha e não me cansava de virá-la de cabeça para baixo a fim de ver a terra arenosa escorrer de alto a baixo, como numa ampulheta. Havia magia naquilo. A sujeira me punha em transe.

A terra significava para os meus avós e pais mais do que simplesmente um meio onde se podia plantar, embora provavelmente considerassem essa visão exagerada e ficassem embaraçados caso me ouvissem falar assim. Embora não fossem fazendeiros realistas, o sangue lhes sussurrava o valor da terra em todos os seus matizes – físico, psicológico, espiritual. Esse tipo de conhecimento era então comum. Por causa de nossa paranóia frente à sujeira e à falta de asseio, perdemos tal consciência, que não pode ser substituída por todos os antibióticos e anti-sépticos deste mundo.

Seremos capazes de pôr de lado os nossos melindres e assinar uma trégua com a sujeira? Conseguiremos reservar um lugar para o vil, o humilde, o imundo? Nesse caso, talvez descubramos que quem se beneficia não é apenas o nosso sistema imunológico. A visão mais abrangente do "sujo" pode traduzir-se em uma preocupação maior com os infelizes que lutaram nas margens da sociedade em todos os países do mundo, inclusive o nosso.

Essa mudança de ênfase não exige conhecimento novo e sim recordação. Num nível mais profundo, sabemos do valor da sujeira – o grão de areia que estimula a ostra a produzir a pérola magnífica, a poeira que embeleza o pôr-do-sol e até o maldito gato no poço!

~ 6 ~

MÚSICA

*O pássaro não canta porque tem uma resposta.
Canta porque tem uma canção.*
— PROVÉRBIO CHINÊS

O sexo ocupa mais a Internet que qualquer outro item – 185 milhões de sites, segundo a minha mais recente pesquisa no Google –, mas a música não está muito atrás. Isso reflete o fato de que sexo e música são duas das mais poderosas influências conhecidas sobre o comportamento humano – tão poderosas que instituições e governos sempre procuraram regulamentá-las.

Na *República*, Platão enfatiza dois fatores, a ginástica e a música, como essenciais para educar meninos de modo a transformá-los no tipo de adultos capazes de constituir a base de uma sociedade ideal. Mas ele percebeu que a música pode ser perigosa. "Quando um homem se abandona à música, começa a amolecer e a liquefazer-se", disse. Por isso, nem todas as formas de música são convenientes, apenas as executadas segundo os respeitáveis modos dórico e frígio. Se os meninos ouvissem as formas lídia ou jônica,[1] poderiam corromper-se, pois essa música era "tranqüilizante, acalentadora e própria para a bebedeira". Platão a achava "inconveniente até para as mulheres que queiram preservar a decência". Sócrates concordava. Queria banir a maioria dos modos ou escalas musicais porque, "mais do que qualquer outra coisa, o ritmo e a harmonia penetram no fundo da alma e a subjugam, disseminando a graça que encerram, quando a pessoa foi corretamente adestrada, mas de outro modo produzindo efeito contrário".[2]

Os gregos também se preocupavam com as conseqüências da música para o Estado. Damon de Atenas assim exprimia as suas inquietações: "Os modos musicais estão por toda parte modificados, sem que se observem alterações correspondentes nas leis mais importantes da cidade."[3] A ansiedade dos gregos frente aos perigos da música teve uma longa história. Líderes políticos continuam a denunciar o poder que a música tem de alienar os cidadãos e interferir no bom andamento do governo.

Considere-se o regime talibã, grupo de ex-estudantes de teologia que chegaram ao poder depois da saída dos soviéticos do Afeganistão, em 1989. Eles odiavam a alegria e queriam por força proibi-la. Praticamente todas as formas de recreação que alegrassem mulheres, crianças e homens afegãos – filmes, fotografia, dança, até soltar pipas – passaram a ser ilegais. Sapatos femininos que rangiam foram banidos: tais sons podiam ser sedutores. Homens truculentos do Ministério para a Promoção da Virtude e Prevenção do Vício patrulhavam as ruas de Cabul à cata de deslizes, espancando e às vezes executando os infratores.

Ouvir música era considerado ato particularmente sinistro. Os talibãs organizaram esquadrões para descobrir e destruir instrumentos musicais ou aparelhos de som, queimando-os em fogueiras públicas. Como advertência, postes estrategicamente fincados exibiam fitas e filmes agitando-se ao vento. Músicos surpreendidos tocando eram surrados com os seus próprios instrumentos e metidos na cadeia por até quarenta dias. Os talibãs clamavam que o Profeta recomendara às pessoas não ouvirem música, do contrário chumbo derretido lhes seria derramado nos ouvidos no Dia do Juízo. Ficavam isentos hinos religiosos e patrióticos, desde que sem acompanhamento instrumental; a rádio estatal Shariat os executava sem parar. Os arquivos de canções folclóricas afegãs da Rádio de Cabul foram requisitados e destruídos.

Os talibãs não eram nem um pouco originais. Como disse o jornalista Richard Taruskin: "Todos os inimigos da música, como os talibãs, temem o seu poder sobre a alma. Estão absolutamente certos."[4] Por isso o aiatolá

Ruhollah Khomeini baniu a música da rádio e da televisão iranianas em 1979, comparando os seus efeitos aos do ópio: "Ela entorpecia os ouvintes tornando os seus cérebros preguiçosos, frívolos."⁵

Observam-se sanções severas à música onde quer que se instalem regimes repressores. A jornalista Nadya Labi relata: "No Sudão, os músicos não podem tocar depois do anoitecer; na Nigéria, que segue as leis islâmicas, um músico foi há pouco aprisionado por cantar [...] no Paquistão, lojistas vendem fitas cassette no mercado negro, músicos escondem os seus instrumentos para apanhá-los depois e motoristas vão para áreas remotas a fim de ouvir as suas músicas."

Por que essa fobia à música por parte dos governos de países em desenvolvimento? "Em boa parte do Terceiro Mundo, muitas pessoas não sabem ler nem escrever", observa Marie Korpe, diretora-executiva do Freemuse, um grupo dinamarquês que monitora a censura à música. "Elas ouvem rádio, gostam de música. É esta que lhes toca o coração e a alma."⁶

As religiões ocidentais também se insurgiram contra a música por muito tempo.⁷ Ela podia distrair as pessoas de assuntos mais importantes, como os teológicos. Como disse Alexander Pope em 1711, no *An Essay on Criticism* [*Ensaio sobre a Crítica*], "[...] A Igreja tem de ser restaurada/Não na doutrina, mas na música ali tocada".⁸ Santo Agostinho lamentava, no século IV d.C., que em conseqüência das melodias que escutava na igreja houvesse se tornado "um problema para mim mesmo". Aterrado pela conexão entre música e sexo, João de Salisbury resmungava no século XII que a música envolvente cantada na catedral de Notre Dame, em Paris, podia "mais facilmente provocar coceira entre as pernas que devoção nos miolos". Livros contendo "cantilenas papistas" eram zelosamente incinerados na Inglaterra e na Suíça por reformadores protestantes. Mais tarde, instrumentos musicais foram queimados pelo patriarca ortodoxo de Moscou porque, a seu ver, induziam ao paganismo. Às vezes, o medo da música está associado ao medo das mulheres, escreve Taruskin.⁹ São João Crisóstomo, pai da Igreja

Ortodoxa Grega, advertia que durante a celebração de casamentos "danças, címbalos e flautas, bem como palavras e canções indecentes brotadas dos lábios de moças despudoradas" eram um veículo para "todo o lixo acumulado por Satanás".

Nos Estados Unidos, o debate público em torno da censura à música e às artes oscila entre extremos. Alguns advogam um "vale tudo" pelo qual músicos e artistas gozem da mais completa liberdade. Outros recomendam censura federal e estadual para proteger a moralidade e a sensibilidade dos cidadãos, baseada quase sempre numa interpretação religiosa do certo e do errado, do bem e do mal.

Se você duvida do poder da música de influenciar mentes, observe como os direitistas a usam hoje. Um exemplo é a Resistance Records, a maior fornecedora mundial de música *hate-core*.[10] Entre os seus artistas estão a banda de rock RaHoWa – abreviatura de Racial Holy War [Guerra Santa Racial] – cuja canção *When America Goes Down* inclui o verso "a cor de nossa pele [se tornará] o nosso uniforme de batalha". A Resistance também divulgou Centurion e sua canção *Fourteen Words* (as catorze palavras são, segundo informa a capa do CD, "Nós Devemos Garantir a Existência de Nossa Raça e um Futuro para Crianças Brancas"). *Born to Hate*, da Nordic Thunder, é igualmente avassaladora.

O dono da Resistance Records é William Pierce, de 67 anos, talvez o principal neonazista dos Estados Unidos e chefe da National Alliance, que defende a supremacia branca. Pierce escreveu *The Turner Diaries*, que talvez tenha inspirado o terrorista nativo Timothy McVeigh. Pierce sabe bem que a exposição crônica a certos tipos de música pode perfeitamente convencer cidadãos dóceis a questionar a sabedoria de governos e religiões que tentam arbitrar suas vidas. E é justamente isso o que as instituições sempre temeram mais na música e na arte – não a degradação de nossa moral, conforme alegam, mas a capacidade da música e da arte de apontar para uma realidade que transcende o poder de qualquer governo ou religião.

Terapia das canções natalinas

A força da música pode ser impressionante. Às vezes, ela parece quase capaz de levantar os mortos ou pelo menos os moribundos.

Considere-se o caso de Gerry McGlinchey, de 66 anos, que sofreu hemorragia cerebral ao mergulhar numa piscina em Chipre, em setembro de 1999. Após cinco semanas em coma, foi mandado para o Hospital Universitário de Aintree, Lancashire, onde só conseguia responder "sim" ou "não" às perguntas. As coisas mudaram abruptamente a 21 de dezembro, quando um coral voluntário visitou o hospital para cantar músicas natalinas. Logo que entoaram "Hark! The Herald Angels Sing" [Ouçam! Cantam os Anjos da Visitação], McGlinchey de repente começou a acompanhá-los, para espanto dos parentes. Em seguida, com entusiasmo e boa pronúncia, cantou "God Rest Ye, Merry Gentlemen" [Deus Esteja Convosco, Joviais Senhores], "The First Noel" [O Primeiro Natal] e "We Wish You a Merry Christmas" [Nós Lhe Desejamos um Feliz Natal].[11]

Pela mesma época, Shawn Culle, professor primário de 27 anos, jazia inconsciente no Basildon General Hospital de Tilbury, Essex, atacado de meningite. Eis que quinze garotos da Escola Primária de St. Mary, onde o paciente lecionava, apareceram e cantaram canções de Natal para ele. A partir do instante em que abriram a boca, Culle começou a agitar-se, a virar-se e a tentar remover o tubo endotraqueal. As enfermeiras puseram-se a chorar. Pouco depois, ele se via livre dos aparelhos e em duas semanas estava curado.[12]

David Aldridge, catedrático de pesquisa qualitativa em medicina na Universidade de Witten Herdecke em Witten, Alemanha, relata outros casos nos quais pacientes comatosos em unidades de terapia intensiva recobraram a consciência quando um terapeuta musical lhes cantou suavemente algumas canções.[13]

Cantigas de ninar

No mundo inteiro as mães entoam cantigas de ninar para seus filhos e alguns dados de pesquisa revelam que os benefícios podem ser impressionantes, sobretudo para prematuros.[14, 15, 16, 17, 18, 19]

Antes da 34ª semana de gravidez, os bebês não estão neurologicamente maduros para dominar o ritmo do "sugar-engolir-respirar" exigido pela amamentação. Jayne M. Standley, diretora do Centro de Pesquisa Musical da Universidade Estadual da Flórida em Tallahassee, inventou com os seus colegas uma chupeta sensível à pressão ligada a um toca-fitas que recompensa a sucção enérgica com uma cantina de ninar interpretada por uma mulher.[20] Quando o bebê parava de sugar, a cantiga se interrompia. As crianças aprendiam a técnica em questão de minutos. As adestradas com o PAL (*Pacifier Activated Lullaby*, Cantiga de Ninar Ativada por Chupeta) sugavam 2,4 vezes mais rápido que as privadas de incentivo musical. Depois de apenas quinze minutos de treinamento com música, um dos bebês esgotou uma garrafa cheia de leite. Standley e colegas ficaram estupefatos. "Pensávamos que era a nossa imaginação. A resposta foi surpreendente demais." Pesquisas de campo de um tipo comercial da chupeta musical estão sendo conduzidas pela Ohmed Medical em Colúmbia, Maryland.

Cantarolar

Cantarolar também pode ser bom. Anestesiologistas do famoso Instituto Karolinska de Estocolmo descobriram que, quando as pessoas cantarolam, as ondas sonoras oscilantes reverberam pelos seios da face que rodeiam o nariz e os olhos. Essas vibrações limpam as cavidades sinusais retirando-lhes as secreções e aumentando entre elas o fluxo de ar. A pesquisa indica que cantarolar pode ser útil na prevenção ou tratamento da congestão dos seios da face, comuns no resfriado e na sinusite.[21]

Essas cavidades são grandes produtoras de óxido nítrico (NO), gás constituído por diversas células animais e vegetais. A do óxido nítrico é uma molécula pequena, reativa e altamente solúvel que passa facilmente através da membrana celular e age como um sinal biológico. Nos mamíferos, o NO ajuda a manter a pressão sanguínea ao dilatar os vasos, estimula o sistema imunológico contra os invasores e melhora a ereção peniana (o Viagra age bloqueando uma enzima que metaboliza o NO). O NO afeta também a comunicação entre os neurônios no cérebro e provavelmente contribui para a fixação de lembranças.[22] Quando os pesquisadores do Karolinska examinaram o nível de NO nos seios paranasais de indivíduos saudáveis, descobriram que ele aumenta quinze vezes durante o ato de cantarolar, em comparação com o de respirar silenciosamente.[23]

Terão os cantaroladores memória melhor que os não-cantaroladores? Apresentarão incidência menor de resfriados e sinusites ou se livrarão deles mais depressa? Ao cantarolar, alguns sons serão mais eficazes que outros? O ato de cantarolar enriquecerá a vida sexual das pessoas por produzir mais óxido nítrico? Essas perguntas aguardam novos estudos e qualquer pesquisador interessado em progredir na carreira deveria considerá-las.

Talvez o som mais cantado do mundo seja *om*, a palavra sagrada das tradições meditativas indianas. Afora ele, o canto gregoriano e outros de cunho eclesiástico brotam há séculos de mosteiros por toda a Europa. Cantar e cantarolar, nessas tradições, nada tem a ver com a desobstrução dos seios da face ou qualquer outro aspecto da saúde física, é claro; trata-se de exercícios espirituais e caminhos para o plano divino.[24]

No entanto, mergulhar nas próprias vibrações sônicas *produz* efeitos terapêuticos. Pesquisadores da UCLA descobriram que, quando pacientes esquizofrênicos emitiam o som de *mmmm*, experimentavam uma redução de 60% nas alucinações auditivas.[25, 26] Não faltam relatos clínicos nos quais pessoas coléricas, esgotadas e cronicamente deprimidas reencontram o equilíbrio e o repouso interiores ao cantarolar, cantar e trautear.[27] Até sintomas físicos podem desaparecer. Quando Marilyn Utz, de Santa Mônica, Califórnia, voltou para casa com dor de cabeça após um dia de trabalho, resolveu esquecer os analgésicos e cantarolar. Emitindo repetidamente um som arrastado de *ouuu*, podia sentir a voz vibrar por toda a caixa craniana. Continuou; os seios da face se dilataram e desobstruíram, ela caiu numa meditação tranqüila e logo a dor desapareceu.[28, 29]

Ronronar

O efeito tranqüilizante das cantigas de ninar e do cantarolar lembra a maneira como outras espécies respondem a sons suaves. Os gatos, por exemplo. Cientistas do Fauna Communication Research Institute, da Carolina do Norte, descobriram que o ronronar de certos felinos – gatos domésticos, pumas, jaguatiricas, lobos-cervais, leopardos e caracais – incide nas freqüências entre 20 e 50 hertz (ciclos por segundo).[30] Sabe-se que, quando ossos humanos são expostos a freqüências desse nível, tendem a crescer e a adensar-se, ficando mais fortes. Assim, os cientistas do Fauna acham que os gatos talvez ronronem porque isso ajuda os seus ossos e tecidos a curar-se e fortalecer-se – o que explicaria a lenda de eles terem "sete vidas". A dra. Elizabeth von Muggenthaler, presidente do instituto, diz: "Estamos começando a desvendar um mistério de três mil anos em torno dos motivos pelos quais os gatos ronronam. A próxima fase será explicar o mecanismo do processo."

Algumas pessoas não acreditam que ronronar ajude os gatos a recuperar-se de traumas. Ressaltam que os cães não ronronam, mas ainda assim se curam de ferimentos numa taxa expressiva. Em outro estudo no Animal Medical Center, 80 de 81 cães com de um a seis episódios traumáticos se recuperaram.[31] Portanto, ronronar não explica de todo as sete vidas dos gatos.

O dr. David Purdue, especialista em doenças metabólicas dos ossos na Universidade Hull da Inglaterra, afirma que, se ronronar evita a dissolução do cálcio e o enfraquecimento do esqueleto nos gatos, é possível vislumbrar um tratamento que empregue esses sons para ajudar a combater a osteoporose nos idosos.³² Será que semelhante terapia já não existe? Acaso os idosos que adoram pôr no colo gatos ronronantes não apresentam menor incidência de osteoporose e fraturas de quadril que os seus conterrâneos sem tais bichinhos?

Música profunda

Há cerca de dois mil anos, Gregório de Nissa pontificou: "Se o arranjo do todo é uma espécie de harmonia musical [...] pode-se discernir na natureza humana a música inteira do universo."³³ Se Gregório pressentia música no macrocosmo, um número cada vez maior de cientistas vislumbra indícios dela no microcosmo – inclusive no DNA humano. O físico pesquisador Lewis Thomas esclareceu: "Somos uma manifestação espetacular, esplêndida da vida. Temos linguagem. [...] Temos afetos. Temos genes úteis. [...] Por fim, melhor talvez que tudo, temos música."³⁴ Examinemos por que alguns pioneiros da ciência levaram a sério a antiga idéia de que existe em nossos genes uma musicalidade inata.

Susumo Ohno. "O Sr. Ohno decifrou um novo código genético. Quando esse geneticista de 58 anos [...] traduziu genes em música – e música em genes – uma coisa surpreendente e maravilhosa aconteceu. A saber: o oncógeno SARS, gene maligno descoberto primeiro em galinhas, também provoca câncer em humanos. Quando Ohno musicou esse gene, ele soou bem à semelhança da Marcha Fúnebre de Chopin! Uma enzima chamada fosfogliceratoquinase, que fragmenta a glicose [...] no corpo, soou aos ouvidos de Ohno como uma cantiga de ninar."³⁵ O divulgador científico William R. Corliss descreve assim o trabalho do falecido Susumo Ohno, destacado pesquisador do Beckman Research Institute do City of Hope National Medical Center em Duarte, Califórnia.

Ohno foi o primeiro cientista que, no início dos anos 1980, animou-se a explorar a musicalidade da estrutura dos genes atribuindo-lhes notas musicais conforme os seus pesos moleculares. O seu objetivo era descobrir um padrão básico – uma melodia? – que governa a vida como um todo. O trabalho dele inspirou inúmeras investigações semelhantes sobre a musicalidade intrínseca de várias estruturas naturais.

Quando, pela primeira vez, tomei conhecimento dos trabalhos do professor Ohno com "música genética", no começo da década de 1990, escrevi-lhe e expressei-lhe a minha admiração pelo seu empenho. Ele, muito gentilmente, enviou-me uma fita da música, executada por sua esposa Midori, musicista profissional. A melodia era encantadora, tanto quanto a idéia de que eu estava ouvindo sons realmente codificados no DNA humano.

Algumas semanas depois, fui convidado a dar uma palestra para pessoas com AIDS. Na época, o tratamento dessa doença era espantosamente inadequado. Os pacientes viam o próprio corpo como infectado, deteriorado, pútrido, sem qualquer esperança de cura. Resolvi tocar para eles a música do DNA do professor Ohno, na esperança de lhes dar uma imagem menos grotesca do próprio corpo. Depois que o público fez um silêncio meditativo, a música começou a soar. Uma passagem lembrava de perto Chopin, outra Bach, outra ainda Händel. Algumas partes eram alegres, outras solenes, mas todas bonitas. Logo algumas pessoas começaram a chorar. Finda a audição, pediram bis. Ao término desse miniconcerto, todos na platéia já imaginavam o seu corpo de maneira diversa e poucos olhos estavam secos.

Linda Long. Outros cientistas retomaram o trabalho do professor Ohno e levaram-no adiante. Entre eles Linda Long, bioquímica, musicista profissional, compositora e pesquisadora assistente de medicina complementar na Universidade de Exeter, Inglaterra. Linda se sente também à vontade em medicina natural, homeopatia e terapia musical. O seu trabalho, associando música e biologia, foi financiado pelo National Endowment for Science, Technology, and the Arts.

Usando cristalografia de raios X, Long consegue definir as posições tridimensionais dos aminoácidos numa molécula de proteína. Esses dados são filtrados e depois mapeados segundo parâmetros musicais como diapasão e amplitude. Não há, no processo, nenhuma atribuição arbitrária de notas musicais. As hélices da proteína soam como arpejos, enquanto outras estruturas assumem outras formas musicais. O trabalho de Long procura não apenas visualizar os traços estruturais da proteína, mas também ouvi-los.

Nem todas as pessoas conhecem biologia molecular, por isso não entendem os complicados modelos visuais e conjuntos de dados que os cientistas usam para descrever as moléculas de proteína do corpo. Mas todas têm ouvidos aguçados para os padrões musicais, pois a música não é limitada por palavras ou esquemas lógicos. Assim, o trabalho de Long abriu uma porta acústica para o mundo misterioso da biologia molecular, no qual agora podem penetrar leigos, crianças e até deficientes visuais. Tudo o que se exige é capacidade para apreciar uma boa melodia.

Na Inglaterra, o trabalho de Long está sendo exibido na "Listen to Your Body" [Ouça o Seu Corpo], uma mostra visual interativa no Explore-at-Bristol, novo centro científico dessa cidade. Os visitantes podem transformar a forma das proteínas de seu corpo em linhas melódicas e seguir a trilha musical do organismo humano. Para mais informações, acesse www.at-bristol.org.uk.

Long também se interessa pela medicina natural e já traduziu em música as proteínas de diversas plantas medicinais. Você poderá ouvir trechos de seqüências musicais derivadas de plantas e seres humanos, ou adquirir um CD deles, pelo site da dra. Long, www.molecularmusic.com.

Susan Alexjander. Há muito tempo sou fã do trabalho da musicista Susan Alexjander.[36] Trabalhando com o biólogo celular David Deamer, da Universidade da Califórnia, ela expôs seções de DNA humano a raios infravermelhos e determinou as diferentes freqüências de cada molécula de DNA. Alexjander e Deamer converteram em seguida as taxas de freqüência luminosa em taxas de som. O resultado foi uma música envolvente e bela, com semitons que lembravam a que associamos à Índia e ao Oriente Médio.

Alexjander mostra-se cautelosa quanto ao significado de sua música de DNA. Por que ela provoca tamanha reação nas pessoas? "Talvez, num nível bem profundo", diz a pesquisadora, "o corpo se reconheça – ouça algo familiar na música. É uma teoria. Eu própria não o sei."[37] Mas o artista que existe em todo explorador da interseção entre música e moléculas o sabe. Pressente que as suas descobertas revelam um outro mundo – não a substância material e morta da ciência clássica, mas uma coisa harmoniosa, melódica, profunda e bela.

A música de DNA de Alexjander está disponível em CD na Science and the Arts, P. O. Box 428, Aptos, CA 95010, ou no site http://www.our-sounduniverse.com.

Mary Anne Clark. Mary Anne Clark, professora de biologia molecular na Universidade Wesleyana do Texas, Fort Worth, também se interessou por música e moléculas.[38] Eis como ela descreve a sua experiência.[39]

> Gosto de ir ao prédio de música, que no meu *campus* é contíguo ao prédio de ciências. Pelas portas das salas de ensaio, ouço fragmentos de mil anos de música escrita [...] Penso que, se eu viajasse para dentro de uma célula viva, ouviria coisa semelhante [...] Toda geração de células, em todo organismo vivo, toca a canção genética de sua espécie. No entanto, se a história da música remonta pelo que sabemos a uns mil anos, a história da música genética vem sendo composta há pelo menos 3,8 bilênios.

O trabalho de Clark pode ser encontrado no site http://mitpress2.mit.edu/e-journals/Leonardo/isast/articles/lifemusic.html.

A música da geometria

Os fractais – do latim *frangere*, "fragmentar" – são formas geométricas que parecem sempre iguais em qualquer nível de ampliação. Nos esquemas fractais, cada estrutura já se encontra em todas as outras. Examine um pedaço de fractal e você terá uma cópia da estrutura inteira. Os fractais são ubíquos e incluem a maioria dos objetos que encontramos no cotidiano. A montanha e as rochas que a compõem são fractais. E também a árvore, os seus galhos, ramos, folhas, nervuras, raízes e radículas. Nuvens, rios, praias, ritmo cardíaco, nevascas e distribuição de galáxias no espaço são fractais. Quando os fractais passam matematicamente para a tela do computador, estranhas imagens psicodélicas aparecem, às vezes de incomparável beleza. Como diz o editor de ciência da BBC David Whitehouse, "Os fractais se tornaram símbolo do profundo mistério dos números e da estranheza da ordem que emerge do caos".[40]

Pode a música estar oculta nos fractais? Quando o compositor britânico Phil Thompson traduziu fractais em música, ficou "com um pouco de medo" ao ouvir o resultado. "O que saía dos alto-falantes não era barulho, era música reconhecível."[41] Isso não chegou a surpreender Ian Stewart, professor de matemática da Universidade de Warwick e co-autor de *The Collapse of Chaos: Discovering Simplicity in a Complex World*.[42] Observa ele: "A música apresenta determinada estrutura da qual a nossa mente parece gostar. São necessários um tema e variações. Por coincidência, ou talvez não, a matemática dos fractais é assim também."[43] O público reagiu bem à "matemática" da música de Thompson. Quando trechos de seu CD "Organised Chaos" foram tocados na BBC Radio 4, em 1997, a resposta dos ouvintes foi sem precedentes. A música fractal de Thompson está disponível no site http://artists.mp3s.com/artists/54/organised_chaos.html.

Whitehouse acredita que respondamos à música fractal em virtude da história da nossa espécie. Diz ele: "Ao longo da evolução, estivemos rodeados de fractais sob a forma de rumores de cachoeiras, farfalhar de ervas e ruídos do nosso próprio corpo [...] Explicará isso a sensação de reconhecimento que nos assalta quando ouvimos música fractal?"[44]

O campo da música fractal é imenso; existem mais de 75.000 sites dessa categoria na Internet. Terapeutas alternativos como Aleia N. O'Reilly, Robert

J. McCarter e Steve D'Annunzio produziram um vídeo de sucesso, "Light Tones: A Journey of Color, Music, and Fractal Imagery", disponível em www.LittleHummingbird.com. A musicista Patricia Mason oferece uma grande variedade de composições fractais em http://usersI.ee.net/pmason/music2.html.

Música na natureza

Viajo muito e às vezes tenho dificuldade em dormir em hotéis. Durante anos, levei comigo um aparelho que toca continuamente uma fita com sons reais de um regato de montanha. O som musical de águas correntes evoca imagens de momentos felizes em escaladas de colinas com mochila às costas ou pescarias com Barbara e amigos. Esse foi o melhor auxiliar do sono que jamais descobri.

Jim Nollman é um naturalista e escritor fascinado pela música que a natureza produz.[45] Certa feita conheceu um homem no rio Kings, em Sierra Nevada, que lhe disse que certos regatos contêm todas as canções já cantadas. Embora Nollman achasse isso um exagero, começou a estudar a estética da música dos regatos. "A largura e a profundidade de uma corrente, a sua taxa de fluxo e o seu ângulo de descida determinam pela maior parte o potencial musical dessa corrente", disse ele. "Fluxos lentos são muito silenciosos [...] Os regatos mais musicais têm de cinqüenta centímetros a um metro e meio de largura e às vezes se localizam um pouco acima ou abaixo de campinas alpinas, onde a terra é suficientemente inclinada para produzir pequenas cachoeiras. Simples filetes escorrendo da borda de um rochedo para poços profundos geralmente apresentam os timbres mais agradáveis." Nollman acha que os tons mais aprazíveis ecoam logo depois do pôr-do-sol, quando a atmosfera refresca e o vapor se condensa no fundo dos vales, realçando os tons baixos silenciados pelo calor do dia.

O regato mais musical que Nollman descobriu é o Wright, a poucos quilômetros a sudoeste do monte Whitney, na Califórnia. Quando da primeira noite que ele acampou ali, ouviu uma voz profunda de barítono brotando da corrente e cantando a "Canção do Toureiro". Ficou tão encantado que resolveu passar mais uma noite no local. Na segunda noite, ouviu uma voz que parecia a de Elvis entoando uma balada que ele não conhecia. (Essas personificações de Elvis estão por toda parte.)

Nollman diz de sua experiência: "Concluí que alguns dos sons mais antigos da humanidade foram aprendidos por nossos ancestrais remotos às margens de regatos musicais – música que ouviam emanar das quedas-d'água e atribuíam às fadas, esses espíritos aquáticos que se ocultavam nas grotas durante o dia e saíam depois do crepúsculo para cantar a noite inteira. Sem dúvida, um dos ouvintes captou o tom e transmitiu-o ao resto da tribo. As pessoas podem ter dado a certos regatos nomes de fadas. E quando a sua progênie voltou à mesma ribanceira cem anos mais tarde, o mapa melódico da tribo, traçado nas montanhas, sugeriu-lhes identificar na mesma canção da fada um tom que já sabiam de cor."[46]

Sons musicais também brotam de alguns dos lugares mais áridos do planeta, como o Saara e pelo menos trinta outros sítios igualmente desérticos.[47] Os relatos mais antigos de "música do deserto" provêem da literatura chinesa do século IX. Marco Polo ficou cativado por esses ruídos ao atravessar o deserto de Gobi, no século XIII, e atribuiu-os ao espírito do deserto. Os sons variam: cânticos, murmúrios, ribombos, bramidos, clarinadas e outros foram descritos. A pesquisa indica que tais sons são provocados por partículas de areia rolando das dunas. "Os ruídos cascateantes funcionam como a membrana de um alto-falante a vibrar numa freqüência capaz de gerar sons audíveis", explica o pesquisador Bruno Andreotti, da Universidade de Paris.[48] A estrutura interna das dunas talvez desempenhe também a sua parte. A área dura e compacta logo abaixo da superfície pode vibrar como a caixa de som de um instrumento musical, amplificando as freqüências geradas pela areia que rola.

Como acalmar o cirurgião interno

Embora inúmeros estudos mostrem que a música pode acalmar os pacientes na mesa de cirurgia, que dizer dos cirurgiões que os operam? Os psicólogos Karen Allen e Jim Blascovich, da Universidade Estadual de Nova York, Buffalo, foram os primeiros pesquisadores a estudar essa questão.[49] Os seus estudos foram publicados em 1994 no *Journal of the American Medical Association*. O experimento contou com cinqüenta cirurgiões voluntários, do sexo masculino e com idade entre 31 e 61 anos (média de idade, 52). Todos se declararam entusiastas musicais e habituados a ouvir música durante as cirurgias. Foram examinados num laboratório à prova de som sob três condições – ouvindo uma peça que haviam selecionado, ouvindo música selecionada pelos pesquisadores (Cânone em Ré, de Pachelbel) e não ouvindo música nenhuma. Sob cada condição, foram obrigados a executar uma tarefa mental que se sabe estressante – a contagem regressiva, em voz alta e o mais rápido possível, subtraindo 13, 23, 27, 43 ou 47, serialmente, de um número de cinco dígitos. Durante todas as sessões, mediram-se a sua pulsação, pressão sanguínea sistólica e diastólica, e condutividade epidérmica, que indicam os níveis de stress na atividade autônoma. A velocidade e a exatidão com que cumpriam a sua tarefa mental também foram medidas sob as três condições. Resultados: a pulsação e a pressão sanguínea eram bem menores, a velocidade e a exatidão bem maiores, durante a tarefa, quando os cirurgiões ouviam música por eles mesmos selecionada e não a selecionada pelos pesquisadores ou nenhuma. Os cinqüenta cirurgiões escolheram cinqüenta peças diferentes de música, todas instrumentais – 46 clássicas, duas de jazz e duas do folclore irlandês. O tipo de música não importava; a chave era a auto-seleção.

Esse estudo revela um dado freqüente: em se tratando dos efeitos da música sobre o corpo, não existem evidências conclusivas. A música que tranqüiliza uma pessoa pode transtornar outra.

Os pesquisadores concluíram: "Em 1889, Nietzsche escreveu 'Sem música, a vida seria um equívoco'.[50] Decorrido um século, os nossos dados nos obrigam a perguntar se, sem música, a cirurgia não seria um equívoco também."

Cérebros doentes reagem

É de se esperar que os cirurgiões possuam cérebros normais. Mas poderá a música acalmar pessoas cujos cérebros são anormais?

O dr. Ardash Kumar, professor-associado do Departamento de Psiquiatria e Ciências Comportamentais da Faculdade de Medicina da Universidade de Miami, realizou com seus colegas o primeiro experimento sobre o impacto da música em pacientes com o mal de Alzheimer.[51] Reunindo vinte deles, do sexo masculino, no Miami Veterans Administration Medical Center, expôs esses pacientes a sessões de trinta a quarenta minutos de música terapêutica cinco vezes por semana, durante quatro semanas.

As sessões incluíam canções acompanhadas ao teclado e ao violão pelos terapeutas musicais. Os pacientes eram convidados não apenas a cantar, mas também a tocar instrumentos, como tambores tangidos por dedos ou baquetas. Os terapeutas organizaram as escolhas de canções dos pacientes, que eram muito variadas. Em um grupo, um paciente gostava apenas de música da Broadway ou de *big band*, outro preferia ópera, outro ainda *spirituals*, ou *country*, ou música folclórica cubana. Os pacientes foram encorajados também a improvisar tons e criar sons musicais em xilofones. Tudo se fez para mantê-los empenhados na produção de música durante as sessões.

À medida que o programa evoluía, impressionantes mudanças comportamentais começaram a ser observadas nos pacientes. Eles já se mostravam mais calmos, mais bem-dispostos. A sua capacidade de cantar e aprender novas canções, seguindo o ritmo e a cadência, melhorou. Estreitou-se a sua interação com os colegas e os terapeutas.

Amostras de sangue foram colhidas antes do início da terapia musical, imediatamente após o encerramento do programa de quatro semanas e seis semanas mais tarde. Viu-se que a concentração de melatonina no sangue aumentara significativamente depois do programa e continuou a aumentar ainda mais durante o acompanhamento de seis semanas. Os níveis de norepinefrina e epinefrina também subiram bastante após a terapia de quatro semanas, mas retornaram à condição anterior seis semanas após o fim do programa. Os níveis de prolactina e serotonina não se alteraram durante o estudo ou o período de acompanhamento.

"A terapia musical pode ser uma alternativa mais segura e eficaz a vários medicamentos psicotrópicos", diz o dr. Kumar.[52] "Como a meditação e o yoga, ela nos ajuda a manter o equilíbrio hormonal e emocional mesmo em períodos de angústia ou doença."

Os pesquisadores ficaram intrigados pelo fato de a melatonina, considerada a molécula mensageira da glândula pineal, ter sido o hormônio mais afetado pela terapia musical. "Já nos tempos antigos", observaram eles, "a glândula pineal era tida como a 'sede da alma', conceito tomado à Grécia clássica e elaborado por Descartes. Místicos e yogues da Índia atribuíram os benefícios espirituais proporcionados pelo yoga e a meditação à estimulação da glândula pineal. A terapia com música pode, pois, contar entre os meios mais eficientes de promover a liberação de melatonina via estimulação da glândula pineal e desobstruir ou restaurar a expressão das conexões emocionais com o nosso eu profundo, quer no estado de saúde, quer no de doença."[53]

Garotas, garotos e música

Tomei aulas de piano quando criança, experiência que guardo com carinho. Na época, porém, mostrava-me um tanto ambivalente, pois aulas de música pareciam mais "coisa de meninas". Elas aprendiam melhor que nós, garotos de cabeça dura e grosseirões. Por isso, em nada me surpreende o fato de pesquisas recentes mostrarem que as fêmeas de pássaros também absorvem música com mais presteza.

Em muitas espécies de pássaros de clima temperado, apenas os machos cantam, mas entre os cardeais do norte tanto as fêmeas quanto os machos tornam-se cantores. O biólogo da Universidade de Yale, Ayako Yamaguchi, criou 26 filhotes em locais separados e os expôs a gravações de pelo menos quarenta canções de cardeais adultos.⁵⁴ Machos e fêmeas começaram a aprender a cantar cerca de três semanas após o nascimento. Embora uns e outros acabassem aprendendo o mesmo número de canções, as fêmeas o conseguiram em um terço do tempo. Precisaram de apenas cinqüenta dias para completar o repertório, após o que o seu período de aprendizagem sensível encerrou-se, enquanto o dos machos se prolongava por cerca de 190 dias.

Por que esse aprendizado mais lento nos machos? Na floresta, uma fase de aprendizagem mais longa significa que os machos continuam absorvendo novas canções mesmo depois de deixar o ninho paterno e aventurar-se em território desconhecido. Yamaguchi sugere que isso talvez ajude os machos a captar os acentos sonoros dos novos vizinhos e preservar os seus próprios nos duelos de canto pelos quais traçam e defendem o seu território.

Como afirma o psiquiatra de Harvard, Gregg D. Jacobs, em seu livro *The Ancestral Mind*, o canto dos pássaros apresenta notáveis paralelos com a música humana.⁵⁵ Os pássaros emitem as mesmas variações rítmicas e combinações de notas que nós, reconhecem e memorizam padrões melódicos, compartilham e transmitem canções de uma geração a outra. Certos pássaros conseguem até tocar instrumentos musicais. Por exemplo, como parte do ritual de corte, o macho da cacatua do norte da Austrália escolhe um ramo de árvore, parte-o e transforma-o numa baqueta. A seguir, segurando-a com uma pata, bate-a contra um tronco oco.⁵⁶

Não apenas os homens se sentem atraídos pelo canto dos pássaros como os pássaros se sentem atraídos pela música que fazemos.⁵⁷, ⁵⁸ Jacobs fala de uma interação entre Mozart e um estorninho, espécie hábil em criar e imitar canções.⁵⁹ Enquanto Mozart estava compondo um concerto para piano em sol maior, o estorninho se pôs a entoar um trecho da obra. "Num caderno de anotações", informa Jacobs, "Mozart registrou a interpretação dada pelo estorninho ao movimento final da peça. Embora muitas das notas da ave fossem iguais às do mestre, ela também improvisara 'com muita beleza', segundo as palavras de Mozart."

Massa cinzenta

Ouvir música clássica torna crianças e adolescentes mais espertos? Em 1993, o físico Gordon Shaw, do UC-Irvine, juntamente com a especialista em desenvolvimento cognitivo e ex-violoncelista concertista Frances Rauscher, tocou os primeiros dez minutos da Sonata para Dois Pianos em Ré Maior, K.448, para um grupo de estudantes universitários.[60] Houve um aumento de oito ou nove pontos nos registros de QI dos estudantes em termos de raciocínio espácio-temporal – a capacidade de visualizar no espaço algo que se desdobra no tempo, como determinar a aparência de um pedaço de papel depois de esticado. Embora o aumento no QI durasse apenas cerca de dez minutos, o "efeito Mozart" acabara de nascer. A mídia se apropriou dele e, quase da noite para o dia, pais de todas as partes dos Estados Unidos se perguntavam se não deveriam expor os filhos à música de Mozart ou de outro compositor clássico para aprimorar-lhes a inteligência.

No entanto, o cenário logo se nublou. Shaw, Rauscher e Ky reproduziram o experimento e ampliaram os achados iniciais,[61] mas outros pesquisadores não detectaram pista alguma do efeito.[62, 63]

O principal defensor do efeito Mozart é o músico e pedagogo Don Campbell, autor do best-seller *The Mozart Effect*.[64] O seu entusiasmo pelos benefícios da música de Mozart baseia-se não apenas nas implicações dos estudos de Shaw, Rauscher e Ky, mas também nas descobertas do físico Alfred Tomatis.[65] Tomatis foi o primeiro pesquisador a desenvolver uma técnica com música para estimular as inúmeras interconexões entre o ouvido e o sistema nervoso a fim de aperfeiçoar o desenvolvimento e o comportamento humano.

Apesar de não haver consenso, na comunidade de música acadêmica, quanto à validade e significação do efeito Mozart, este foi amplamente acolhido pelo público. Se é verdade que muita coisa está por fazer a fim de garantir que a música clássica e de outros tipos afeta mesmo o desenvolvimento infantil, os pesquisadores desse campo, como de todas as áreas da medicina complementar e alternativa, precisam de espaço para explorar questões limítrofes sem serem incomodados.

Música apesar de tudo

Por que fazemos música? Talvez porque precisemos disso, por mais que pese às dificuldades. Como escreveu Flaubert em *Madame Bovary*: "Queremos fazer música que derreta as estrelas."[66]

O famoso violinista Itzhak Perlman contraiu poliomielite na infância e caminha com a ajuda de muletas e suportes para as pernas.[67] Quando sobe ao palco, precisa fazer enorme esforço – pousar as muletas no chão, afrouxar os suportes, apoiar os pés e alcançar o instrumento antes de começar a tocar.

Por ocasião de um concerto em 18 de novembro de 1995, as coisas não foram nada bem para Perlman. Após alguns compassos, uma corda do violino rompeu-se com o estrondo de uma arma de fogo. O público percebeu que o concerto teria de ser interrompido para permitir que o artista, laboriosa e penosamente, ajustasse os suportes, recolhesse as muletas, descesse do palco e reparasse a corda ou encontrasse outro instrumento. Mas, em vez disso, Perlman estacou, cerrou os olhos e fez sinal ao maestro para continuar a partir do ponto da interrupção.

O rabino Jack Reimer, presente na platéia aquela noite, assim relatou o episódio: "Ele tocou com uma paixão, força e pureza que nunca ouvíramos antes. Sem dúvida, todos sabem que é impossível executar uma peça sinfônica com apenas três cordas. Eu o sei e você sabe; mas, naquela noite, Itzhak Perlman não quis saber. Podia-se vê-lo modular, modificar, recompor a peça em sua cabeça. A dada altura, parecia que estava desafinando as cordas para extrair-lhes sons que jamais haviam produzido."[68]

Quando Perlman terminou, o público ficou estarrecido; pôs-se de pé, aplaudiu e festejou. Reimer prossegue: "Ele sorriu, enxugou o suor da fronte, ergueu o arco para nos pedir silêncio e disse num tom nada fanfarrão, mas calmo, pensativo e reverente: 'Vocês percebem, às vezes cabe ao artista descobrir quanta música poderá fazer com o que lhe restou.'"

E Reimer conclui: "Assim, talvez a nossa tarefa neste mundo agitado, mutável e assustador seja fazer música, primeiro com tudo o que possuímos, depois, quando isso não é mais possível, com o que ainda temos à mão."

Combate à violência

Na Grécia antiga, a música era considerada uma arte das Musas, as nove deusas que presidiam à literatura, às artes e às ciências. Para os gregos, a música podia deleitar e encantar, mas também fascinar e enfeitiçar. Faz muito que nos esquecemos de que a música tem dois lados, podendo transportar-nos às alturas majestosas do pensamento e do sentimento humanos ou atirar-nos às profundezas do inferno, como quando os nazistas usavam as composições de Wagner como ferramenta para atingir os seus objetivos.

O poder que tem a música de influenciar o destino das nações foi reconhecido na Grécia e em outros lugares. "Na Índia, na Grécia e na China", escreve a musicóloga Jill Purce: "a música representava a ordem do universo. Nenhum imperador chinês subia ao trono sem se certificar de que a música estava em ordem, pois, se não o estivesse, sabia muito bem que tudo seria caos e revolução."[69]

Como *nós* haveremos de usar a música? Fazer essa pergunta não desonra a grande música. E se não perguntarmos, a música *nos* usará, como a nação alemã descobriu tarde demais durante a Segunda Guerra Mundial. O compositor e maestro Leonard Bernstein percebeu que a música podia ser usada para praticar o bem. Disse ele: "Esta será a nossa resposta à violência: fazer música mais intensamente, mais belamente, mais devotamente do que nunca."[70]

Conseguirá a música moderar a violência do mundo pós-11 de setembro? Em nossa atual estratégia de "choque e espanto" frente ao terrorismo, poderá a música ser usada como veículo para produzir o espanto sem produzir o choque? Vale a pena fazer tais perguntas porque, ao longo da história, a música logrou abalar governos e instituições, segundo vimos. Ela continua sendo uma das pontes mais eficientes entre culturas. À diferença das maquinações diplomáticas, há pouquíssimo artifício na maioria dos tipos de música. Exemplo disso é o jazz, invenção quintessencialmente americana saída da alma dos músicos negros de New Orleans no final do século XIX. O lendário pianista Charles Mingus conhecia a honestidade do grande jazz. "Com minha música", disse ele, "tento tocar a verdade daquilo que sou."[71] Talvez a franca honestidade desse estilo explique por que alguns de nossos mais eficientes embaixadores culturais foram músicos de jazz.

Mas aproximar culturas não é tudo. Se quisermos sobreviver e prosperar neste planeta, teremos de corrigir os meios violentos que empregamos contra a Terra e as suas criaturas. Um fator que talvez nos una às outras coisas vivas é a música. Os cientistas identificaram música no DNA e nos genes de uma grande variedade de seres, dos vírus aos humanos.[72,73,74,75] Verlyn Klinkenborg, ensaísta, descreve como a música une todas as formas de vida:

> Os cientistas mapearam propensão para a música numa imensa variedade de espécies. Não se trata de uma crônica de grunhidos, guinchos e trinados. [...] Os achados indicam que [...] o nosso amor à música não é menos instintivo que nos animais e que a nossa notável habilidade musical não nos permite nenhuma auto-exaltação. [...] Vistos pelo que somos, co-habitantes de um pequeno planeta úmido, evoluindo sob as mesmas pressões e as mesmas harmonias, colaboradores num meio ambiente compartilhado, como poderia a semelhança ser menor do que é?[76]

Não surpreende que a Terra esteja viva com música, pois o universo também está. Em 2003, astrônomos da Universidade de Cambridge, Inglaterra, relataram ter detectado ondas sonoras oriundas do aglomerado de galáxias de Perseu, situado a 250 milhões de anos-luz da Terra.[77,78] Esse aglomerado de galáxias é aquecido por um gigantesco buraco negro um bilhão de vezes mais pesado que o nosso Sol. Ao que parece, o superaquecimento gera as ondas sonoras, na tonalidade de si bemol, 57 oitavas abaixo dos tons de um concerto para piano e, portanto, fora do alcance do ouvido humano.

Andrew Fabian, um dos astrônomos envolvidos, acredita que esse tipo de música é bastante disseminado. "Pensamos que cada aglomerado de galáxias possui a sua própria nota", diz ele, "e que sons em profusão estão sendo espalhados pelo universo."[79]

A idéia da "música das esferas" anda por aí desde Pitágoras, mas foi descartada pelos cientistas como absurda. Agora, acaba de ser confirmada.

Dado o número inimaginável de galáxias no universo, uma sinfonia vibrante, palpitante está sendo tocada lá fora. Um dia, quando gravarmos e amplificarmos todas essas notas, que tipo de música ouviremos?

Aposto em Bach.

~ 7 ~

RISCO

> No porto, o navio está seguro, mas não é
> para isso que os navios servem.
> — GRACE MURRAY HOPPER, *contra-almirante da
> Marinha dos Estados Unidos*

Todo escritor pratica rituais para dar vazão aos seus fluidos criativos. Às vezes tais práticas são superiores, como ouvir música inspiradora, outras vezes são comuns. Os meus rituais de escrita incidem na última categoria.

Quando me levanto de manhã para escrever, antes de ir para o computador coloco as minhas botas. Elas não vieram de um catálogo de moda. São reais – de couro resistente, cano alto, gastas e arranhadas. Por que isso? Ora, os escritores precisam correr riscos, ir a lugares inseguros, ajeitar as coisas. Associo as minhas botas a empreendimentos perigosos e lances arriscados, como quando as usei ao viajar e acampar pelo Continental Divide. Cultivei a superstição de que, se usasse as botas ao escrever, a atitude de assumir riscos se insinuaria no processo criativo. Além disso, calçado com elas, sinto-me melhor equipado para entregar-me à tarefa perpétua do escritor, que é tranqüilizar os aflitos e afligir os tranqüilos.

Ademais, tenho uma série de citações ao lado da impressora que me animam. Uma é do ator Robert Strauss: "É um pouco como brigar com um gorila. Você não pára quando está cansado, pára quando o gorila se cansa." Um aforismo anônimo me adverte: "Não se preocupe com o que os outros pensam; eles não fazem isso com muita freqüência." Tenho também uma coleção de totens e fetiches sobre a escrivaninha, todos símbolos de coragem e audácia. A miniatura de um machado de guerra dos nativos norte-americanos balança-se do computador, lembrando que o espírito guerreiro é necessário à boa escrita. Bem à mão, a minha bússola favorita (tenho seis), que não me deixa esquecer de estar sempre na trilha certa. Também se vê sobre a escrivaninha um peso de papéis de turquesa na forma de um machado cerimonial, presente do escritor e antropólogo Lyall Watson, que o encontrou nas montanhas vizinhas. Ele o remonta às origens da selvagem sociedade asteca que viveu ao sul de Santa Fé, onde moro. Watson, que conhece bem essas coisas, garantiu-me que, se eu deixasse o objeto sobre a mesa, ele atearia fogo em meus escritos. De uma parede, pende uma enfiada de talismãs de várias tradições, para retardar as pragas e maldições rogadas por pessoas que estou certo de ofender quando faço bem o meu trabalho.

A partir de minhas botas, estruturei o ambiente onde trabalho de modo a lembrar-me de assumir riscos. Bem sei: tudo isso pode ser interpretado como comportamento patológico – hostilidade inconsciente e agressividade reprimida ou frustrações de infância. Mas, como disse Freud, às vezes um charuto é apenas um charuto.

Por que esse namorico com o perigo? Creio que a necessidade de assumir riscos seja inata, inscrita nos ossos, no sangue e nos genes, e que quando evitamos completamente o perigo sabotamos o nosso maior potencial.

Os mitos de nossa cultura confirmam semelhante visão. A lenda do Santo Graal, proclamada pelo mitólogo Joseph Campbell como o mito mais prestigioso do Ocidente, versa toda sobre riscos. Nela, o rei Artur e os seus cavaleiros estão à mesa, prestes a comemorar, mas o monarca não permitirá festa nenhuma antes que ocorra uma aventura. Súbito, o Santo Graal aparece e desliza pela mesa, mas está drapejado e não pode ser visto por inteiro. Em seguida, esfuma-se. Gawain, sobrinho de Artur, propõe solenemente que todos os cavaleiros saiam em busca do Graal, para que ele seja visto em sua inteireza. Os cavaleiros concordam – mas, percebendo que seria uma covardia partirem em grupo, cada qual resolve empreender a jornada sozinho e penetrar na floresta em seu ponto mais sombrio, onde não há luz, caminho ou guia – o epítome do risco.

A procura do Graal é uma jornada simbólica rumo ao despertar psicológico e à iluminação. Ela patrocina e celebra o perigo, ensinando-nos que uma busca sem risco não é genuína e sim mero exercício de auto-indulgência. Quando os artistas contemplam uma tela em branco, quando os escritores baixam os olhos para uma página ou uma tela de computador onde nada está escrito, enfrentam a velha questão de agir com segurança ou mergulhar no desconhecido.

Sinto-me ligado às lendas arturianas. Há três anos, Barbara e eu viajamos para Tintagel Head, um cabo na costa da Cornualha, no sudoeste da Inglaterra. Segundo a lenda, Tintagel foi o berço do rei Artur. É uma região de litoral rochoso, a pique, envolto por brumas e nuvens, onde ventos ferozes uivam e ondas enormes se quebram – o lugar perfeito de nascimento para alguém que ensinaria o mundo ocidental sobre o poder transformador do risco.

A Inglaterra do rei Artur ensinou-me outra lição. Nasci durante um momento negro na história: os primeiros dias da Segunda Guerra Mundial, antes da entrada da América no conflito, quando Hitler tentava submeter a Grã-Bretanha atacando Londres pelo ar. Sempre quis saber o que acontecera em Londres no dia em que nasci. Assim, durante uma recente visita ao país, consultei os arquivos que registravam os horrores diários dos ataques. Descobri que o meu aniversário era sangrento – caía numa data em que muitos londrinos perderam a vida sob as bombas nazistas.

Eu imaginava que o choque psicológico dos ataques fora devastador. Fiquei, pois, surpreso ao descobrir que por ocasião das incursões aéreas o número de admissões em hospitais para tratamento mental e a taxa de suicídios caíam. Uma pesquisa de cinqüenta psicólogos britânicos revelou que até os pacientes mentalmente perturbados antes dos bombardeios melhoravam durante o ataque e que as pessoas mais propensas a melhorar eram justamente as que se encarregavam das tarefas mais perigosas, como combater incêndios e resgatar vítimas. Padrões similares foram encontrados em outros lugares e com outras doenças. Por exemplo, previu-se que a taxa de crises cardíacas aumentaria durante a guerra por causa do stress psicológico – mas, na França, ela diminuiu.[1,2,3]

Portanto, assumir riscos é bom não apenas para escritores e artistas; pode igualmente ser valioso para a saúde de qualquer pessoa. Pelo modo como patologizamos o risco, ninguém pensaria ser esse o caso. Exigimos de quem está envolvido em ocupações de alto risco, como pesca oceânica comercial, que pague elevados prêmios de seguros. Consideramos os participantes de esportes perigosos, como *bungee jumping* e asa delta, meio malucos. Tornamo-nos tão intolerantes ao comportamento de risco que, no campo da educação, surgiu um movimento para o qual, segundo o antropólogo Stephan Schwartz: "ser menino vem sendo considerado cada vez mais uma doença."[4] Por isso, criamos categorias de diagnóstico para garotos indisciplinados e ousados, insistindo em condenar o comportamento deles. Preferimos meninos tranqüilos, que cresçam para se tornar adultos pacatos, avessos ao comportamento de risco sob todas as suas formas.

Magia negra

A idéia do risco de saúde é inseparável da teoria das probabilidades que John von Neumann, provavelmente o maior matemático do século XX, chamou de "magia negra". Talvez essa teoria pareça mágica por causa de um paradoxo: embora possa prever com incrível precisão o resultado geral de um vasto número de eventos, os eventos de per si são *im*previsíveis. Como disse o romancista Arthur Koestler: "[Na probabilidade], vemo-nos às voltas com um *número enorme de incertezas que geram uma certeza.*"[5]

Os estatísticos, por exemplo, podem antecipar o número total de mordidas de cães em Nova York num dado ano, mas são incapazes de dizer se o cachorro que se aproximar de você no Central Park irá morder-lhe o tornozelo. Os físicos conseguem predizer a meia-vida de uma substância radioativa, ou seja, o tempo que ela leva para metade de seus átomos se desintegrarem, mas não quando determinado átomo da substância se desintegrará. Os donos de cassinos podem estimar a percentagem de pessoas que ganharão ou perderão em suas mesas de jogatina, mas jamais saberão se você será depenado ou quebrará a banca em seu próximo lance.

Uma vez que a estatística parece misteriosa ou mesmo ameaçadora, muitas pessoas consideram-na praticamente inútil para a tomada de decisões na vida. Semelhante atitude pode ter conseqüências fatais. Depois dos ataques terroristas e da queda de quatro aviões de passageiros em 11 de setembro de 2001, muita gente deixou de voar e preferiu dirigir. Esse receio provocou um aumento da taxa de mortalidade em razão do congestionamento das rodovias americanas e dos acidentes automobilísticos. Nos últimos três meses de 2001, ocorreram 353 mortes extras em virtude de acidentes de carro, em comparação com a média de óbitos pelo mesmo motivo nos mesmos meses de 1996 a 2000. Essas mortes extras excederam as 266 vidas perdidas nos quatro aviões acidentados. Essas fatalidades não surpreenderam os estatísticos, mas o público ainda parece querer negá-las. Embora o avião continue sendo o meio de transporte mais seguro nos Estados Unidos, as viagens aéreas ainda estão em baixa e as rodoviárias, em alta.[6]

Costumamos ignorar as mensagens da probabilidade mesmo quando são prometedoras. Se respondêssemos racionalmente, concluiríamos que vivemos na nação mais segura que jamais existiu e nos preocuparíamos menos. No entanto, insistimos em nos preocupar mais. Como observam as jornalistas Jane Spencer e Cynthia Crossen, vemos o perigo rondando por toda parte.[7] Se o café quente do McDonald's não nos queimar a língua, seremos alcançados pela doença da vaca louca, o antraz ou a gripe aviária. Encolhemo-nos quando o departamento de segurança nacional emite o alerta contra o terrorismo, embora a chance de sermos apanhados por um terrorista seja remota. Tememos ir pelos ares por artes de alguém com uma bomba no sapato – ainda que só um caso desses tenha sido detectado. Pais receiam que os filhos sejam mortos por brinquedos perigosos ou envenenados pela salmonela em seu McFood – tudo isso a despeito do fato de a nossa média de vida ser 60% maior que em 1900. Conforme aprenderam os políticos, somos fáceis de assustar e difíceis de tranqüilizar. É como se *quiséssemos* ser aterrorizados, como os adolescentes que vão ver filmes de horror; sequer a confiabilidade das estatísticas nos reconforta.

Pára-quedismo e câncer

Os médicos às vezes dizem coisas que não gostariam que os seus pacientes ouvissem, como as escolhas que fariam se caíssem doentes. Um oncologista de minhas relações afirma com perfeita segurança que, se desenvolvesse câncer terminal, não se submeteria à quimioterapia e à radioterapia, as quais prescreve o tempo todo a seus pacientes. Diz que em vez disso iria para o Havaí, seu lugar favorito na terra, com uma boa provisão de seu uísque preferido, e para a dor tomaria doses generosas de morfina.

Certa vez perguntei a um psicólogo, amigo meu, que dá aconselhamento a pacientes de câncer, que faria se contraísse essa doença.

— Pára-quedismo – respondeu sem hesitação.

— Por quê?

— A idéia de saltar me parece excêntrica – explicou ele. – Por isso seria para mim a terapia perfeita do câncer.

Explicou que pessoas com quadro de remissão espontânea de câncer muitas vezes chegam a isso após assumir hábitos totalmente estranhos ao seu temperamento e que não raro envolvem considerável risco físico.

Há indícios de que ele está certo. Um sistema imunológico ativo é imprescindível para repelir o câncer e as infecções, podendo ser estimulado pelo comportamento de risco. Os pesquisadores Douglas Granger e Alan Booth, da Penn State University, e David R. Johnson, da Universidade de Nebraska, demonstraram que homens moderadamente agressivos possuem sistemas imunológicos mais fortes do que os absolutamente pacíficos.[8] Descobriram que homens dados a ocasionais brigas ou problemas com a lei, jovens ou adultos, têm sistemas imunológicos que respondem mais rápida e vigorosamente à infecção e ao câncer. E isso faz sentido, dizem os pesquisadores, porque o comportamento agressivo e de risco tem sido, ao longo da história, associado à conquista de alimento, recursos e território, bem como à expulsão de predadores e à proteção de companheiras e filhos. Tal comportamento pressupunha traumas e ferimentos infeccionados. Assim, pessoas com sistema imunológico mais robusto sobreviviam melhor, e a capacidade imunológica, a agressividade e o gosto pelo risco tendiam a vincular-se geneticamente e a passar para as gerações seguintes. Portanto, o risco e o stress que ele provoca não são coisa inteiramente má.

Uma experiência com o processo de assumir riscos ocorreu em grande escala na segunda metade do século XX, quando milhões de mulheres americanas começaram a invadir o mercado de trabalho. Muitos observadores (quase todos homens) previram uma desgraça. Eles disseram que, abandonar um papel seguro de dona-de-casa, esposa e mãe exporia as mulheres a enorme pressão e lhes causaria problemas de saúde. Mas parece que o contrário é que é verdadeiro.[9] Num estudo realizado em San Antonio com 422 mulheres anglo-americanas e 623 mexicano-americanas, trabalhadoras e do lar, as primeiras apresentaram perfil superior em três indicadores de saúde cardiovascular: níveis mais elevados de lipoproteína de alta densidade (ou colesterol "bom"), níveis mais baixos de lipoproteína de baixa densidade (ou colesterol "ruim") e níveis mais baixos de triglicérides.[10] Outro estudo com mulheres americanas trabalhadoras, casadas e de meia-idade mostrou que elas tinham mais saúde que as donas-de-casa quando revelavam atitudes positivas frente a seus empregos.[11] Não bastasse isso, uma pesquisa da Universidade de

Michigan descobriu que mulheres empenhadas em três, quatro ou cinco papéis não relatavam mais conflito ou stress em suas vidas que as que desempenhavam apenas um ou dois papéis.[12]

Americanos que se arriscam

Se assumir riscos deixa as pessoas mais saudáveis, talvez você imagine que os americanos são o povo mais saudável do mundo. Dos *Pilgrims* e pioneiros que colonizaram a América até os empresários e capitalistas de risco de hoje, somos conhecidos como uma nação de gente ousada. Gostamos dessa imagem de nós mesmos e sempre a celebramos na literatura, na música e no cinema. Mas a evidência histórica revela que essa imagem é exagerada. Por exemplo, a taxa de mortalidade nos vagões de trem que iam para o Oeste, embora significativa, nunca foi tão elevada quanto se pensava. Os viajantes pioneiros estavam mais sujeitos a morrer em conseqüência de disparos acidentais de suas próprias armas do que de ataques de índios hostis.[13] Os historiadores também começaram a questionar os perigos enfrentados pelos pioneiros em seus locais de destino. Um estudo revelou que 70% dos imigrantes do Oeste oriundos de cidades da Nova Inglaterra e Nova York regressaram ao conforto de suas antigas casas depois de poucos anos.[14] O que lhes apressava o retorno não eram, em geral, os perigos da fronteira e sim a "triste solidão e a falta quase absoluta de excitação em suas vidas"[15]. Em suma: eles estavam de saco cheio.

Comparados aos americanos de hoje, porém, os nossos predecessores eram bastante aventureiros. Ralph Keyes é o autor de *Chancing It: Why We Take Risks*, um dos melhores livros já escritos sobre o assunto. Durante o século XX, assistimos ao gradual desenvolvimento do que ele chama "o modo americano de assumir riscos": "uma maneira estimulante, trepidante e até perigosa para o coração de excitar-se sem nenhum perigo, obstáculo ou risco exceto a perda de alguns centavos" em maquininhas de vídeo, cabines de realidade virtual, parques temáticos, estádios esportivos, corridas de carros e filmes.[16] Aventuras inocentes? Não no entender de Keyes. Vejam-se, por exemplo, os joguinhos de computador. São perigosos para os jovens porque representam um mundo falso, pois não há nenhum perigo real e, portanto, nenhuma conseqüência. Os jogadores podem ficar com as palmas das mãos suadas, mas nunca terminam sujos ou ensangüentados. E, como não se exige nem risco nem coragem, não há jamais uma catarse genuína. Por isso, diz Keyes, os jogos de computador se tornam chatos e precisam ser substituídos de seis meses a um ano; por isso, os parques temáticos dos Estados Unidos estão continuamente instalando novas opções que prometem mais novidade, excitação e emoção.

No entanto, os americanos anseiam pelo risco autêntico e fazem de tudo para corrê-lo. Quando ocorre um acidente num brinquedo de parque de diversões, os operadores sabem que quando ele for consertado a fila de espera na entrada será mais comprida que nunca. Os supervisores de parques nacionais não ignoram que relatórios de ataques de ursos em determinada área irão torná-la mais popular. Logo depois do lançamento do filme *Deliverance* [Amargo Pesadelo], dezenas de afogamentos foram registrados no turbulento rio Chattooga, na Geórgia, onde as cenas foram filmadas, pois multidões acorreram para ali a fim de ter a mesma experiência.[17]

Quando jogos de computador, parques temáticos e filmes minimizam o risco genuíno, podem ameaçar a saúde. Considere-se o Outward Bound, o que a companhia chama de "aprendizado expedicionário" em ambientes selvagens. A imagem projetada, diz Keyes, é a de um grupo se divertindo ao ar livre. Mas, no decorrer dos anos, mais de uma dezena de participantes morreram durante o curso.[18] Ao visitar o site www.outwardbound.com à procura de informações, não encontrei nenhuma menção explícita ao risco de morte.[19] A companhia reconhece que os instrutores são treinados em medidas de segurança, mas não explica por que tais medidas são necessárias. Há também uma promessa de reembolso para quem se ferir. Todavia, em parte alguma se vê uma advertência clara aos pais de que os seus filhos poderão sucumbir se participarem do curso.

Sou fã do Outward Bound e aplaudo a sua iniciativa de levar crianças urbanas para a mata; sei que quase todas elas, afortunadas o bastante para participar de seus programas, voltam para casa mais desenvoltas e mais sábias, sem ferimento algum. Mas sempre que damos falsa interpretação a um perigo de verdade, fornecemos uma interpretação errônea do mundo aos nossos filhos e a nós mesmos. Como resultado, o mundo vai ficando cada vez mais distorcido. Por fim, todas as formas de violência, inclusive a guerra, podem parecer pouco mais que um exercício na realidade virtual, onde ninguém realmente se machuca.

Risco aceitável

Quando comecei a praticar medicina interna, espantava-me que alguns pacientes dissessem: "O câncer foi a melhor coisa que me aconteceu." Embora a moléstia variasse, a mensagem era a mesma: a doença e a luta contra a morte haviam enriquecido e transformado a vida deles. Na época, semelhantes comentários me impacientavam. Eu fora treinado para combater a doença, não para reverenciá-la. As pessoas fazem de tudo, pensava, para racionalizar os seus males e mascarar uma situação ruim. Hoje, vejo as coisas de maneira diferente. Embora eu não recomende uma doença séria a ninguém, aquelas pessoas de fato reformularam profundamente os seus valores e ideais graças ao perigo, achando que o perigo valera a pena.

O que é um risco aceitável?

Isso depende de quem somos – nossa constituição, nossa personalidade, nosso temperamento. O que parece arriscado a uma pessoa pode parecer enfadonho a outra. Em se tratando de risco, não há tamanho único.

Em seu livro, Ralph Keyes distingue dois tipos de risco, a que chama Nível I e Nível II.[20] O Nível I é aquilo que a maioria das pessoas entende por assumir riscos – atividades perigosas, altamente excitantes que, em geral, não duram muito tempo. Os praticantes do Nível I tendem a ser pessoas agressivas, extrovertidas, impacientes, que valorizam a ação e a excitação, e para as quais o tédio e a rotina são anátemas.

Ao contrário, o risco de Nível II quase nunca é contundente ou fisicamente perigoso, dura mais tempo e desafia antes a psique que o corpo. Os praticantes do Nível II mostram-se introvertidos, conformistas, pacientes. São pessoas calmas, equilibradas, que valorizam o detalhe, a segurança, o controle e a previsibilidade.

Os do Nível I provavelmente preferem a moto à bicicleta, o esqui à caminhada, os esportes de contato ao golfe. Costumam optar por carreiras no exército, na política, na polícia, no entretenimento ou no jornalismo. As pessoas de Nível II geralmente optam pela arqueologia, pela biblioteconomia, pela computação, pela literatura de ficção, pela odontologia, pela medicina, pela farmácia ou pelo professorado.

Um representante típico do Nível I é o ex-governador do Novo México, Gary Johnson. Em seu segundo mandato, ele chegou aos limites da respeitabilidade política ao classificar a guerra na América contra as drogas de um fracasso completo e propor a sua legalização nos Estados Unidos. Tais atitudes foram consideradas por muitos um verdadeiro suicídio político, pois eram impopulares até mesmo no Estado de Johnson. Mas o governador gostava de desafios e polêmicas. Mesmo no cargo, não perdeu a devoção aos esportes radicais. Certa feita quase se afogou quando remava pelo alto rio Grande, tendo de ser resgatado. Participou da Maratona de Boston e do Hawaii Ironman Triathlon; e, após descer as escadas do palácio do governo, escalou o monte Everest em 2003.

Todavia, os Níveis I e II são generalizações. Ninguém é representante puro de um ou outro. Temos elementos de ambos e os tipos de risco que preferimos podem mudar em diferentes períodos de nossa vida, como aliás convém. Mas ainda assim a perspectiva dos níveis é valiosa porque nos ajuda a individualizar a noção de risco e a evitar a falácia segundo a qual a idéia que uma pessoa faz do risco aplica-se a todas.

Para serem genuínos, diz Keyes: "Os riscos precisam constituir um verdadeiro desafio para quem os quer correr."[21] Isso, porém, não significa que os riscos devam ser assustadores e fisicamente perigosos. O risco autêntico tem de nos arrastar para fora de nossa zona de comodidade. Para escritores e artistas, conforme mencionei, isso quer dizer aventurar-se por dimensões desconhecidas onde imperam o fracasso, o entrave e a rejeição. Escrever é correr um risco clássico de Nível II. Seria tarefa aborrecida para um representante do Nível I, que talvez preferisse qualquer coisa a martelar durante horas num teclado.

O risco genuíno não deve ser sociopático ou ilegal, podendo, ao contrário, substituir freqüentemente comportamentos desse tipo. Keyes relata que alguns ladrões, traficantes e usuários de drogas que conheceu acabaram descobrindo que formas alternativas do Nível I satisfaziam à sua sede de excitação. Entre essas atividades contavam-se alpinismo, mergulho e pára-quedismo.[22] Adolescentes de alto risco também transitaram com sucesso para atividades como juntar-se a batalhões de bombeiros voluntários, aos Fuzileiros ou, em alguns casos, às forças armadas. A vida de outros rapazes tem sido transformada por experiências na selva ou esportes ao ar livre como caça e pesca. As atividades do Peace Corps, que oferece aos jovens a oportunidade de morar e trabalhar em países estrangeiros longe do conforto do lar, já aplacaram a sede de risco de milhares. Diga-se o mesmo do AmeriCorps, o programa nacional que desde 1993 tem dado a mais de duzentas mil pessoas a chance de se pôr "a serviço da América".

Durante o meu período de residência, vi centenas de adolescentes oferecer-se para serviços voluntários em todo o hospital. Esses serviços são tão essenciais que ignoro como alguns hospitais podem passar sem eles. Os jovens ficam expostos ao sangue e ao excremento das salas de emergência, o que sem dúvida lhes gratifica em muito a ânsia de excitação. As tarefas atribuídas a eles, como transferir plasma do banco de sangue para um paciente com hemorragia, freqüentemente lhes causa uma impressão de que não se esquecem pelo resto da vida.

Os hospitais são ótimos lugares para vivenciar o risco porque as coisas, ali, acontecem de maneira imprevisível, como aprendi no meu primeiro ano de medicina. Estava matriculado na Southwestern Medical School em Dallas e dava plantão no Parkland Memorial Hospital, o principal hospital-escola da faculdade. Num dia frio de novembro, em 1963, fiquei perplexo ante a bagunça que encontrei no Parkland, ao voltar do almoço. Policiais e guardas rondavam por toda parte. Perguntei a um segurança o que acontecera e ele respondeu: "O presidente foi alvejado." Eu estava de pé ao lado de um telefone público, na sala de emergências. O aparelho fora monopolizado por Robert Pierpoint, o nacionalmente conhecido comentarista da CBS que viajava na comitiva presidencial quando da visita de John F. Kennedy a Dallas. Eu trajava um jaleco branco curto, sinal de que era aluno do primeiro ano. Acho que inspirei confiança porque Pierpoint se dirigiu a mim e disse apressadamente: "Quer ajudar-me? Vigie este telefone como se fosse a sua própria vida." Passou-me o aparelho, que estava conectado com o quartel-general da CBS em Nova York. Por mais de uma hora, Pierpoint e eu formamos uma equipe. Enquanto ele entrava como um raio pelo hospital até junto do presidente, eu passava informações para o escritório em Nova York. Essa experiência não me sai da memória.

Doar parte do próprio corpo, como sangue, parece a milhares de pessoas um modo brando de assumir riscos com considerável valor social.[23] Um psiquiatra[24] sugeriu que outra maneira medicamente proveitosa de buscar emoções é doar mais alguma coisa: órgãos como medula, um rim, um pedaço do fígado. Se você acha essa uma sugestão ofensiva, é provavelmente um representante do Nível II. Muitos dos aventureiros de Nível I ficariam encantados com a oportunidade. Afinal de contas, arriscam muito mais do que um rim quando saltam de pára-quedas, pulam de uma ponte ou esquiam por uma encosta íngreme.

Um número cada vez maior de jovens vem encontrando realização em programas acadêmicos como ciência ambiental, biologia marinha ou climatologia que, não raro, combinam excitação intelectual com risco físico. A pesquisa nessas áreas costuma levá-los aos confins da terra, onde encontram regiões geográficas hostis. Eles ficam satisfeitos ao saber que seus achados sobre aquecimento global ou degradação ambiental podem ter conseqüências de vida ou morte para o planeta inteiro.

Por que se arriscar?

Por que assumimos riscos? Hipóteses não faltam. Freud achava essa atitude uma expressão velada de Tanatos, o desejo de morte. Alguns biólogos acreditam que a agressividade e o espírito de aventura sejam geneticamente determinados. Outros sustentam que as pessoas ávidas por sensações tornam-se presas do fluxo das substâncias químicas de seu cérebro, que geram euforia durante experiências fisicamente perigosas. Alguns cientistas acreditam que hormônios como a testosterona induzem, sobretudo os adolescentes do sexo masculino, a correr riscos. Para outros, tudo se passa ao contrário: hormônios como a testosterona *não* são responsáveis pelo arrojo nem pela agressividade, apenas aumentam *em virtude* da atividade violenta – o velho problema do ovo e da galinha. Evidências recentes de exames cerebrais indicam que os adolescentes assumem mais riscos que os adultos porque não conseguem vislumbrar as conseqüências de seus atos. Alguns pesquisadores acham que isso é sinal de imaturidade dos cérebros dos jovens e que, portanto, a pena de morte deveria ser abolida para os delinqüentes juvenis com menos de dezoito anos.[25] Alguns psicólogos insistem que as forças culturais, sociais e psicológicas são os principais acionadores do comportamento de risco.[26] Um bom número de estudiosos, mostrando-se mais cautelosos, optam por uma combinação de fatores genéticos, hormonais, psicológicos e culturais.[27]

Certos biólogos supõem que o afã de correr riscos, da parte dos machos, seja um ritual que os torna mais atraentes para as fêmeas em perspectiva.[28] De que outro modo se explicariam comportamentos masculinos como disparar à frente dos touros em Pamplona, diante de milhares de mulheres agitadas, por vielas estreitas nas quais os homens ficam a poucos centímetros dos chifres das feras em carreira incontida, correndo o risco de machucar-se ou morrer?

Mas creio que as explicações do comportamento de risco que se fiam de cegas determinações genéticas e oscilações de neurotransmissores deixam alguma coisa de fora. Vejamos o caso do balonista Steve Fossett. À primeira vista, ele parecia empenhado na autodestruição por causa de uma série de quedas e acidentes, antes de conseguir circunavegar o planeta em sua sexta tentativa, em julho de 2002.[29] Anteriormente a essa façanha, dirigiu carros de corrida, velejou em catamarãs e escalou montanhas. Em 1985, atravessou o canal da Mancha a nado da França à Inglaterra; em 1992, completou a corrida Iditarod Dogsled Race do Alaska. Estabeleceu oito recordes oficiais em navegação oceânica, inclusive o de Yokohama a San Francisco.

Os aventureiros de Nível I são freqüentemente vistos como homens descontrolados, carregados de testosterona que deveriam agir melhor. Se se transformam numa massa informe no fundo de um precipício ou do oceano, é bem-feito. Entretanto, Fossett não é nenhum idiota esquentado e o fato de ainda estar vivo depõe em favor dos representantes bem-sucedidos de Nível I. Ele é um planejador muitíssimo inteligente que se preocupa com detalhes e não deixa nada nas mãos do acaso. Trabalha no Conselho de Curadores da Universidade Washington, em Saint Louis; é membro da Real Sociedade Geográfica e do Explorers Club; e faz questão de pôr as suas aventuras ao alcance das crianças pela Internet.

Um dos heróis de Fossett é o explorador polar norueguês Fridtjof Nansen (1861-1930). Nansen era um planejador tão consumado que em suas muitas expedições ao pólo jamais perdeu um só membro de sua equipe. Era também cientista e filantropo, recebeu o prêmio Nobel da paz e foi delegado da Noruega à Liga das Nações.

Os representantes de Nível I nem sempre são tão cuidadosos, é óbvio, e freqüentemente perdem a vida de maneira trágica por se recusarem a usar um capacete de motociclista ou um colete salva-vidas – deslize que Fossett e Nansen jamais cometeriam. Outros, como Christa McAuliffe, professora de Concord, N. H., que morreu no desastre da *Challenger* em 1986 – sua última "viagem de pesquisa" –, pagam com a vida em conseqüência não dos próprios erros, mas da negligência de sua equipe de apoio.[30]

Independentemente das razões por que agem desse modo, devemos muito aos representantes de Nível I. A nossa vida foi imensamente enriquecida, no passado e no presente, por pessoas como Lewis e Clark, Sacajawea, Daniel Boone, Sally Ride, Sir Edmund Hillary, John Wesley Powell, Amelia Earhart, Marco Polo, Cristóvão Colombo, Jedediah Smith e Susan Butcher. Eles definiram, para nós, os limites da possibilidade humana. Sem criaturas desse porte, a humanidade estagnaria. Elas voltam de suas aventuras cheias de informações que compartilham com os que ficaram em casa e as suas lendas se transformam em inspiração para os tímidos.

Religião

O mais popular programa de redução de riscos na história é a religião – acreditar em Deus, Deusa, Alá ou qualquer outra versão do Todo-Poderoso a fim de melhorar as coisas, inclusive a saúde. Há muito que dizer sobre esse ponto de vista. Pela primeira vez na história, evidências empíricas sugerem que, em média, as pessoas fiéis a uma religião ou caminho espiritual – não importa qual, ao que parece – vivem mais do que as não-religiosas e apresentam incidência bem mais baixa da maioria das doenças graves.[31, 32, 33] Além disso, diversos estudos controlados indicam que a prece intercessória e as intenções curativas podem melhorar a saúde daqueles a quem tais esforços são dirigidos, mesmo quando eles ignoram que esses esforços foram feitos.[34, 35] Além disso, a participação na meditação e na prece beneficia também quem medita e ora.[36, 37, 38] Mas é preciso cuidado. A religião às vezes aumenta os riscos para a saúde. Só por uma coisa ser sagrada não quer dizer que seja saudável.

Ao longo da história humana e ainda hoje, a religião tem sido usada como pretexto para a guerra e o assassinato de milhões de pessoas, o mais das vezes não-combatentes. E durante a Idade Média, a acusação de heresia por parte das autoridades religiosas revelou-se fatal para milhares de inocentes.

Rituais espirituais já puseram a saúde em risco. Nos séculos XVIII e XIX, a varíola dizimou as tribos indígenas norte-americanas. Acredita-se que essa epidemia tenha ganhado forças graças ao ritual da câmara de suor, em que os participantes se sentavam nus num recinto fechado e cheio de vapor. Como observa o historiador da medicina R. S. Bray: "Esse era em geral considerado um método excelente para disseminar a varíola..."[39]

Mirar o sol, antiga prática religiosa, provocou muita retinopatia solar e perda visual irreversível.[40]

Mortes por causa do calor sempre foram um problema durante as peregrinações a Meca.[41] Na Suécia, onde a luz solar é escassa na maior parte do ano, as mulheres muçulmanas que se cobrem da cabeça aos pés costumam apresentar deficiência de vitamina D devido à pouca exposição ao sol.[42] Muçulmanos que trabalham em indústrias durante o período de jejum do Ramadã às vezes morrem de desidratação e falência circulatória.[43]

Uma em cada doze pessoas na terra vive na bacia do Ganges, na Índia, ou às margens de seus tributários, cujas águas são sagradas para milhões de hindus. Tragicamente, o rio tornou-se um canal de dois mil quilômetros para esgoto, detritos domésticos e industriais, carcaças de animais e corpos humanos parcialmente cremados. Na cidade sagrada de Varanasi, o Ganges contém a taxa impressionante de 340.000 vezes o nível aceitável de coliformes fecais, sendo comuns ao longo de seu curso surtos de doenças transmitidas pela água como hepatite, cólera, febre tifóide e disenteria amebiana. Embora estejam se banhando numa verdadeira sopa de germes, cerca de sessenta mil devotos dão o seu mergulho religioso diário só em Varanasi. Muitos bebem a água, acreditando que ela seja pura e revigorante. Beber e tomar banho na corrente da "Mãe Ganges" constitui talvez o maior risco à saúde, para mais pessoas, do que qualquer outro ritual religioso na terra.[44]

Um estudo recente do Centro Médico da Universidade Duke revelou que existe um risco crescente de morrer de doença quando a pessoa está em conflito religioso. A mortalidade é mais alta entre os que se perguntam se Deus os abandonou ou decidiu puni-los, bem como entre os que questionam o amor divino ou acreditam que a moléstia foi obra do demônio.[45]

No concurso Irish Young Scientist, de 2001, três concorrentes de 14 anos testaram a pureza da água benta contida nas pias das igrejas do condado de

Kildare. Decidiram-se pelo projeto quando uma garota começou a apresentar uma erupção na fronte após benzer-se com a água. Encontraram pequenos vermes esverdeados numa das pias e muita sujeira nas outras. Não era a primeira vez que jovens devotos patenteavam a poluição da água benta das igrejas irlandesas. Em 1998, estudantes de ciências do condado de Clare cultivaram coliformes, estafilococos, fungos e mofo a partir das pias locais. E em 1999 algumas igrejas de Dublin removeram as pias do vestíbulo quando descobriram que viciados em drogas estavam lavando ali as suas seringas.[46]

Aceitar riscos às vezes leva a acidentes, doenças e morte; mas, como vimos, também pode nos tornar mais saudáveis. O risco é um paradoxo, já definido como a verdade de cabeça para baixo a fim de chamar a atenção.

Risco e segurança realmente se contradizem? Muitos filósofos antigos asseguraram que não. Sustentavam que os opostos na verdade são parceiros. As relações de oposição, diziam eles, funcionam como uma espécie de cola que mantém o mundo entrosado. O venerável sábio grego Hermes Trismegisto teria explicado: "Pela amizade dos contrários e a mistura das coisas diferentes o fogo do céu se transformou em luz, que se derrama sobre todos nós."[47] E Heráclito: "A harmonia do mundo brota da tensão dos contrários, como na lira e no arco."[48] Pesquisas como a de Granger, Booth e Johnson estão, como vimos, revelando os paradoxais benefícios para a saúde da aceitação de riscos e são um humilde exemplo de como a ciência moderna anda brincando de pega-pega com esse ponto de vista milenar.

A velha sabedoria continua viva. Está presente em nossas tendências biológicas conflitantes a buscar segurança e arriscar. Esse paradoxo é um direito de nascença nosso – e um lembrete de que a nossa obsessão por uma existência segura, do berço ao caixão, é uma loucura.

Muitas vezes me pergunto quão mais saudáveis seríamos se respeitássemos ao mesmo tempo o risco e a segurança, a saúde e a doença – reconhecendo que, como disse Thoreau: "É saudável ficar doente de vez em quando."[49] O objetivo, segundo essa idéia, não é utilitarista, como viver mais uns dez anos, mas permitir o florescimento de uma paz psicoespiritual em nossa vida, a consolação de saber que vamos com o mundo e não contra ele.

Simone Weil, a grande ensaísta e espiritualista francesa, sabia como os contrários se conectam. Escreveu ela: "Os prisioneiros, em celas contíguas, comunicam-se batendo na parede. A parede os separa, mas também os aproxima. Dá-se o mesmo conosco e com Deus. Toda separação é um vínculo."[50]

A palavra final fica com a eminente comentarista social americana Dolly Parton. Embora mais prosaica que Weil, ela diz a mesma coisa: "Se você quer o arco-íris, tem de suportar a chuva."[51]

Desgarramo-nos em nossa profissão ao negar a existência de qualquer outra variedade de aparato mental que não o existente acima das clavículas e entre as orelhas do mais evoluído dos primatas. Que os deuses nos perdoem – e retomem o diálogo que antes mantínhamos.

~ 8 ~

PLANTAS

Nunca vá a um médico em cujo consultório as plantas feneceram.
— ERMA BOMBECK

Pelo modo como falamos, deveríamos acreditar que somos plantas. Crescemos como "mato" na infância, "florescemos" na maturidade e "murchamos" na velhice. Idéias novas são "plantadas" em nossa mente, onde "germinam", "criam raízes", "dão frutos" ou "secam". Nós "podamos" as idéias más, "cultivamos" a boa vontade e "colhemos" o que "semeamos". Adquirimos bens "de raiz", colecionamos "brotos" de sabedoria e fazemos "ramificar" os nossos negócios. Podemos nos meter numa situação "espinhosa" e nos perder num "emaranhado" de detalhes. Alguém que não capta a generalidade do problema é um idiota que não consegue ver a "floresta" por causa das "árvores". Os cirurgiões fazem "implantes" e "transplantes", os médicos fazem pesquisas com células-"tronco". Nós "folheamos" um livro e elegemos presidentes com o nome de "Bush" (arbusto). Associamos toda a nossa trajetória na vida às plantas. Como diz Dennis Stillings, do Hawaii's Archaeus Project:[1] "Crescemos como uma planta no ventre materno, começamos como uma semente, absorvemos alimento diretamente do cordão umbilical, muito bem-irrigado e localizado dentro da mãe [mother = mater = "matéria"), o símbolo imemorial da própria terra. No final, depois de tanta atividade, somos de novo 'plantados' e o mato cresce em cima de nós."

Essas expressões apontam para a nossa "consciência do verde" – as conexões psicoespirituais básicas que partilhamos com o mundo das plantas. Tais vínculos na verdade sequer chegam a surpreender porque, num nível profundo, sabemos que sem as plantas os seres humanos não existiriam.

Durante o meu período de residência, fui a uma festa com alguns colegas médicos. O clima era especialmente alegre porque estávamos quase no fim de uma das fases mais difíceis do nosso treinamento profissional. De repente Matthew, amigo íntimo desde os dias de faculdade, deixou-se cair numa cadeira, gemendo. Estava pálido, suava e não conseguia levantar-se por causa de uma dor lancinante no pé esquerdo. Matt acabava de ter uma crise aguda de gota, que o perseguiu durante toda a sua vida adulta. A crise aguda de gota é uma das mais intensas variedades de dor que a humanidade conhece. A localização da afecção de Matt era clássica: o dedão do pé. Em antigas xilogravuras e desenhos, a dor da gota é muitas vezes representada como um pequeno dragão ou demônio que aferra o pé de alguém com as mandíbulas e as garras. "Por favor, leve-me para a sala de emergência", implorou ele. Amparei-o até o carro e corremos para o hospital onde ambos trabalhávamos. Quando chegamos à sala de emergência, a dor se tornara verdadeiramente desesperadora; Matt fazia caretas e mal conseguia falar. Sabia, por episódios anteriores, o que a aliviava: uma injeção intravenosa de colchicina, substância derivada da planta *Colchicum autumnale*. A colchicina é um dos mais fabulosos remédios de ervas da história – uma terapia específica para um problema específico – e vem sendo usada há séculos. Seguindo as instruções de Matt, enchi a seringa com a solução cristalina e comecei a aplicá-la. Súbito, a mágica aconteceu. Antes que metade do líquido fosse injetado, ele se pôs de pé e, sorrindo, anunciou: "A dor se foi completamente. Vamos voltar para a festa!" Esse acontecimento representou uma das mais vívidas lições que recebi sobre o extraordinário poder curativo das coisas comuns e até hoje me parece miraculoso.

Ouvir as plantas

Uma das ervas mais conhecidas nos Estados Unidos é o *Ginkgo biloba*, que vem das folhas da árvore do *ginkgo*.[2] As pessoas consomem *ginkgo* principalmente para estimular os poderes cognitivos e a memória.[3] Essa árvore existe há cerca de duzentos milhões de anos e é considerada pelos botânicos uma espécie de fóssil vivo. Será mera coincidência que uma árvore cuja memória genética remonta a dois milhões de séculos esteja sendo usada para tratar problemas de nossa própria memória? É como se ela nos dissesse: "Ei, esse negócio de memória é cá comigo. Quer uma mãozinha?" Estou sugerindo um nível de comunicação entre plantas e animais que talvez ajude a explicar por que usamos determinadas plantas para certas doenças.

Considere-se, por exemplo, o modo como os curandeiros e as plantas interagem na ilha de Madagascar, conforme o relato do biólogo Lyall Watson. Faz mais de cem milhões de anos que a ilha se desprendeu da África, ficando isolada no oceano Índico.[4] Essa ilha fugitiva carregou consigo um rico acervo de plantas e animais que, em sua maioria, continuaram a evoluir e agora não são vistos mais em parte alguma em sua forma primitiva. Os humanos, porém, vivem ali há pouco tempo, tendo chegado apenas nos últimos dois mil anos. Esses imigrantes africanos e asiáticos depararam com cerca de quinze mil espécies de plantas florescentes, 90% das quais eles desconheciam totalmente em seus antigos hábitats. Todavia, em não mais que uma centena de gerações, conseguiram abrir caminho por esse formidável inventário de plantas exóticas e, hoje, possuem um impressionante catálogo de remédios à base de ervas para venda em todos os mercados do mundo. Como fizeram isso? Não havia tempo para testar cada planta estranha e determinar qual parte dela, de que espécie e em que estação funcionava melhor – e se deveria ser ingerida inteira, cozida, desidratada ou fresca. Como diz sucintamente Watson, eles devem ter contado com alguma ajuda.

E a ajuda, ao que parece, veio das próprias plantas. Quando Watson perguntava aos curandeiros locais como sabiam que o extrato das folhas de certa planta, colhida na primavera, era boa para uma condição ali chamada "sangue leitoso", recebia invariavelmente a mesma resposta: "Ora, é fácil. Perguntamos às plantas."[5]

Pode parecer absurdo aos ocidentais, mas é exatamente isso o que aqueles curandeiros fazem. Penetram na floresta e, matutando sobre o problema de determinado paciente, vagam pela região com a mente aberta. Por fim uma planta chama a atenção do curandeiro e se apresenta como o remédio adequado. Watson mostrou-se cético quanto a esse processo até descobrir que a condição acima citada, à qual os curandeiros locais chamam de "sangue leitoso", é a leucemia – palavra que significa literalmente "sangue branco" por causa da cor provocada por uma taxa excessiva de células brancas. E a planta que os curandeiros escolhiam era uma graciosa flor rósea chamada pervinca-de-madagascar, da qual um grande laboratório farmacêutico extrai as drogas vincristina e vinblastina, usadas para o tratamento de certos tipos de leucemia.

Os curandeiros nativos recorrem a diversos meios para escutar as plantas medicinais. A botânica e artista Kat Harrison, que correu o mundo conversando com eles, experimentou ela própria esses métodos. Os estudos de Kat levaram-na ao alto Amazonas, perto de Iquitos, Peru, onde ela trabalhou com mestiços de índios e espanhóis. "Sugeriram-me que agisse como eles para fazer o bioensaio instantâneo de uma planta", conta Kat. "Basta colher algumas folhas, esmagá-las e friccioná-las nas faces e na fronte. Em seguida, deitar-se numa rede ou sentar-se na mata de olhos fechados, em atitude bastante receptiva, com o julgamento suspenso, a mente clara, e esperar. É a informação espontânea que vale, aquela que não foi procurada nem induzida por nós mesmos."[6]

Os nativos chegaram a usar Kat como médium, e delegada para ouvir plantas. Ao chegar, ela logo se sentiu atraída por uma planta chamada *labios de la sirena*, "lábios de sereia". Os anfitriões, desde então, consideraram essa planta a aliada de Kat e sugeriram que ela colocasse algumas folhas sob o travesseiro, à noite. Quando Kat despertou no dia seguinte, seis pessoas já ali estavam à espera para saber o que ela sonhara. "Foram sonhos maravilhosos", relata Kat. "De fato, os mais belos, consistentemente positivos, longos e em tudo e por tudo memoráveis que jamais tive na vida. E note-se que sou boa para sonhar [...] Gostaria de ter sonhos assim todas as noites."[7]

Os métodos empregados pelos curandeiros nativos para identificar plantas medicinais contrastam flagrantemente com os meticulosos e seletivos processos industriais dos modernos laboratórios. Por exemplo, a cada ano o Instituto Nacional do Câncer dos Estados Unidos recebe cerca de quatro mil amostras de todas as partes do mundo, representando umas duas mil espécies de plantas, ervas, micróbios e espécies marinhas.[8] Os pesquisadores testam extratos orgânicos e aquosos de cada amostra contra o vírus da AIDS e sessenta linhagens de células cancerosas humanas. Se um espécime destrói seletivamente o seu alvo, passa por um processo de purificação que isolará os constituintes químicos responsáveis pelo êxito. Só então um composto iniciará a jornada rumo aos testes clínicos e à sua eventual aprovação como remédio. Desde 1986, apenas 1 ou 2% dos setenta mil extratos produzidos pelo Instituto se mostraram eficientes como destruidores seletivos e muitos se revelaram excessivamente tóxicos para consumo humano. De fato, somente duas drogas bem-sucedidas foram produzidas de 1960 a 1980, ambas usadas contra o câncer – o Taxol, derivado originalmente do teixo do Pacífico, *Taxus brevifolia*, e uma versão modificada da camptotecina, extraída da Árvore da Alegria chinesa, *Camptotheca acuminata*.[9]

Esses métodos de triagem maciça são lentos, complicados e caros. Você talvez pense que os pesquisadores deveriam tentar agilizar as coisas convocando curandeiros nativos capazes de ouvir as plantas falar – e eles de fato o fazem. O escritor Kenny Ausubel, em seu inspirado livro *Restoring the Earth: Visionary Solutions from the Bioneers*, relata que os National Institutes of Health já começaram a trabalhar de perto com curandeiros em muitos países a fim de identificar novas drogas e que a gigante do ramo farmacêutico, Bristol-Myers Squibb, contratou curandeiros nativos na Ásia para investigar plantas locais.[10]

Andaríamos *melhor* se prestássemos mais atenção ao caso. Conforme observou o biólogo de Harvard, E. O. Wilson, "Poucos percebem até que ponto ainda dependemos dos organismos selvagens em medicina. Nos Estados Unidos, um quarto das receitas aviadas nas farmácias é de substâncias extraídas de plantas. Outros 13% provêem de microrganismos e 3% de tecidos animais, num total de 40% derivados de material orgânico".[11]

Uma esperança para os médicos

Como os curandeiros sabem o que as plantas lhes estão dizendo? O segredo consiste em aprender a ouvir sem censurar nem atrapalhar. Essa exigência nos coloca, a nós, médicos ocidentais, em séria desvantagem. Nós nem sequer ouvimos as pessoas, quanto mais as plantas! Segundo uma pesquisa de 1999 publicada pelo *Journal of the American Medical Association*, um paciente dispõe em média de apenas 23 segundos para expressar as suas preocupações durante uma consulta, antes de ser interrompido.[12]

Acredito, porém, que os médicos podem aprender a escutar as plantas. Tive um vislumbre da natureza do processo de ouvir quando obtive o título de prático de farmácia antes de entrar para a faculdade de medicina. O meu curso favorito era farmacognosia, o estudo das plantas medicinais. O laboratório de farmacognosia também fazia as vezes de museu, com as paredes atulhadas de espécimes dissecados de plantas medicinais originárias do mundo inteiro. *Ginkgo* estava numa gaveta, como colchicina e um grande pote de folhas secas de maconha, *Cannabis sativa*. Embora a maconha não estivesse trancada, ninguém jamais a roubou. Sempre me perguntei por quê. O motivo, cuido eu, era o que a planta nos dizia. Penetrar no laboratório era como aventurar-se pela oficina de um herbalista medieval. Todos os espécimes de ervas, inclusive a maconha, estavam cercados por uma aura mística e juro que às vezes – nos momentos de tranqüilidade – eu podia ouvir as velhas plantas falar. Surrupiar maconha ou qualquer outro espécime seria quase impensável, o equivalente a profanar uma relíquia sagrada.

Comunicação entre homem e planta

Quando dizemos que algumas pessoas têm o dedo verde, reconhecemos nelas um dom especial para se relacionar com as plantas. Reconhecemos também o potencial oposto – aquelas que têm o dedo preto. A idéia básica é que certas pessoas influenciam beneficamente as coisas vivas que as cercam, enquanto outras as intoxicam. Quando escolhemos um médico, é importante distinguir entre os dois tipos. Como o falecido humorista Erma Bombeck disse na epígrafe deste capítulo: "Nunca vá a um médico em cujo consultório as plantas feneceram."[13]

Atualmente, escolhemos os melhores alunos em biologia, química e matemática para cursarem as escolas de medicina. Mas, e se houvesse outros indicadores de talento como a influência de alguém sobre coisas vivas (as plantas, por exemplo)? Poderíamos, talvez, aproveitar as respostas das plantas para identificar curadores naturais, pessoas em cuja presença coisas vivas florescessem? Nos últimos anos, experimentos de laboratório quase chegaram a isso.

Num estudo particular, o psicólogo Bernard Grad, da Universidade McGill, Canadá, indagou se a depressão mental produziria efeito negativo no crescimento das plantas.[14] Grad teorizou que, se se regassem plantas com água trazida por pessoas deprimidas, elas cresceriam mais lentamente do que se o fossem com água a cargo de pessoas bem-humoradas. Elaborou-se um experimento que incluía um homem de quem se dizia ter o dedo verde e dois pacientes de um hospital psiquiátrico – uma mulher com neurose depressiva e um homem com depressão psicótica.

Cada qual mantinha uma garrafa fechada entre as mãos por trinta minutos. Em seguida, regavam-se com a água sementes de cevada. O homem do dedo verde parecia confiante e otimista enquanto segurava a garrafa: as suas sementes germinaram mais depressa que as dos outros e as dos controles. De maneira inesperada, a mulher neurótica e normalmente deprimida respondeu ao experimento com um humor mais desanuviado, fazendo perguntas pertinentes e mostrando grande interesse. Colocou a garrafa no colo como se fosse um bebê: as suas sementes também prosperaram mais depressa que as dos controles. O homem com depressão psicótica mostrava-se agitado e abatido: as suas sementes cresceram mais lentamente que as dos controles. O estudo de Grad sugere que (1) pensamentos e emoções humanas podem influenciar sistemas vivos positiva ou negativamente e (2) objetos físicos podem mediar essas influências.

Grad levou a cabo outros três experimentos semelhantes, mas, em vez de usar pacientes psiquiátricos, convidou um curador. O resultado foi significativo nas três etapas: as sementes regadas com a solução a cargo do curador, que procurara comunicar-lhe poder terapêutico, germinaram e cresceram melhor que as do grupo de controle.

Grad estendeu os experimentos aos animais e descobriu efeitos similares na cura de feridas e retardamento do crescimento tumoral.

Encorajados por seu trabalho, pesquisadores do mundo inteiro realizaram estudos complementares documentando os efeitos do estado mental e das intenções sobre toda uma variedade de sistemas vivos – taxas de proliferação de bactérias, plantas e células; atividade das reações bioquímicas básicas e grau de mutação no interior das células.[15, 16]

Essas experiências mostram claramente que algumas pessoas exercem influência curativa sobre as coisas vivas e outras, não. Mostram também que se pode agir de duas maneiras: aumentando ou *diminuindo* a saúde dos sistemas vivos, na dependência das intenções.

As implicações para a cura e para o sistema de escolha dos jovens médicos são profundas. O talento de curar – ou o seu contrário – obviamente existe, como o reconhecerem todas as culturas indígenas. O nosso objetivo consistiria, pois, em selecionar os candidatos com talento natural, tal qual selecionamos alunos brilhantes em matemática, música, atletismo e muitas outras áreas. E um dos meios de identificá-los é consultar as plantas.

As pessoas reconheceram que as plantas são sagradas já no surgimento da história humana. Como diz o escritor Robert Lee Hotz: "Os testemunhos físicos mais antigos das preocupações espirituais da humanidade são resquícios de pólen de folhas de jacinto e malva-rosa – restos daquilo que, para muitos estudiosos, foi uma guirlanda deposta por um pranteador num túmulo Neanderthal há mais de 44.000 mil anos."[17]

Talvez a aura sagrada que pressentimos nas plantas explique a sua capacidade de nos assegurar melhor saúde quando estamos na sua presença. Examinemos um famoso estudo de 1976 encetado pelas psicólogas Ellen Langer e Judith Rodin.[18] Elas entregaram aos cuidados de um grupo de pacientes externos vasos de plantas, pedindo-lhes que fizessem o máximo por si mesmos em vez de deixar a equipe de enfermagem assumir toda a responsabilidade. Um segundo grupo, comparável ao primeiro em termos de má saúde e deficiência física, continuou a receber o tratamento usual de enfermagem em casa, garantindo-lhes que a equipe tomaria todas as decisões e se responsabilizaria por tudo. Depois de três semanas, o grupo dos vasos evidenciou significativa melhora na saúde e no grau de atividade. Os resultados foram ainda mais surpreendentes após dezoito meses: a taxa de óbito do grupo dos vasos foi de apenas 50% com relação ao outro.

Esse estudo clássico é sempre interpretado como um exemplo dos efeitos terapêuticos produzidos quando tomamos algo aos nossos cuidados e assumimos responsabilidades. Mas o que convocou esses fatores e os pôs em marcha? Talvez os vasos de plantas, por sua simples presença, tenham capacitado os pacientes a ouvir os conselhos da equipe de enfermagem de uma maneira nova. Ou talvez os pacientes mais velhos não ligaram absolutamente para as enfermeiras, dando ouvidos apenas às plantas.

Tome duas aspirinas

Em que as plantas e os homens se parecem?

As floristas geralmente recomendam aos fregueses colocar dois comprimidos de aspirina no vaso para que as flores, de hastes cortadas, se conservem por mais tempo. O bioquímico Ralph A. Backhaus e seus colegas da

Universidade Estadual do Arizona, em Tempe, recolheram evidências em apoio do conselho das floristas.[19] Eles descobriram que a aspirina funciona tanto em humanos quanto em plantas, na mesma situação – quando são cortados, arranhados ou feridos.

Nos animais, a aspirina bloqueia a produção de prostaglandinas, que são ácidos graxos responsáveis pelo início da resposta inflamatória e pela constrição dos vasos sanguíneos. Nas plantas, a aspirina bloqueia a produção de ácido jasmônico, que faz com que insetos devoradores de folhas segreguem substâncias químicas que as intoxicam. As instâncias bioquímicas inibidas pela aspirina são espantosamente semelhantes em plantas e animais.

O ácido jasmônico não apenas ajuda as plantas a expulsar os insetos como apressa o envelhecimento dessas mesmas plantas. Os botânicos acreditam que o envelhecimento prematuro em plantas machucadas pode ser uma tentativa de gerar sementes antes que elas morram. Em um estudo, alguns rabanetes selvagens novos, que tiveram uma de suas quatro folhas devorada por lagartas, chegaram a produzir 60% mais sementes que os não mordiscados pelas lagartas.[20] Assim, as floristas acertam na mosca: a aspirina realmente faz com que flores recém-colhidas permaneçam "jovens" ao bloquear o ácido jasmônico, que promove o envelhecimento.

Nenhum dos cientistas envolvidos em tais pesquisas insinua que a aspirina alivia a dor das plantas porque a seu ver elas não sentem dor. No entanto, poderá a resposta das plantas machucadas à aspirina, que talvez tenha aliviado mais dores em seres humanos do que qualquer outra substância na história, significar que elas sentem dor até certo ponto? Se isso parece absurdo, lembremo-nos de que no século XIX a maioria dos cientistas acreditava que os *animais* também não sentiam dor, idéia já descartada há muito tempo. Não estaríamos igualmente errados com relação às plantas? Sim, eu sei bem: é filosoficamente temerário atribuir sentimentos humanos a entidades inanimadas. Os filósofos profissionais têm um nome para esse lapso de lógica: chamam-no "falácia patética", embora nunca tenham explicado muito bem por que é patético ou falacioso postular sentimentos para além da esfera humana.

As respostas que damos à questão dos sentimentos nas plantas pressupõem conseqüências reais para a maneira como vivemos a nossa vida. Um dos motivos mais comuns pelos quais as pessoas adotam o vegetarianismo é acreditarem que as plantas não sentem, mas os animais sim – e não querem torturar aquilo que comem. A nossa auto-imagem depende dessa escolha. Como disse o cardeal John Henry Newman (1801-1890): "É quase uma definição do cavalheiro dizer que se trata de alguém incapaz de infligir sofrimento."[21] Mas, em vista das considerações acima, precisamos reavaliar a postura vegetariana. É possível que o vegetarianismo pareça mais aceitável porque nós, simplesmente, não nos dispomos a ouvir as plantas? Se ponderarmos a sério as implicações desses processos bioquímicos nas plantas, destinados segundo parece a aliviar a dor, seremos tão gentis assim ao comê-las? Continuaremos a degolar repolhos, a amputar aspargos, a espancar trigo, a ferver cebolas, a esfolar maçãs, a quebrar nozes, a espremer alho, a afogar feijão, a sufocar laranjas, a cremar batatas, a esfolar bananas (para depois pô-las na grelha) e a fazer em pedacinhos toda sorte de frutas e legumes?

Não estou propondo o abandono do vegetarianismo. Entretanto, se levarmos a sério a possibilidade de percepção da dor nas plantas, talvez devêssemos comê-las com um pouco mais de gratidão, cientes de que elas, por sua vez, irão nos devorar quando formos "plantados" na cova.

Transplantes da planta para o animal

Um dos critérios para determinar a similaridade biológica é saber se o tecido de um organismo vivo poderá ser transplantado com sucesso para outro. Em caso positivo, doador e recipiente se dizem "compatíveis". Presume-se que plantas e animais sejam tão diferentes que os transplantes entre eles não podem ocorrer. Mas em 1995 uma equipe de pesquisa liderada por Xavier Lozoya no Centro Médico Nacional do México conseguiu transplantar com sucesso tecido vegetal para animais, pela primeira vez na história.[22] Dá-se a esses estudos o nome de experimentos *inter-regni* – "entre reinos".

Lozoya e sua equipe transplantaram tecido da *Mimosa tenuiflora* para a camada subcutânea de ratos e examinaram a área enxertada ao microscópio depois de trinta, sessenta e 120 dias após o procedimento. Contrariamente às previsões convencionais, os enxertos de planta sobreviveram. Após uma resposta inflamatória inicial, uma cápsula fibrosa se formou ao redor do material transplantado e, no quarto mês, capilares e pequenos vasos sangüíneos começaram a se formar no interior do enxerto. Os pesquisadores foram levados a suspeitar que talvez existam mecanismos desconhecidos que nutrem as células vegetais e que os metabólitos produzidos pelo enxerto são transportados para o fluxo sangüíneo do animal hospedeiro. O material vegetal foi depois removido dos ratos e posto a regenerar-se fora de seus corpos, provando assim que ele permanecera viável o tempo todo. Esses achados, dizem os pesquisadores, indicam que enxertos vegetais podem servir de fonte para compostos farmacologicamente ativos. Os experimentos de Lozoya dão um significado inteiramente novo ao conceito de que o semelhante só nasce do semelhante.

O que a natureza faz? Macaqueando os macacos

Janine Benyus, guarda-florestal no majestoso Bitterroot Valley, em Montana, trabalha com biomimetismo, que ela descreve como "a emulação consciente do gênio da vida".[23,24] Aconselha que, antes de tentar resolver um problema, devemos nos perguntar: "O que a natureza faria neste caso?"

Examinemos de novo o problema de como identificar plantas medicinais numa floresta tropical. Uma das maneiras de proceder é fazer a pergunta de Benyus: o que a natureza faria neste caso?

A resposta assumiu novo significado para Michael Huffman, da Universidade de Kyoto, quando ele observava um chimpanzé atacado de parasitas e constipado, de nome Chausiku, nas montanhas Mahale, no oeste da Tanzânia.[25] Huffman viu-o arrancar um galho de uma árvore daninha que os macacos geralmente evitam, arranhá-lo e sugar a sua seiva amarga. Em 24 horas, todos os sintomas de Chausiku desapareceram. Foi a primeira vez que um cientista viu um chimpanzé doente escolher uma planta de gosto ruim, conhecida pelos homens como medicinal, consumi-la e sarar. Huffman observou tudo aquilo perplexo, compreendendo que talvez estivesse assistindo às origens da medicina botânica humana. Desde então, numerosos exemplos de automedicação animal foram documentados, ajudando a lançar os alicerces do campo em franco desenvolvimento da zoofarmacognosia.

Em Bornéu, o especialista em florestas tropicais Willie Smits viu um orangotango, que comprimia o crânio como se estivesse com dor de cabeça, colher a flor de determinada planta e mastigá-la. Pouco depois, foi embora aliviado. Da próxima vez que Smits teve dor de cabeça na floresta, apanhou e mastigou a mesma flor, chegando ao mesmo resultado.

Huffman e um grupo de outros estudiosos, inspirados no trabalho da famosa especialista em chimpanzés Jane Goodall, descobriram que esses animais engolem, inteira, a folha de uma entre 34 árvores, conforme a ocasião. A folha sai intacta, não-digerida, nas fezes, com dobras sanfonadas bem-definidas. Esse hábito dos chimpanzés intensifica-se dois meses antes do começo da estação chuvosa, que é também a época de maior incidência de infecções por um perigoso parasita intestinal. Huffman descobriu que só os chimpanzés doentes ingerem a folha. Todas as folhas, percebeu ele, têm cerdas na parte de baixo. Ao examiná-las, detectaram-se vermes vivos presos nas cerdas e dobras das folhas eliminadas. A "teoria do velcro" de Huffman é que as folhas passam pelo intestino, capturam os vermes e lançam-nos fora do corpo.

Contudo, boa parte da automedicação em primatas selvagens envolve processos químicos e não mecânicos. Por exemplo, os gorilas da montanha de Uganda comem as cascas da árvore *dombeya* como alimento; elas possuem um antibiótico letal para o *E. coli* e outros patógenos. A substância amarga que Huffman viu Chausiku comer, extraída da árvore *Veronica amyg-*

dalina, apresenta pelo que se descobriu compostos ativos contra muitos dos organismos que provocam malária, disenteria e esquistossomose. A tribo local dos Wa Tongwe consome as mesmas plantas para os mesmos problemas e recupera-se em prazo idêntico.

Uma das principais descobertas de Huffman é que a substância ingerida pelos chimpanzés contém cerca de vinte componentes com diferentes níveis de atividade e diferentes efeitos sobre os parasitas intestinais. "Alguns dos compostos mais bioativos", diz ele, "atuam paralisando o verme, inibindo o movimento e impedindo a postura de ovos. Outros compostos são tóxicos [para o parasita]."

Na medicina moderna, optamos pela mentalidade da bala mágica – uma só droga, um único método de ação para erradicar totalmente o patógeno. Ora, isso provoca resistência à droga porque o mecanismo isolado estimula o patógeno a desenvolver uma contra-estratégia. Ao contrário, explica o jornalista Aisling Irwin: "Os remédios da floresta raramente eliminam a doença por completo: apenas a controlam. Os macacos engolidores de folhas continuam a albergar parasitas, mas em número menor e mais seguro. Ao final da estação chuvosa, as infecções desaparecem naturalmente."[26]

Os adversários da medicina à base de ervas não concordam com essa abordagem, às vezes por boas razões. Em algumas doenças como a AIDS, a condição do portador é perigosa e deveria ser eliminada. Em outros pontos, porém, esses adversários estão inteiramente errados. Não conseguem captar o princípio da medicina à base de ervas, que é o de compostos múltiplos atuando suave e sinergisticamente. Presumem que existe *um* composto-chave na erva, capaz de ser isolado, sintetizado e usado em sua forma pura. No entanto, a zoofarmacognosia propõe que as ervas talvez funcionem devido à ampla variedade de substâncias nelas contidas e não em virtude de qualquer componente único.

Praticar medicina à base de ervas é como matar moscas com mata-moscas, não destruí-las com uma única arma letal. Embora algumas moscas possam sobreviver ao mata-moscas, o paciente também sobreviverá.

Como o chimpanzé que Huffman observou sabia qual era a planta certa? Ele não consultara um médico; ou percebia intuitivamente quais plantas funcionavam ou fora instruído por outros chimpanzés. Mas o que se entende por "instinto"? E se ele recebera lições de seus semelhantes, de que modo estes absorveram originalmente o seu conhecimento? Por tentativa e erro? Talvez. Suspeito, porém, que algo mais recôndito esteja aí em jogo, algo que transcende a experimentação aleatória – talvez o tipo de coisa que ainda parece ocorrer quando os curandeiros nativos de Madagascar recorrem à ajuda das plantas. As próprias ervas entram na dança. Elas respondem.

Críticos

Nós simplesmente não conseguimos entender a popularidade das ervas sem levar em consideração a nossa "consciência verde" – que, conforme defende a zoofarmacognosia, vem se desenvolvendo há muito tempo.

Muitos críticos do uso de remédios de ervas não acreditam nas forças intrapsíquicas que nos vinculam ao mundo verde e procuram combatê-las. A seu ver, as escolhas das pessoas quanto aos remédios que usam deveriam basear-se unicamente em exames clínicos controlados. Eles vêem a ânsia da América pela medicina verde como uma perigosa tendência anticientífica. Assim, William Jarvis,[27] do Conselho Nacional Contra a Fraude em Saúde, chamou a idéia de uma medicina totalmente baseada em ervas de "conversa fiada ideológica", sem base científica. Os defensores de semelhante medicina, acusa ele, mantêm "um caso amoroso com a natureza, vendo-a apenas como benigna ou benévola, sem olhos para o seu lado perigoso". Os inimigos mais implacáveis da medicina à base de ervas parecem acreditar que estas – ao natural – não são confiáveis; precisam ser domadas pela ação de isolar os seus princípios ativos, sintetizá-los e comercializá-los como produtos farmacêuticos só acessíveis mediante receita médica. Esse ponto de vista implica que uma sabedoria médica confiável não existia antes do aparecimento dos exames clínicos aleatórios, em meados do século XX.

Os críticos da medicina à base de ervas não percebem que a humanidade vem se empenhando há centenas de milhares de anos, no mundo inteiro, num contínuo experimento com drogas. Essa tarefa colossal foi levada a cabo graças a um número indizível de estudos de casos individuais, envolvendo o uso de ervas em todas as culturas da terra. Sempre que um curandeiro indígena administrava uma erva a um doente, a experiência se enriquecia e o conhecimento avançava. Esse experimento planetário incessante amesquinha qualquer projeto concebido pelos nossos Institutos Nacionais de Saúde e nossos laboratórios farmacêuticos. No entanto, a sabedoria adquirida é freqüentemente menosprezada, em detrimento de toda a humanidade.

Num ponto, porém, os críticos das ervas estão certos: a medicina verde oferece perigos. Alguns preparados são tóxicos, o que seria estupidez ignorar.[28] Ainda assim, o atual debate sobre os riscos das ervas muitas vezes se torna intempestivo e desequilibrado, especialmente em vista do fato de, a cada ano, os efeitos colaterais dos fármacos serem responsáveis pela morte de uns cem mil americanos hospitalizados[29] e de os cuidados hospitalares em geral constituírem hoje, em números gerais, a terceira causa de morte no país, depois das cardiopatias e do câncer.[30] Sem dúvida, as falhas da medicina convencional não justificam reservas exageradas no uso das plantas ou de qualquer outra terapia, mas indicam que os críticos muitas vezes invocam um padrão duplo no que diz respeito às ervas.

Um pouco de respeito?

Venho de uma linhagem de fazendeiros. Talvez por isso respeite naturalmente as contribuições que as plantas dão ao bem-estar humano e fique horrorizado ao ver as ervas medicinais tratadas com desdém por profissionais que deveriam conhecer melhor o assunto.

Considere-se a droga anticâncer Taxol, que o Instituto Nacional do Câncer considerou há pouco o maior avanço terapêutico contra essa doença nas duas últimas décadas.[31] O Taxol era originalmente extraído da casca do teixo do Pacífico, *Taxus brevifolia*, conforme mencionado acima. Quando o composto foi descoberto, seis árvores centenárias tinham de ser abatidas para produzir droga que bastasse ao tratamento de um único paciente. A essa taxa, a árvore logo se extinguiria no noroeste do Pacífico. Devido aos protestos dos ambientalistas, a indústria farmacêutica achou meios de plantar os seus próprios teixos em vez de derrubar os selvagens, além de extrair o princípio ativo das folhas. Os resultados foram excelentes para a gigante Bristol-Myers-Squibb. Só em 1996, as vendas globais de Taxol ultrapassaram oitocentos milhões de dólares, dando um prestígio adicional à medicina "verde".[32]

Eis como a empresa farmacêutica descreve o Taxol no venerável *Physician's Desk Reference* (PDR):[33]

> O Paclitaxel [nome genérico do Taxol] é um produto natural com atividade antitumoral. O nome químico é 5β, 20-Epoxy-1,2α, 4,7β, 10β, 13α-hexaidroxitax-11-en-9-um 4,10-diacetato 2-benzoato 13-éster com (2R, 3S)-N-benzoil-3-fenilisoerina [...] O Paclitaxel é um pó branco ou quase branco com fórmula empírica $C_{47}H_{51}NO_{14}$ e peso molecular de 853,9. É muito lipofílico, insolúvel em água, e funde-se por volta de 216-217°C.

Isso é como descrever a *Mona Lisa* nos termos da composição química dos pigmentos usados por Leonardo. Afora a referência ao Taxol como "produto natural", não se faz menção alguma ao teixo do Pacífico na descrição de umas boas quatro páginas da companhia, a despeito do fato de que, sem a árvore, a droga não existiria. Depois de fornecer o seu precioso remédio, o teixo é esquecido. Não merece sequer uma nota de rodapé de gratidão, uma menção honrosa, um olhar de esguelha. Seria de esperar que o laboratório, lucrando cerca de um bilhão de dólares graças a uma planta, mostrasse para com ela um pouquinho de respeito na imprensa. Não admira que o Taxol provoque graves efeitos colaterais – mais de duas páginas de "Advertências" e "Reações Adversas" –, como se essa fosse a sua maneira de rebater o insulto.

Amor que mata as plantas

Segundo a Organização Mundial de Saúde, aproximadamente 80% dos habitantes da Terra confiam em remédios tradicionais derivados de plantas.[34] Durante séculos, colher tais substâncias na mata ou no quintal não era problema, pois as pessoas só colhiam ou plantavam aquilo que lhes era necessário. Mas, aumentando o interesse internacional pelas ervas, a demanda passou à frente da produção natural de muitas delas, de sorte que as plantas estão hoje em perigo. O amor que temos por algumas as está matando.

Isso já aconteceu antes. No século VII a.C., um grupo de colonos oriundos de Tera fundou a cidade de Cirene, na atual Líbia. Deveriam ter questionado o conselho do oráculo para ali se estabelecerem, pois a paisagem era desolada e os nativos, não amigáveis. Mas logo descobriram a grande vantagem de Cirene – uma espécie de funcho gigante chamado sílfio que, por fim, tornou a colônia próspera. Embora o sílfio fosse usado como condimento e supressor da tosse, a sua eficácia como contraceptivo era sem igual. Soranus, o médico grego do século II d.C., escreveu que o suco de um pedacinho do tamanho de um grão-de-bico, tomado uma vez por mês, bastava para evitar a gravidez. O sílfio, porém, era desesperadoramente escasso, pois crescia apenas na África do Norte, ao longo de uma faixa de cinqüenta quilômetros de terra perto da cidade. E era também caprichoso: tentativas de transplantá-lo para a Síria e a Grécia falharam, para deleite dos habitantes de Cirene. Os preços não tardaram a subir. No começo do século I d.C., o sílfio era mais caro que o seu peso em prata e tornara-se o contraceptivo da nobreza. Trezentos anos depois, estava extinto.[35]

Muitas ervas modernas, como o sílfio, correm perigo. Veja-se o hidraste, *Hydrastis canadensis*, usado para tratar infecções e uma das plantas mais vendidas no mundo. Embora essa plantinha silvestre cresça abundantemente em florestas úmidas de madeira-de-lei do mundo todo, a extração em larga escala combinada com a derrubada de árvores novas está tornando cada vez mais difícil encontrá-la nos locais onde outrora prosperava. A erva precisa de décadas para restabelecer-se e a demanda atual ameaça dizimar a espécie.[36]

O *ginseng* é uma das maiores vítimas entre as ervas atualmente muito procuradas. Trata-se de uma raiz de crescimento extremamente lento que demora um mínimo de seis anos para amadurecer; só a planta madura tem propriedades medicinais. Embora mais de 90% do *ginseng* exportado pelos Estados Unidos sejam cultivados, o saque da variedade selvagem foi às alturas porque é vendida a mil dólares por quilo – mais de três vezes o valor da espécie cultivada.[37] O *ginseng* americano encabeça uma lista recente de plantas em perigo, compilada pelos United Plant Savers, um grupo de herbalistas e conservacionistas responsáveis com sede em Vermont. O hidraste e o cará selvagem, *Dioscorea villosa*, de que é feito o hormônio antienvelhecimento DHEA, ocupam o segundo e o terceiro lugares na lista. A Convention in Trade in Endangered Species também começou a compilar a sua própria lista de plantas medicinais raras que exigem proteção.[38] O jornalista Nathaniel Mead acredita que a força do mercado, há muito uma ameaça a várias espécies de ervas, pode por fim ser a sua salvação. "À medida que as ervas do campo vão se tornando mais e mais raras, a qualidade tende a cair enquanto os preços sobem. [...] Isso faz do cultivo uma prática lucrativa. E, graças a técnicas de plantio adequadas, a qualidade das ervas cultivadas organicamente pode igualar ou mesmo superar a das variedades selvagens. Em conseqüência, plantar ervas medicinais sem dúvida irá se tornar um grande negócio."[39] É, porém, cruel empurrar as plantas para a quase-extinção como prelúdio para salvá-las.

Cartão de natal botânico

Se de fato nos sintonizarmos com as plantas, não é provável que forcemos ervas valiosas a extinguir-se. Sem dúvida, essa sintonização pode ser difícil se acreditarmos que as plantas não têm nada a comunicar. Algumas delas, entretanto, parecem perceber a nossa dificuldade de ouvi-las. Vêm então ao nosso encontro a meio caminho e, em certas situações, fazem um esforço extra para passar a sua mensagem. Às vezes, as conexões íntimas entre plantas e pessoas prosperam quando há profunda necessidade delas – quando a planta está de prontidão, disposta a servir.

Considere-se o que aconteceu num duro inverno ao filósofo acadêmico Michael Grosso e que ele descreve em seu livro provocativo *Soulmaking*.[40] Numa véspera de Natal, vivendo Grosso em Edgewater, New Jersey, numa casinha de tijolos às margens do rio Hudson, o tempo esfriou muito e os ventos começaram a soprar.[41] Embora a coluna de mercúrio tivesse baixado a zero e as estradas ficassem cobertas por uma camada de gelo, Francesca, a namorada do filósofo, insistiu em ir à Missa do Galo. Assim, ambos se puseram a caminho da igreja, enfrentando as difíceis condições.

Grosso achou a cerimônia decepcionante – os fiéis desatentos e desrespeitosos, o padre pouco inspirado. De volta, Grosso e Francesca tomaram chá quente na casa gelada, ainda com os seus casacos. Trocaram presentes, mas nenhum ficou alegre com o ritual. O relacionamento de ambos, naquela noite, tornara-se tão desagradável quanto o tempo. Grosso dormiu no sofá, envolvido em seu casaco, enregelado e entorpecido demais para sentir raiva. "O espírito do Natal morrera dentro de mim", lembra-se ele, quando mergulhara "num sono sem sonhos".[42]

De manhã, foi despertado pela voz doce de Francesca. Erguendo-se e espiando por baixo do casaco, deu com ela de olhos grudados na planta junto à janela. "Veja, veja!", bradava Francesca. "A planta floresceu à noite!"

"O quê?", tartamudeou Grosso, ainda estremunhado.

"A sua planta! A sua planta floresceu!"

Grosso se levantou, aproximou-se da janela e inclinou-se para o vaso. Francesca estava certa. Vários botões brancos haviam surgido. Tocou-os e aspirou-lhes o perfume com deleite. Então a sua mente racional dominou-o e ele começou a considerar a planta em flor com descrença. Os botõezinhos brancos pareceram-lhe deslocados no tempo e no espaço. Como poderiam ter surgido quando eles próprios quase haviam se congelado?

Francesca, porém, estava nas nuvens. Debruçou-se sobre a planta, acariciou-lhe as folhas sedosas, cheirou-lhe as pétalas fragrantes. "É um cartão de Natal vindo do céu!", exclamou.

Grosso estava estupefato. Simplesmente não era normal que uma planta daquele tipo florescesse no dia mais frio do ano, em pleno solstício de inverno e numa manhã natalina. Desafiando as suas dúvidas, os botões se abriram em flores, agraciando o apartamento inteiro com um perfume quase insuportável. Quando as pétalas caíram, ele as recolheu numa caixa.

Grosso se lembra bem da história dessa planta tropical. Comprara-a doze anos antes, quando morava num sótão de Chinatown. Cuidou bem dela e viu-a crescer forte. Num verão, deixou-a a cargo de uns estudantes que se esqueceram de regá-la e ela aparentemente morreu. Mas, em vez de jogá-la fora, Grosso conseguiu devolver-lhe a vida e, com os anos, ela chegou a um metro e meio de altura. Embora ele se mudasse com freqüência, continuou a cuidar bem da planta, limpando-lhe as folhas e afofando o solo. Quando a planta floresceu naquela manhã fria de Natal, era como se estivesse dizendo: "Ele foi gentil para comigo uma vez. Agora vou lançar flores e fazê-lo lembrar-se da primavera!"

Sempre racionalista, porém, Grosso continuou a buscar uma explicação natural para o estranho comportamento da planta. Uma pesquisa revelou que a *Dracaena fragrans* era um arbusto tropical que só florescia de vez em quando, exigindo quase sempre um clima tropical. Consultou dois floristas. Um disse que jamais vira uma flor de *Dracaena...* muito menos à noite, na estação fria.

O outro contou a Grosso uma história que o deixou nervoso. Uma freguesa dera-lhe certa feita o seu cacto favorito: estava idosa, fraca e doente demais para cuidar dele. Passou-se um ano e o florista não se lembrou mais da mulher. Então, um belo dia, o cacto produziu uma bonita flor vermelha – na mesma manhã em que a freguesa que o dera faleceu.

Inquieto, Grosso repetiu a história a um amigo amante de ópera que, por sua vez, lhe narrou outro acontecimento igualmente estranho. Uma cantora de ópera morrera num dia de inverno. A neve caíra durante a noite – e perto da soleira de sua porta, na manhã seguinte (aquela em que morreu), uma rosa vermelha havia desabrochado. Junto dela, via-se um passarinho morto, caído do céu.

"Não eram de modo algum histórias que eu gostaria de ouvir", queixou-se Grosso. Por isso, saiu em busca de especialistas que lhe pudessem dar uma explicação natural. Um professor de biologia pouco teve a acrescentar ao que os floristas haviam dito, exceto que o caso todo lhe parecia bizarro. Por fim, Grosso foi ao mundialmente famoso Jardim Botânico de Nova York a fim de consultar botânicos e horticultores experientes. Todos garantiram que a escuridão e o frio intenso são inimigos das plantas tropicais. Além disso, nenhum jamais vira uma flor de *Dracaena fragrans*. E um botânico chegou a declarar que aquilo fora um "milagre".

"À falta de uma explicação comum, havia a possibilidade de nós mesmos termos sido os engenheiros mágicos que induziram a planta a florescer", supõe Grosso. Talvez, para compensar o seu baixo astral, ele de algum modo provocara o fenômeno ou fizera-o com Francesca, sem saber. "Se essa for a explicação correta, implica um estranho quadro do que os seres humanos são capazes de realizar. Diz muito dos poderes desconhecidos da alma, de desconhecidos instrumentos e canais de influência." Mas talvez também a planta *soubesse* que Francesca e Grosso estavam carentes e respondeu-lhes.

A isso Grosso acrescentou uma possibilidade adicional. Há, quem sabe, um "tempo sagrado [...] dias santos e épocas de cura. É de crer que o comportamento bizarro da planta foi determinado por algo acima da mente de nossa individualidade, tribo e espécie. Pela mente, digamos, de Deus. Pode ser que Francesca estivesse certa e aquilo fosse mesmo um cartão de Natal do céu".

Medicina verde para quê?

Por toda parte, as pessoas se perguntam como poderemos incentivar o crescimento contínuo da "medicina verde", o uso de plantas e ervas. A abordagem mais contraproducente seria ver a medicina verde segundo uma perspectiva puramente pragmática, utilitária, na qual as ervas não passariam de nosso último trunfo: *echinacea* como a nova penicilina, *ginkgo* como o mais recente estimulante do cérebro. A medicina verde nem sempre é *para* alguma coisa. Ela pressupõe uma maneira respeitosa de estar no mundo, segundo a qual os vegetais são considerados vivos e sagrados. Trata-se de respeito por todas as coisas vivas. Portanto, o que queremos incentivar não são terapias específicas e sim a consciência do verde. Quando o mundo é visto dessa maneira, as plantas se adiantam para nos saudar, como vimos. Elas se apresentam e informam de que modo poderão nos valer.

A questão-chave para nós, homens modernos cada vez mais distanciados do mundo verde pela implacável "asfaltificação" do solo, consiste em descobrir como restaurar as conexões que foram uma realidade viva para os nossos ancestrais. Isso envolve, como sempre, um convite respeitoso, um pedido humilde para que os poderes verdes se manifestem na nossa vida e uma postura aberta ao que as plantas têm a dizer. Se não aprendermos a fazer isso, é provável que o mundo verde desapareça novamente de nossa cultura médica, deixando-nos com a medicina mecanicista que estamos tentando transformar.

Uma das maneiras de incrementar esse processo é descobrir meios de permitir que imagens verdes se formem dentro de nós. Tenho me divertido muito com isso ultimamente, tentando ser um ouvinte melhor das plantas e das árvores. Na esteira de Kat Harrison, convido temas verdes a aparecer em meus sonhos colocando folhas recém-colhidas sob o travesseiro, à noite – como se virasse as folhas de um livro, poder-se-ia dizer. Até agora, a minha horta ainda não produziu repolhos de vinte quilos como as de Findhorn,

Escócia, depois que os espíritos da planta são invocados para abençoar aquela terra ingrata. A minha horta, temo eu, está tão infestada de insetos daninhos quanto antes. Mas hoje, para mim, o verde nada tem a ver com o tamanho dos legumes que planto ou com aquilo que como. O verde não é sequer uma cor, mas uma atitude da alma.

~ 9 ~

INSETOS

> Desejo-te toda a alegria do verme.
> — WILLIAM SHAKESPEARE, *Antônio e Cleópatra*

Imagine o leitor uma terapia que, uma vez terminada, elimina todos os males, deixando a cura em seu caminho.

É precisamente o que aconteceu no caso de um paciente acamado de 80 anos do dr. Grady Dugas, de Marion, Louisiana. O velho cavalheiro tinha úlceras gravemente infeccionadas nos calcanhares, quadris e nádegas, algumas de mais de dois centímetros de profundidade.[1] Antibióticos e punções revelaram-se ineficazes, e o dr. Dugas receou ter de amputar-lhe ambos os pés. Mas então se lembrou de que a sua avó diabética fora tratada com sucesso de úlceras infeccionadas nas pernas, nos anos 1930, por um método inusitado – gusanos, as larvas vermiformes das moscas. Concluindo que não tinha nada a perder, entrou em contato com Jeffrey Wells, um entomologista da Universidade Estadual da Louisiana. Uma semana depois Wells apareceu em Marion com oito mil ovos de varejeiras. Dugas aplicou-os nas feridas do paciente, tal qual se lembrava no caso da avó. Eles se transformaram em larvas, comeram o tecido infeccionado, ganharam asas e voaram para longe. Dugas aplicou mais ovos e o processo se repetiu. Quatro semanas mais tarde, as úlceras crônicas do paciente estavam limpas e formando tecido saudável. Em vez de amputar os dois pés do ancião, Dugas enviou-o a um hospital local para fazer enxertos de pele.

O tenente Kevin Shaeffer é também um fã dos gusanos. Ele teve mais de 50% do corpo queimados quando o Vôo 77 da American Airlines atingiu o seu escritório no Centro de Comando Naval do Pentágono, no dia 11 de setembro de 2001. Estava moribundo e respirando com a ajuda de aparelhos quando o cirurgião plástico usou com sucesso gusanos para limpar-lhe a pele danificada e reduzir o risco de infecção.[2]

Eis o que acontece quando as pessoas tratam com gentileza os gusanos. Muitas vezes, porém, essas criaturas suscitam terror no coração de algumas. Por exemplo, a 19 de junho de 2001 Vincent Ingram (11 anos), de Detroit, Michigan, comprou um cheeseburger numa lanchonete local do McDonald's e levou-o para comer em casa.[3] Vincent alega que, ao morder o sanduíche, percebeu que ele estava infestado de gusanos. O seu advogado, que representa Vincent num processo de um milhão de dólares contra o McDonald's, descreve o horror que tomou conta da casa do menino depois daquela malfadada refeição: "A irmã, a seu lado, tremia ao ver os bichos fervilhando... e saindo-lhe da boca."

A experiência de Vincent ilustra a repulsa instintiva que a maioria das pessoas sente diante de coisas rastejantes como gusanos, sanguessugas e vermes. Mas nem sempre foi assim. Por exemplo, *leech* (sanguessuga) deriva do gótico *lekesis*, que significa mágico ou curandeiro, uma pista para a reverência com que tais criaturas eram outrora encaradas.

As mitologias evoluem, porém, e hoje o respeito que os nossos ancestrais sentiam por essas criaturas praticamente desapareceu. Em nossos dias, usamos os seus nomes como pragas ou insultos. Quando chamamos alguém de "sanguessuga", acusamo-lo de parasita, aproveitador e egoísta que se gruda em outra pessoa para obter o que quer. Referir-se a um indivíduo como "verme" é considerá-lo insignificante e indigno de atenção. Para muita gente, vermes e gusanos são indescritivelmente vis – invasores de corpos, emblemas de destruição e morte, mediadores da podridão e da decadência.

Em vista do desgosto generalizado que as pessoas sentem na presença de gusanos e sanguessugas, seria de crer que eles tivessem desaparecido do cenário da medicina. Mas como diz Dalia Sofer, editora-sênior do *American Journal of Nursing*,[4] "O nojo aumenta. [...] A *Hirudo medicinalis* [a sanguessuga médica] está de volta". Mas ela não apenas voltou às clínicas e hospitais americanos como, segundo Sofer, "tornou-se chique". Cosméticos à base de sanguessugas estão hoje sendo vendidos na Europa e uma companhia de Dallas planeja comercializar dois milhões de unidades desses cremes anualmente, nos Estados Unidos. Afora o seu uso em cosméticos, também se pensa em adicionar esses componentes aos dentifrícios. Tais produtos se beneficiam de várias ações farmacológicas da *Hirudo medicinalis*, como as suas propriedades antiinflamatórias, anticoagulantes, vasodilatadoras e analgésicas.

De fato, em agosto de 2005, um comitê federal de consultores médicos se reuniu para regulamentar o modo como os gusanos e sanguessugas devem ser criados, transportados e vendidos com segurança.[5]

Sanguessugas: breve história

A invasão de feridas humanas por vermes é uma condição chamada miíase. O registro mais antigo talvez seja a história bíblica de Jó, no Antigo Testamento, que se lamentava: "A minha carne está vestida de vermes [...] A minha pele se encrosta e de novo supura. [...]" (Jó 7:5).

As larvas de certas moscas têm sido há muito usadas para tratar feridas supuradas e eliminar tecidos mortos. Os antigos maias da América Central mergulhavam panos no sangue de animais e expunham-nos ao sol antes de aplicá-los às feridas, esperando que em poucos dias se enchessem de bichos. O povo ngemba, de Nova Gales do Sul, Austrália, também usava gusanos para limpar feridas infeccionadas, como algumas tribos remotas das montanhas da Birmânia.[6]

O conhecimento que o Ocidente tem do valor dos gusanos está estreitamente ligado à guerra.[7] Ambroise Paré (1509-1590), cirurgião-chefe dos reis

Carlos IX e Henrique III da França, relatou em primeira mão, no ano de 1557, após a batalha de St. Quentin, que "os ferimentos dos soldados cheiravam muito mal e estavam cheios de *vermes*, com gangrena e putrefação". Acreditava ele que os "vermes" fossem gerados espontaneamente pela carne apodrecida; ignorava que nasciam das moscas. Paré observou que um ferimento de batalha infestado de gusanos "se recuperava para além de toda expectativa" e passa, assim, por ser o primeiro europeu a reconhecer o valor dessas criaturas no campo terapêutico.

O grande cirurgião militar de Napoleão, o barão Dominique-Jean Larrey, relatou que durante a campanha egípcia muitos dos ferimentos infeccionados se encheram de gusanos. Os soldados, observara ele, se sentiam "grandemente incomodados pelos vermes ou larvas da mosca azul, peculiar àqueles climas". Larrey e sua equipe perceberam o seu valor e tentaram convencer os soldados de que os gusanos "aceleram o processo da natureza" e abreviam a cura ao remover tecido necrosado. Não obstante, os médicos franceses tudo faziam para eliminar as larvas das feridas, quando trocavam as bandagens.[8]

Modernos desenvolvimentos

O primeiro uso deliberado de gusanos no trato das feridas é atribuído a John Forney Zacharias, médico confederado da Guerra Civil Americana. Escreveu ele: "Durante o meu serviço [...] em Danville, Virgínia, usei primeiro gusanos para remover tecidos afetados por gangrena hospitalar, com bastante êxito. Num único dia, eles limpavam uma ferida melhor que quaisquer agentes que estão ao nosso dispor. Mais tarde, usei-os em diversos lugares. Estou convicto de ter salvado inúmeras vidas graças a esse método, evitado a septicemia e obtido curas rápidas."[9]

O crédito pela revivescência do interesse pela terapia com gusanos no século XX é em grande medida devido a William S. Baer, cirurgião de Baltimore que serviu no exército durante a Primeira Guerra Mundial. Baer tratou de dois homens gravemente feridos que haviam ficado estirados no campo de batalha por sete dias. Embora os seus ferimentos estivessem fervilhantes de gusanos quando eles chegaram ao hospital, não havia sinais de gangrena, infecção ou febre. Ao raspar fora os gusanos, Baer notou "o mais belo tecido granulado róseo que se possa imaginar". A experiência impressionou-o profundamente. Após a guerra, de volta à Faculdade de Medicina da Universidade Johns Hopkins, na qualidade de professor clínico de cirurgia ortopédica, especializou-se em infecções dos ossos (osteomielites). Naqueles tempos pré-antibióticos, a osteomielite crônica era um problema inquietante; não raro, alguns casos se arrastavam por décadas a despeito de intenso tratamento cirúrgico e a mortalidade era elevada.

Lembrando-se dos dois casos do campo de batalha que tanto o haviam impressionado, Baer decidiu-se por um experimento. Selecionou 21 pacientes com osteomielite crônica, removeu cirurgicamente todo o tecido morto que pôde, estancou a hemorragia e encheu as feridas com quantos gusanos, produzidos pela mosca azul local, elas conseguiram conter. Substituiu os gusanos a cada quatro dias durante seis ou sete semanas. Nesse tempo, os tecidos mortos ou por morrer iam sendo consumidos pelas larvas e substituídos por tecido rosado saudável. Dois meses depois, todos os 21 pacientes estavam recuperados. Esse foi o tratamento mais bem-sucedido de infecção crônica dos ossos até então conhecido pela ciência médica.[10]

Entomologistas do governo ajudaram nesses esforços desenvolvendo métodos melhores de cultivo de moscas e de identificação das diversas espécies, algumas muito parecidas. Era crucial usar a espécie certa: um hospital criara por engano moscas da variedade *screwworm*, cujas larvas destroem tecidos vivos e saudáveis.

Quando morreu, em 1931, Baer já convencera um número crescente de colegas do valor da terapia com gusanos. De 1930 a 1940, cerca de cem artigos haviam sido escritos sobre o assunto. Gusanos vivos estavam sendo empregados em mais de trezentos hospitais americanos e canadenses. A gigante farmacêutica Lederle Laboratories iniciou a produção em massa de gusanos estéreis e anunciou o seu remédio no *Journal of the American Medical Association*. O preço era de cinco dólares por mil (equivalente a cem dólares hoje, mas ainda baixo se comparado ao da maioria das pílulas). As autoridades em geral se mostravam entusiasmadas com a superioridade da terapia à base de gusanos para diversas condições, principalmente infecções ósseas, abscessos, carbúnculo e úlceras nas pernas.

Na década de 1930, vários pesquisadores tentaram isolar o "princípio ativo do gusano" a partir de extratos do animal, do mesmo modo que hoje procuram descobrir o ingrediente principal das ervas. Aventou-se uma "vacina" injetável de extrato de gusano que, no entanto, teve de ser abandonada devido às suas reações tóxicas.[11]

Então, com o advento das sulfas em meados dos anos 1930, da penicilina nos anos 1940 e dos progressos nas técnicas cirúrgicas, a terapia com gusanos quase se extinguiu. Por mais de quarenta anos, o método foi ignorado.[12] Alguns pesquisadores gostaram de pôr os gusanos a descansar. Conforme um deles escreveu: "Felizmente essa terapia está agora relegada ao passado, de interesse mais por sua natureza bizarra que por sua influência no curso da ciência médica [...] uma terapia cujo desaparecimento ninguém decerto lamentará [...]"[13] Essa reação era compreensível. Com os antibióticos à mão, quem precisava de vermes?

O renascimento do gusano

O motivo do ressurgimento dos gusanos é simples: a crescente resistência dos micróbios aos antibióticos, o problema da baixa imunidade em várias doenças e o aumento na tendência das infecções crônicas.

O mais destacado paladino da terapia com gusanos, atualmente, é Ronald A. Sherman, professor-assistente de medicina na UC-Irvine. Como sucedeu com Baer, o serendipismo desempenhou o seu papel no interesse de Sherman por essa terapia. Trabalhando no Centro Médico da UCLA nos anos 1980,

Sherman atendeu um paciente com uma ferida cheia de vermes na perna. Ele e o seu colega no caso, dr. Edward Pechter, ficaram inicialmente enojados. Depois, notaram que um tecido saudável, não-infeccionado, estava crescendo dentro da ferida. O entusiasmo de Pechter arrefeceu, o de Sherman aumentou; ele escreveu artigos definitivos sobre a terapia com gusanos e é, nesse campo, o principal proponente.[14,15]

O interesse de Sherman por gusanos era legítimo. Quando criança, foi um ávido colecionador de insetos e formou-se em entomologia (o estudo dos insetos), bem como em medicina. Durante a maior parte da vida, interessou-se pelos usos terapêuticos dos insetos. Hoje, nessa área, atua como uma espécie de câmara de compensação, respondendo a perguntas de médicos do mundo inteiro.

Sherman afirma que as pessoas só pensam na terapia com gusanos quando todas as outras falharam, o que ele acha irracional. Por que retardar essa terapia? Ela é de baixo custo, não exige anestesia, provoca poucos efeitos colaterais, se algum, e as feridas se curam com um mínimo de cicatrizes.

Iniciar uma terapia com gusanos é relativamente fácil. Tudo o que você precisa é de um pedaço de carne e umas poucas moscas. O repórter Dawn Blalock, que visitou Sherman e acompanhou-o pelo hospital, escreveu um artigo sobre seu trabalho para o *Wall Street Journal* descrevendo o cenário do gusano:[16]

> Ele abre uma porta dupla [...] para o seu "insetário", nada mais que um criadouro de gusanos alojado numa pequena cozinha convertida, aos fundos do hospital. Milhares de moscas azuis zumbem e revoam em três gaiolinhas cheias de fígados podres. O cheiro é terrível – mas os gusanos prefeririam morrer a devorar carne fresca.
>
> As moscas põem os seus ovos no fígado; relegados à própria sorte, os ovos se partiriam, ingurgitariam e virariam moscas. O dr. Sherman intervém retirando os ovos do fígado e banhando-os numa solução química que os esteriliza sem matá-los. Depois de se partirem, são

introduzidos na ferida de um paciente, em seguida fechada com uma mistura de cola e gaze. Permanece uma pequena janela que permite aos gusanos respirar e ao dr. Sherman observá-los trabalhando.

Com não mais que um milímetro de comprimento quando penetram na ferida, tornam-se dois ou três dias depois de cinco a dez vezes maiores. Removê-los não é problema: regalados, os gusanos ficam sonolentos, num estado de quase-hibernação.

Sherman tratou de centenas de pacientes desde o seu primeiro contato com uma ferida infestada por gusanos. Entre eles, a senhora Taylor, uma vendedora de tapetes de 59 anos internada no Veterans Affairs Medical Center em Long Beach, Califórnia. Ela era diabética e tinha a perna esquerda gangrenada, com úlceras devidas ao fluxo sanguíneo arterial comprometido. A úlcera gangrenosa teimava em não sarar e o cirurgião estava na iminência de amputar-lhe a perna. Após a terapia intensiva com gusanos do dr. Sherman, ao longo de vários meses, a úlcera desapareceu e a senhora Taylor conservou a sua perna.[17]

As moscas que o dr. Sherman costuma usar na terapia com gusanos são da espécie *Lucilia*, da família das Calliphoridae, mais comumente a "varejeira verde", *Lucilia sericata*. As suas larvas são ideais para a tarefa; se colocadas em tecido humano saudável, fenecem; se em tecido necrosado, engordam e vingam. As larvas precisam ser "colhidas" das feridas na época certa. Deixadas a seus próprios cuidados, transformam-se em moscas e voam para longe – perspectiva nada agradável num hospital. São jogadas fora, após a remoção das feridas, como bandagens e quaisquer outros materiais infeccionados.

Crescente aceitação

A maioria dos médicos que empregam a terapia com gusanos fica contente com os resultados – 95%, segundo uma pesquisa britânica.[18] A aceitação por parte dos pacientes também é elevada.[19] Isso talvez seja uma surpresa para pessoas saudáveis que julgam estarem os vermes completamente deslocados nos hospitais modernos. Mas, aos olhos de pacientes ameaçados de amputação após o fracasso das terapias convencionais, qualquer opção é bem-vinda. A senhora Taylor, a diabética de 59 anos, disse às vésperas de perder a perna em conseqüência de uma úlcera gangrenosa: "Olhem aqui, só o que eu pensava era em não perder a perna e tentar de tudo."[20] E Edward Wicks, de 73 anos, ex-capitão de artilharia e vendedor de carros que resistiu à idéia da terapia com gusanos para uma úlcera diabética no pé até a esposa o convencer, confessa: "Eles são uns patifezinhos rastejantes, mas sem dúvida funcionam numa infecção. Quando acabaram, eu estava ótimo."[21]

Por que fazer terapia com gusanos?

Em junho de 2003, a U.S. Food and Drug Administration (USFDA) aprovou a comercialização tanto de gusanos quanto de sanguessugas como recursos médicos. Dado que nenhuma espécie foi rigorosamente proibida, o *imprimatur* da FDA provavelmente incentivará o uso clínico desses organismos e fomentará a pesquisa. Mas, por ironia, um dos problemas da terapia com gusanos é ser barata demais – *tão* barata, diz Sherman, que as grandes companhias farmacêuticas dificilmente patrocinarão novas pesquisas porque não obterão delas muito lucro, ainda que os testes clínicos se revelem positivos.[22]

Ainda assim, o futuro parece brilhante. Já em 2000, cerca de cinqüenta centros na América do Norte estavam empregando gusanos para tratar inflamações, úlceras diabéticas dos pés, cicatrizes cirúrgicas infeccionadas, chagas infestadas de bactérias resistentes a antibióticos ("comedoras de carne"), queimaduras e traumatismos. No Reino Unido, a Biosurgical Research Unit, em Bridgend, Gales do Sul, tratou grupos de pacientes e distribuiu gusanos medicinais para cinco mil tratamentos a mais de quatrocentos centros médicos e clínicos gerais. A terapia com gusanos vem sendo também usada em instituições da Austrália, de Israel, da Bélgica, da Alemanha, da Suécia, da Ucrânia e de outros países.[23]

A Organização Mundial da Saúde prevê que, por volta de 2025, 228 milhões de pessoas nos países desenvolvidos sofrerão de diabetes,[24] resultando em incontáveis casos de úlceras que poderão se beneficiar da barata terapia com gusanos. Além disso, vão sendo aventadas novas indicações, como o crescente número de ferimentos por minas terrestres em nações em desenvolvimento assoladas pela guerra, onde as abordagens médicas e cirúrgicas convencionais escasseiam.[25] Regiões tropicais e rurais desses países também poderão se beneficiar da terapia com gusanos porque, ali, cirurgiões habilidosos e opções farmacológicas são muitas vezes raros e distantes.[26]

Um dos principais desafios da terapia com gusanos, em qualquer parte do mundo, é como melhorar a sua imagem pública. Talvez a melhor terapia seja, pura e simplesmente, continuar fazendo boa pesquisa e publicar os achados não apenas em periódicos profissionais, mas também nos veículos populares. E bons estudos de fato estão sendo realizados, como o experimento sueco de 2003 no qual 74 pacientes com úlceras crônicas devidas ao diabetes e outros problemas foram tratados com gusanos a uma taxa de 86% de êxito e nenhum efeito colateral grave. Os médicos acharam a terapia fácil de aplicar e até os pacientes a receberam bem.[27]

Eficaz, conveniente, barata e aceitável tanto para pacientes quanto para médicos: que mais se poderia exigir de um tratamento?

A volta da sanguessuga

A imagem pública das sanguessugas, como a dos gusanos, tem sofrido muito nos tempos modernos, sobretudo desde que Humphrey Bogart condenou-as como "diabinhos imundos" em *The African Queen* [*Uma Aventura na África*].[28] Mas, a despeito da péssima imagem pública, as sanguessugas estão voltando. Vêm sendo usadas para remover sangue em situações nas quais a tumefação pode interferir na cura, como nos casos de enxerto de pele, reconstituição de seios ou reimplante de dedos amputados. Substâncias encontradas na saliva das sanguessugas também se revelam eficazes, como a hirudina, usada como diluente do sangue.[29] Afora isso, um extrato da gigantesca sanguessuga amazônica *Haementeria* está sendo testado como inibidor de metástases de câncer do pulmão.[30]

O uso de sanguessugas para sangria remonta à Idade da Pedra. A justificativa para sangrar um doente era a crença de que diversas moléstias se deviam ao sangue impuro, aos humores e coisas que tais, e de que a saúde podia ser restaurada caso o corpo se livrasse desse sangue indesejável.[31] Nicander de Colofão (200 a.C. – 130 a.C.) e Themison de Laodicéia (123 a.C. – 43 a.C.) foram dos primeiros, na história registrada, a usar sanguessugas.

Facas, espinhos, lascas de pedra e até dentes ganharam e perderam popularidade como métodos de extrair sangue do corpo. O jornal médico britânico *Lancet* (Lanceta) deve seu nome a um instrumento outrora usado para fazer sangrias. As sanguessugas por fim substituíram os instrumentos cortantes como as lancetas porque se acreditava serem menos dolorosas e a quantidade de sangue removida podia ser melhor controlada que com a prática de incisões.

Muitas vezes achamos que a sangria era um assunto delicado que implicava a eliminação de pequenas quantidades de sangue do corpo, mas nem sempre acontecia assim. Durante a epidemia de febre amarela que varreu os Estados Unidos no final do século XVIII, travou-se exacerbada discussão entre os médicos sobre o volume certo de sangue a ser removido. Alguns queriam "sangrar até a síncope" – o desmaio; e se o paciente devia ser sangrado até esse ponto deitado ou de pé, eis outro tema de acirrado debate.[32]

É difícil avaliar quão populares eram as sanguessugas na Europa e nos Estados Unidos. De 1829 a 1836, entre cinco e seis milhões delas foram usadas anualmente nos hospitais de Paris, extraindo de seus cidadãos cerca de vinte mil litros de sangue. Certa feita, trinta milhões da espécie mais conhecida, *Hi-*

rudo medicinalis, foram importadas de Hamburgo para os Estados Unidos, esvaziando a Alemanha desse "insubstituível recurso médico".[33] O suprimento era tão escasso que em 1835 fez-se uma oferta de quinhentos dólares a quem conseguisse criar sanguessugas européias na América. Os entusiastas da prática viam indicações de sangria em tudo, inclusive enfermidades graves como deficiência cardíaca congestiva, ataque do coração, meningite, epilepsia e embolia. Uma autoridade chegou a recomendar a aplicação de sanguessugas numa veia jugular inflamada como tratamento para a poliomielite.[34]

Às vezes, as sanguessugas dão trabalho. É preciso vigiá-las atentamente para evitar que se insinuem em cavidades corporais onde causariam problemas.[35] Se aplicadas na vagina, podem migrar para o útero; se nas hemorróidas, para o reto; se na área da cabeça e do pescoço, para a faringe, onde obstruirão as vias aéreas ao inchar depois de empanturrar-se de sangue. Graves reações alérgicas são uma preocupação constante.[36]

Os profissionais sempre foram proficientes em manter as sanguessugas sob controle. Quando uma se aferrava à faringe, podia ser induzida a soltar-se com gargarejos de água salgada ou vinagre. Ao usar sanguessugas para tratar a tonsilite, o médico muitas vezes amarrava nelas a ponta de uma linha e a outra ponta aos dedos, a fim de controlar a sua posição. Quando as sanguessugas eram inadvertidamente engolidas, o vinho surgia como o remédio de escolha, embora algumas autoridades duvidassem de que elas pudessem sobreviver a um banho de suco gástrico.[37] O gotejar no local da picada era a complicação mais freqüente. Podia perdurar por 24 horas e ser difícil de estancar. A compressão ou o emprego de teias de aranha, cinza, fiapos, nitrato de prata ou a ponta aquecida ao rubro de uma agulha eram usados para estancar o fluxo. Quando isso não funcionava, a picada podia ser excisada ou suturada. Em pessoas com distúrbios de coagulação como a hemofilia, as sanguessugas às vezes provocavam hemorragias graves ou fatais. Se uma sanguessuga fosse usada para tratar mais de um paciente, transmitia infecções como a sífilis. A infecção costumava resultar também da picada de uma sanguessuga não-higienizada.

A sanguessuga mostrava-se às vezes caprichosa e pô-la a trabalhar nem sempre era fácil. Primeiro, cumpria induzi-la a grudar no paciente. A fim de estimulá-la, lavava-se a pele com água morna ou quente, que atraía o sangue à superfície. Alguns especialistas aconselhavam também a depilação da área. Se isso não levava a nada, esfregava-se a pele com um pedaço de carne crua ou umedecida com água doce ou leite. Caso a sanguessuga permanecesse recalcitrante, o médico podia picar a pele do paciente ou o seu próprio dedo e espalhar o sangue sobre a área. Para ter certeza de que a sanguessuga aferraria o ponto desejado, aplicavam-na num copo invertido sobre a área ou sobre uma folha de papel perfurado de modo a só expor o local pretendido. Aplicar uma sanguessuga numa área anatomicamente complexa como as narinas ou a garganta apresentava dificuldades, razão pela qual um tubo aberto em ambas as extremidades tinha de ser usado.

Às vezes a sanguessuga se fartava após quinze ou vinte minutos, deixando de sugar antes da remoção da quantidade desejada de sangue. Para convencê-la a voltar ao trabalho, o médico romano Galeno aconselhava perfurar ou amputar a cauda da sanguessuga, de modo a ela própria perder sangue e continuar sugando. A sanguessuga podia também ser espremida da cauda para cima, o que forçava o sangue a sair-lhe pela boca. Quando esses métodos falhavam, mergulhava-se a sanguessuga numa solução fraca de sal ou vinagre, que a forçava a vomitar. Como arrancar a sanguessuga quando ela ainda estivesse se alimentando? Sal comum ou vinagre cumpriam essa tarefa. A remoção à força não era aconselhada; partes da boca podiam permanecer no local, daí resultando uma "ulceração fagedênica".[38]

Ao final do século XIX, porém, a sanguessuga estava em decadência. A medicina mudava rapidamente, a ciência e a tecnologia progrediam. Embora a sangria houvesse sido popular durante dois milênios, a crença no valor dessa prática como abordagem de impacto à doença humana se desvanecera. Já a sanguessuga não apresentava as credenciais que antes lhe eram reconhecidas. Mas fora uma brilhante carreira.

Enquanto as sanguessugas desciam a encosta das profissões terapêuticas, a prática da sangria agonizava. Ninguém poderia prever que, um século depois, as degradadas sanguessugas reapareceriam no quadro da medicina de tecnologia mais avançada jamais vista na história.[39]

Hoje, o uso mais freqüente de sanguessugas é no tratamento da congestão venosa, que é a estagnação de sangue em pontos que sofreram cirurgia, como nos implantes de pele. A sanguessuga reduz a exsudação absorvendo o sangue, enquanto um anticoagulante em sua saliva evita que o fluxo vagaroso se espesse na área. Ela funciona como veias provisórias até que os verdadeiros vasos sanguíneos se curem e reassumam a sua função. Ao melhorar a circulação, as sanguessugas proporcionam mais oxigênio à área operada, acelerando assim a cura.

A sanguessuga hospeda a bactéria *Aeromonas* em seu trato intestinal, que ajuda a digerir o sangue absorvido. Ocasionalmente, essa bactéria escapa do hospedeiro, penetra numa ferida e provoca infecção. Esse problema induziu a cirurgiã Nadine Connor e seus colegas da Universidade de Wisconsin-Madison a construir uma sanguessuga mecânica. Esse aparelho do tamanho de um frasco adapta-se à ferida, banha-a continuamente com uma solução anticoagulante e faz uma leve sucção que mantém o sangue emanando da ferida.[40]

As sanguessugas também possuem um anestésico local na saliva, motivo pelo qual a sua picada passa despercebida. Pesquisadores alemães tiraram partido dessa propriedade anestésica para tratar artrites de joelho extremamente dolorosas. Os resultados mostram que um único tratamento é mais eficaz para aliviar a dor durante a semana seguinte do que aplicações diárias de uma pomada antiinflamatória padrão.[41]

Além do Fator Eca!

Gusanos e sanguessugas sempre me fascinaram. Um amigo psicólogo considera perversa a minha curiosidade em relação a essas criaturas comedoras de carne e bebedoras de sangue. Vislumbra toda sorte de significados mórbidos e inconfessáveis em meu interesse. Diz que, como os vermes um dia acabarão conosco, o meu fascínio por eles representa um desejo de morte. De minha parte, acuso-o de ter uma imaginação superaquecida. Um gusano não pode ser apenas um gusano?

Para mim, há algo de especial na terapia com gusanos e sanguessugas, que não se percebe nos procedimentos químicos e cirúrgicos. Quando sanguessugas e gusanos começam a trabalhar em nós, ambas as partes se beneficiam: nós melhoramos e as criaturas enchem a pança. Há aí uma elegante simetria, um lucro mútuo por meio da cooperação – e nós deveríamos atentar mais para essas coisas.

Conviria livrarmo-nos de nossa repulsa por esses bichinhos – o chamado "Fator Eca!" Tal reação é irracional. Não faz sentido rejeitar uma terapia barata, quase isenta de efeitos colaterais e freqüentemente muitíssimo eficaz quando os tratamentos convencionais falharam.

As crianças vêem o "mundo dos insetos" de modo diverso dos adultos. Gostam instintivamente de sapos, pererecas, lesmas, tartarugas, minhocas, mosquitos e até cobras e aranhas. Brincam com esses bichos, falam com eles, dão-lhes nomes, levam-nos para casa, constroem abrigos para eles, alimentam-nos. "Durante um ano, o meu mundo se cifrou a uma lata vermelha de café, um pouco de areia e um punhado de formigas-leão. Isso foi antes de eu passar para os vaga-lumes e os vidros de geléia", relembra a agente literária Kitty Farmer. As crianças acolhem e transformam em bichos de estimação praticamente qualquer criatura, às vezes para terror dos pais. Uma visita a uma loja de animais para observar crianças extasiadas com outras criaturas vivas vale bem o esforço. Tudo isso pressupõe uma conexão atávica com o mundo selvagem, revelando que o Fator Eca! não é inato.

Nós *aprendemos* a ser ofendidos por certas coisas. Como observa a ambientalista e educadora Joanne Elizabeth Lauck em seu livro *The Voice of the Infinite: Revisioning the Insect-Human Connection*: "O asco é, afinal de contas, uma resposta aprendida. Toda cultura ensina a seus membros o que é repugnante e o que não é. As crianças desenvolvem essa reação observando as expressões faciais e a atitude de seus pais ou professores. E o que é nauseabundo para os membros de uma cultura pode não ser para os de outra. O que nos leva, por exemplo, a comer camarões e *escargots*, repudiando gusanos e lagartas, é a tendência de nossa cultura particular."[42]

O asco frente aos gusanos não é universal. Eles não foram usados, ao longo da história, só para promover curas de feridas: foram também altamente apreciados por povos indígenas como alimento. Os índios dogrib, da tribo Athabaskan do leste do Canadá, consideram os gusanos de diversas espécies de moscas uma iguaria delicada, como várias outras sociedades nativas do mundo todo. Um dos motivos é o seu valor nutricional. Os gusanos da mosca doméstica consistem de 63% de proteína e 15% de gordura. São tão nutritivos que o entomologista Ronald Taylor propõe aproveitar gusanos e insetos para aliviar a fome do mundo. Uma vez que a maioria dos gusanos se nutre de matéria morta, com elevado teor de proteína – animais, lixo, estrume –, Taylor garante que gusanos criados em massa também ajudariam a resolver o problema cada vez mais grave do lixo orgânico, convertendo-o em ração de alta qualidade para animais domésticos.[43, 44]

Uma das principais razões da fobia aos gusanos e sanguessugas é o nosso afastamento do mundo natural, do mundo selvagem. Para um número cada vez maior de pessoas, "natureza" evoca o ataque contínuo de patógenos invisíveis que exigem perpétua vigilância. Isso levou à "medicina-fortaleza", que pretende defender-nos de ameaças naturais, muitas delas imaginárias, e aperfeiçoar métodos agressivos de barrar essas incursões.

A terapia com gusanos e sanguessugas prevê uma atitude diferente face à natureza – a natureza como aliada, não como inimiga – e o respeito pelo simples e o humilde, o modesto e o comum.

Eis uma abordagem cuja época chegou. Há crescentes indícios de que toda uma variedade de criaturas primitivas pode ajudar-nos e um novo campo da medicina – a probiótica – baseia-se nessa premissa. A probiótica, às vezes chamada de "drogas vivas", são microrganismos vivos usados separadamente ou de mistura para restaurar o equilíbrio microbiano do indivíduo.⁴⁵ Por exemplo, certos tipos de fermento revelaram-se eficazes em testes clínicos na prevenção da diarréia após o uso de antibióticos; o *Lactobacillus* é uma promessa para o tratamento de infecções do trato urinário e certas bactérias da boca inibem a laringite e a pneumonia. Como já vimos na "Hipótese da Higiene", a exposição a mais germes é, em certas situações, valiosa para a imunidade.⁴⁶

Diversas espécies de insetos foram recrutadas na luta contra o terrorismo. A bióloga Karen Kester, da Virginia Commonwealth University, de Richmond, tem defendido o uso de mariposas, grilos, abelhas e gusanos como biosentinelas para detectar a emissão de agentes tóxicos químicos e biológicos no ambiente – uma espécie de espionagem. O projeto milionário de Kester é financiado pelo Pentágono.⁴⁷

As tarântulas também vêm sendo requisitadas. Fred Sachs, professor de biofísica do Center for Single Molecule Biophysics, da Universidade de Buffalo, descobriu com a sua equipe de pesquisa uma substância no veneno da tarântula Rosa do Chile que pode ser útil no controle de condições tão variadas quanto arritmias cardíacas, incontinência urinária e distrofia muscular. Essa tarântula tem cerca de quinze centímetros de largura e parece perigosa, mas é inofensiva e vendida nos Estados Unidos como bichinho de estimação.⁴⁸

Uma dieta de vermes microscópicos ou seus ovos vem se revelando um dos tratamentos mais eficazes da doença inflamatória dos intestinos, da qual a doença de Crohn e a colite ulcerativa são os exemplos primários. Num estudo clínico relatado em 2004, um preparado líquido de ovos de um nematóide do porco, bebido duas vezes por mês, levou à taxa de redução de 50 e 70% nos casos de colite ulcerativa e doença de Crohn, respectivamente. O fato deve ser considerado uma reviravolta, pois essas doenças são atualmente incuráveis e em geral provocam incapacitação ou morte.

Por que a dieta de vermes é eficaz? Ainda nos anos 1930, 40% das crianças americanas tinham nematóides e nematelmintos no trato intestinal. À medida que iam se livrando dos vermes, a incidência de doença inflamatória dos intestinos diminuía, levando os pesquisadores a indagar se havia aí alguma conexão. Joel Weinstock, pioneiro dessa terapia na Universidade de Iowa, supôs que talvez tenhamos rompido o equilíbrio entre sistema imunológico e parasitas, que funcionou durante milênios. "Estamos vivendo em caixas, respirando ar esterilizado e bebendo água esterilizada", diz ele, e por isso pagamos o preço: o sistema imunológico agora ataca, não os parasitas, mas o nosso próprio trato digestivo, o que resulta em moléstias do intestino.[49, 50]

Gusanos e sanguessugas desmascaram as nossas atitudes inconscientes para com o mundo selvagem, expondo os nossos preconceitos quanto ao papel que desempenhamos na ordem natural. Um desses preconceitos é a concepção da cadeia alimentar, que geralmente imaginamos na forma de uma escada vertical com os homens no topo, comendo tudo o que está embaixo segundo a sua fantasia. Um símbolo mais apropriado seria, não uma linha vertical, mas um círculo no qual as coisas vivas se comem umas às outras sem nenhuma ficar por cima. Esse processo foi captado pelo humorista americano Ambrose Bierce em seu *The Devil's Dictionary* com a definição circular de "comestível":[51]

> *Comestível*, adj. Bom para comer e salutar para digerir, como um verme para um sapo, um sapo para uma cobra, uma cobra para um porco, um porco para um homem e um homem para um verme.

Quando usamos gusanos e sanguessugas terapeuticamente, invertemos a cadeia alimentar e permitimos que organismos inferiores se alimentem de nós. Deixar que criaturas primitivas nos mordam por algum tempo – o comensal transformando-se em comida – exige uma considerável dose de humildade, sendo necessário acostumar-se aos poucos com isso. Mas, como as pessoas continuam a descobrir, um ego arranhado não é um preço muito alto a pagar quando os tratamentos convencionais falharam.

INFELICIDADE

> Não admira que Jung depois me dissesse, rindo, não poder imaginar destino mais negro, assustador como a morte, do que uma vida vivida em perfeito equilíbrio e harmonia.
>
> — SIR LAURENS VAN DER POST

> As pessoas deveriam sentir-se descontentes o bastante para perceber que há alguma coisa pela qual viver.
>
> — GEORGE BERNARD SHAW

A felicidade será sempre boa para nós? Hoje, anunciam-se incontáveis terapias que teriam efeitos benéficos no corpo, na mente e no espírito – uma espécie de efeito "e foram felizes para sempre". As terapias médicas fazem as pessoas felizes? A felicidade é sempre desejável?

George L. Engel, professor de medicina e psiquiatria na Faculdade de Medicina da Universidade de Rochester, apresentou provas contundentes que nem sempre a felicidade é compatível com a saúde. Engel coletou 170 casos de morte súbita num período de seis anos e analisou o estado psicológico das pessoas antes do falecimento. Embora a maioria dos óbitos fosse acompanhada por emoções negativas como medo intenso ou depressão, 6% foram imediatamente precedidos pela experiência de felicidade repentina, como recepção de boas notícias.[1]

Obviamente, a felicidade pode matar e nem sempre é uma boa coisa. Existirá uma equação oculta segundo a qual felicidade e infelicidade são coisas mais complicadas do que parecem?

"Isso também vai passar"

Debra Denker, jornalista internacional, fotógrafa e produtora de vídeos de documentários que cobriu a invasão russa do Afeganistão, ouviu um belo conto durante seu contato com os guerrilheiros mujahedin:

> Era uma vez um rei que pediu aos seus sábios um anel capaz de fazê-lo feliz quando estivesse triste e triste quando estivesse feliz. Eles refletiram longamente e, por fim, decidiram que o anel deveria trazer simplesmente a inscrição: "Isso também vai passar."[2]

A lição é clara: felicidade e infelicidade sucedem-se uma à outra, tão certo quanto a noite e o dia se alternam. Não se pode ter só uma delas.

Por que a infelicidade está sempre rondando a nossa vida mental? Por que, muitas vezes, ficamos melancólicos justamente quando menos o esperamos, quando as coisas estão indo muito bem? Por que pensamentos tristes parecem impor-se com a maior facilidade? Essas perguntas foram feitas por todas as grandes religiões e respostas nunca faltaram.

Nossa predileção pela infelicidade

Seria de perguntar se não temos uma certa predileção biológica pela negatividade. Em seu livro admirável, *The Evolving Self*,[3] Mihaly Csikszentmihalyi, professor e ex-diretor do Departamento de Psicologia da Universidade de Chicago, apresenta várias razões pelas quais a mente parece pender sempre para a infelicidade. Considere os momentos em que os nossos pensamentos não se concentram em nada e vagam ao acaso. Nessas ocasiões, pensaríamos haver uma probabilidade igual de estabelecer assuntos felizes ou infelizes, mas na verdade as coisas não são assim. Considerando-se todas as coisas sobre as quais podemos pensar, as possibilidades negativas e depressivas sempre superariam as positivas. Por exemplo, se pensamos sobre a nossa saúde, abre-se um cenário positivo – boa saúde –, mas surgem também centenas de negativos na forma de inúmeras doenças que podem nos afetar. Se pensarmos em nos mudar para uma casa nova, há só uma possibilidade de que lá tudo esteja em ordem, mas muitas de que algo exija reparos – telhado com goteiras, encanamento com defeito, alicerce abalado, madeiramento com cupins, fiação em mau estado, etc. Se procuro emprego, posso imaginar que o entrevistador gostará de mim – possibilidade única –, mas isso sem dúvida será anulado pelas coisas que talvez ele não aprove: as minhas roupas, o corte de meu cabelo, o meu vocabulário, a minha carreira pregressa. É como se todos os nossos pensamentos potenciais fossem uma roleta de possibilidades, com uma única fenda vermelha, positiva, em meio a milhares de pretas, negativas.[4]

O filósofo Alan Watts vê a nossa propensão para a infelicidade espelhada na arte e na literatura. Uma vez que a nossa capacidade é mais desenvolvida para imaginar o lado trágico que o lado sublime da vida, observa Watts, as grandes pinturas renascentistas do inferno quase sempre são mais cativantes que as do céu, geralmente tediosas em comparação. Podemos nos maravilhar por momentos à vista de Deus tocando o homem no teto celeste da Capela Sistina; mas os *Portões do Inferno* de Rodin e os diabólicos detalhes de um quadro de Hieronymus Bosch é que nos avassalam. Dá-se o mesmo com muitas das grandes obras literárias. As que abordam os defeitos e as tragédias humanas nos fascinam mais que descrições de utopias.[5]

Alegamos preferir o celeste ao infernal, mas isso é hipocrisia. Veja-se o atual debate sobre a violência na indústria do entretenimento. Como se já não fôssemos desgraçados o bastante, vemos imagens gráficas de tragédia sendo continuamente servidas pelo cinema, pela televisão e pela música. Políticos de todos os tipos, tentando levar vantagem aos olhos dos eleitores, depreciam tais imagens e clamam por uma legislação que proteja a nossa inocência. Haverá aí alguém que se deixe enganar por semelhante retórica? Embora condenemos a violência e a desordem, aguardamos na fila do cinema sem reclamar, acompanhamos pela televisão julgamentos de assassinos e mal podemos esperar que o novo romance de horror saia em livro de bolso. A verdade é: as mensagens negativas nunca nos são suficientes.

Infelicidade e sobrevivência

O filósofo Bertrand Russell interessava-se pelas tendências perversas dos homens. Escreveu: "O falecido F. W. H. Myers contou-me que, à mesa de jantar, perguntou a um amigo o que, a seu ver, lhe aconteceria depois da morte. O homem procurou evitar o assunto, mas, pressionado, replicou: 'Bem, acho que vou herdar a bem-aventurança eterna, mas gostaria de não falar agora sobre esses assuntos desagradáveis.'"[6]

Por que a nossa predileção por coisas mórbidas? Csikszentmihalyi supõe que a tendência pessimista foi se integrando ao nosso pensamento no curso da evolução. Segundo a teoria evolucionista, traços e comportamentos que ajudam um organismo a sobreviver e reproduzir tendem a entranhar-se biologicamente, passando assim às gerações seguintes. A infelicidade – não a felicidade, enfatiza Csikszentmihalyi – pode ajudar um organismo a sobreviver melhor em ambiente hostil. Se insistirmos nas possibilidades negativas, ficaremos mais alerta e em posição de responder a acontecimentos perigosos que podem sobrevir a qualquer tempo. "Apegando-nos às possibilidades negativas", pontifica Csikszentmihalyi, "preparamo-nos melhor para o inesperado." Se essa hipótese estiver correta, a mente se adestrou durante a longa história da espécie para buscar os pensamentos negativos, tal qual a agulha da bússola procura o norte.[7]

Vemos predileções pelo pensamento negativo em toda parte, como deixa bem claro Csikszentmihalyi. Multidões se apinham para assistir a uma briga de rua ou a um incêndio, o trânsito pára para ver um acidente de carro, curiosos disparam atrás de ambulâncias, com risco de vida, para chegar perto da tragédia. "A atenção se volta para a violência e o perigo, desviando-se do normal, do pacífico, do comedido."[8]

Por isso os jornais e a televisão se deleitam com a desgraça e o sangue derramado, sempre prontos a incensar os nossos gostos. "Em conseqüência", observa Csikszentmihalyi, "estima-se que uma criança normal testemunhe mais de setenta mil assassinatos na televisão antes de tornar-se adulta."[9]

O possível vínculo entre a nossa biologia e o nosso fascínio pelo lado negativo da vida suscita interessantes questões religiosas. Uma das características da maioria das religiões ocidentais é o seu enfoque na depravação inata dos seres humanos e na necessidade que estes têm de redenção ou "salvação". Será a nossa atração religiosa coletiva pelo lado escuro da natureza humana resquício de um remoto passado biológico? Achamos a imagem da corrupção intrínseca mais atraente que a divindade interior porque interiorizamos uma tendência ao infortúnio? Estaremos destinados, pelo nosso DNA, a apreciar mais a fraqueza que a glória?

Não apenas atentamos naturalmente para o lado infeliz e negativo da vida como, às vezes, os acontecimentos funestos parecem procurar-nos de um modo misterioso. "Há alguns anos", relata Csikszentmihalyi,

> um professor canadense [...] estava planejando isolar-se do mundo com a esposa. Pessoas sensíveis e racionais que eram, decidiram ir para o local mais seguro que pudessem encontrar na terra. Passaram anos consultando almanaques e enciclopédias para avaliar taxas de homicídios, estatísticas de saúde e direção dos ventos dominantes (a fim de se esquivarem à radiação de possíveis ataques nucleares) e, por fim, encontraram um paraíso perfeito. Construíram uma casa na ilha no começo de 1982. Dois meses mais tarde, a casa foi destruída: haviam escolhido as ilhas Malvinas.[10]

Acontecimentos assim lembram o adágio "O semelhante atrai o semelhante" – uma praga dupla, se jamais houve uma.

Se a nossa capacidade de insistir nas possibilidades negativas e ser infelizes nos permitiu sobreviver ao longo da história da evolução, então essa capacidade é uma amiga, uma aliada que merece respeito e gratidão. Não fosse pela capacidade intrínseca de nos sentirmos tristes, talvez não estivéssemos aqui para lamentar o fato de nem sempre cairmos em êxtase. Da próxima vez que nos sentirmos infelizes, convém dar graças e lembrar que a infelicidade vem abrindo caminho para a felicidade na sucessão dos éons. Essa perspectiva pode, realmente, ajudar-nos a suportar a melancolia e evitar que sejamos apanhados nesse círculo vicioso patético de nos sentirmos infelizes por não ser felizes. Se compreendêssemos o valor da desventura na vida – não apenas em nossa vida individual, mas na história de nossa espécie –, seríamos mais equilibrados, mais estáveis, mais fortes. Precisaríamos de menos Valium.

Infelicidade e modernidade

Mas o que fizemos, ao contrário, foi patologizar os estados mentais infelizes. A tagarelice da avenida Madison faz-nos acreditar que, se não formos felizes a cada momento em que estivermos acordados, alguma coisa vai mal. Como diz o médico e escritor Lewis Thomas, diretor de pesquisas da Sloan-Kettering por vários anos,

> Fala-se muito, hoje em dia, que ser infeliz não é normal [...] que, se você for infeliz, deve procurar um médico. [...] Existe uma profissão inteiramente nova, integrada por pessoas que ensinam outras a viver. [...] É um exagero. Há, sim, muitas doenças mentais genuínas. [...] Mas me inquieta que pessoas, especialmente jovens, sejam induzidas a crer que, se são infelizes, devem consultar um profissional e obter a chamada orientação.[11]

A maneira mais comum de tentar neutralizar a infelicidade não é, porém, o aconselhamento e sim algum modo de gratificação imediata: compras, cinema, álcool, festas ou remédios. Em vez de insistir desesperadamente em anular os nossos momentos tristes, não deveríamos aprender a conviver com eles, nem que fosse por algum tempo? Não seria justo agradecer a contribuição que os estados mentais negativos deram para a evolução de nossa espécie e para a nossa própria existência? Se agíssemos assim, descobriríamos que os sentimentos de tristeza desaparecem por si mesmos, conforme previsto na inscrição do anel do rei.

O que deixamos para trás no esforço de suprimir os nossos momentos de melancolia? Estaremos perdendo a força necessária para sobreviver num mundo turbulento em conseqüência da expectativa de sermos sempre "bem-aventurados" e serenos? Se o prêmio no jogo da sobrevivência cabe ao mais bem-preparado e flexível – e se a tolerância para com a infelicidade robustece essa capacidade –, então devemos esperar algumas surpresas.

Hoje em dia, as pessoas falam da felicidade como se ela fosse um direito. Os nossos pais tinham uma visão diferente. Na Declaração de Independência, defenderam a busca da felicidade, não a felicidade em si. Viam a felicidade como um ideal – algo de muito valor, a ser alcançado se formos suficientemente sábios –, o que é uma atitude bem diferente da que hoje prevalece.

Infelicidade e espiritualidade

Diversas tradições religiosas garantem-nos que, de fato, é "espiritualmente correto" ser infeliz de tempos em tempos. Infelicidade e felicidade se alternam como as estações do ano e não é nada natural permanecermos num paraíso tropical imutável de emoções positivas. Como esclarece um ditado zen: "Depois do êxtase, lave a roupa suja." Alguns gigantes espirituais parecem mesmo ter-se desviado das notas mais altas da escala emocional. Exemplo disso é santa Teresa de Ávila que, numa carta de janeiro de 1577, escrevia: "Tive êxtases de novo. Eles são embaraçosos. Diversas vezes em público [...] durante as Matinas, por exemplo. Estou muitíssimo envergonhada e gostaria de esconder-me em algum lugar!"[12]

Atitude semelhante é comum no budismo. "Um mestre zen [...] depois de ouvir um discípulo relatar as visões da Luz e do Verdadeiro Estado Búdico que experimentara durante a meditação, limitou-se a responder: 'Continue meditando. Preciso ir embora'."[13]

Numa história parecida, mestre Joshu anunciou certa feita que o jovem monge Kyogen alcançara a iluminação. Bastante impressionados com a notícia, os colegas dele foram falar-lhe. "Ouvimos dizer que você é agora um iluminado. Será verdade?", perguntaram ao monge. "Sim", respondeu ele. "Conte-nos então como se sente", pediu um amigo.

"Tão desgraçado quanto antes", replicou o iluminado Kyogen.[14]

A escritora Natalie Goldberg relata um encontro com o seu mestre budista Katagiri Roshi, com quem previamente estudara durante seis anos, que ilustra bem a adequação das emoções negativas. Quando Goldberg terminou o seu livro *Writing Down the Bones* em Santa Fé, em 1984, sentiu necessidade de visitar Roshi em Minneapolis de novo. Mostrou-lhe o livro e disse: "Roshi, estou precisando outra vez de um mestre. As pessoas de Santa Fé são malucas. Não se fixam em nada."

"Não fique tão ansiosa", replicou ele, balançando a cabeça. "Escrever é ir fundo. Continue escrevendo."

"Mas, Roshi, é uma tarefa tão solitária!"

"E que há de errado com a solidão?", perguntou Roshi, arqueando as sobrancelhas.

"Nada, creio eu."

A conversa mudou para outros assuntos. De repente, ela o interrompeu: "Ah, Roshi, você me condenou a essa solidão. Escrever é uma tarefa muito solitária", repetiu Goldberg.

"Toda tarefa profunda é solitária", pontificou o mestre.

"Você é solitário?", perguntou ela.

"Sem dúvida", respondeu Roshi. "Mas não deixo que isso me perturbe. Trata-se apenas de solidão."[15]

Frederick Douglass, um dos grandes líderes negros americanos do século XIX, assim se expressou sobre as polaridades inerentes à vida:

> Não havendo luta, não há progresso. Aqueles que se dizem a favor da liberdade, mas condenam a agitação, são homens que querem colher sem arar. Querem chuva sem raios nem trovões. Querem o oceano sem o estrépito amedrontador de suas grandes águas. A luta pode ser moral ou física, ou ambas as coisas – mas tem de ser luta.[16]

Muitas das grandes tradições sapienciais viram na desgraça e no sofrimento passos rumo à sabedoria. O mitólogo Joseph Campbell concordava com essa visão, afirmando que os seres humanos se tornam sábios de duas maneiras. Podem vivenciar uma revelação súbita, espontânea – uma epifania ou "iluminação repentina" – ou então sofrer, o que é muito mais comum. Portanto, limitar a infelicidade é bloquear um dos maiores caminhos para a sabedoria. E se o sofrimento for plenamente absorvido e vivenciado, pode transformar-se, como ensinam inúmeros mestres espirituais.

Um exemplo é a vida de Sri Ramana Maharshi, talvez o santo mais amado da moderna Índia. Maharshi, afligido por um câncer ao final da vida, gritava de dor à noite. Os gritos freqüentemente perturbavam o sono dos discípulos que vinham estudar no *ashram*. Alguns devotos, querendo pôr panos quentes nas coisas, alegavam que o mestre na verdade não estava sofrendo, apenas recorria ao "controle yogue". Ouvindo esse raciocínio, Maharshi objetou: "Há dor, mas não há sofrimento" – um lembrete de que dor e serenidade podem coexistir e não precisam aniquilar-se mutuamente.

Um desafio aos agentes de cura

Se a infelicidade desempenha um papel positivo na vida, isso não significa que mais é sempre melhor. A melancolia excessiva costuma desandar em depressão, que freqüentemente subjuga e destrói. Mas, assim como podemos ter muita infelicidade, podemos ter pouca. A vida empurra; nós precisamos resistir se quisermos desenvolver força e vigor nos planos mental ou físico.

É fácil criticar a tendência, na cultura moderna, a querer evitar os dissabores por meio do consumo insensato de luxos materiais e, quando isso não funciona, a rematar a obra afogando a nossa consciência em álcool, drogas e outros produtos químicos. Também é fácil acusar a medicina moderna de fazer outro tanto com as suas prescrições por atacado de tranqüilizantes.

Além disso, terapeutas que recomendam formas de tratamento alternativas ou complementares muitas vezes caem na mesma armadilha. Terapias "naturais" podem ser empregadas tão agressivamente para erradicar a dor e o desconforto quanto os fármacos. Os terapeutas alternativos, tanto quanto os ortodoxos, precisam reservar um lugar em seus modelos conceituais ao sofrimento e à infelicidade. Todos nós, médicos, convencionais ou alternativos, temos de resistir à tendência reflexa de eliminar o mínimo desconforto daqueles a quem servimos. Cabe-nos ajudar os nossos clientes a explorar o papel dos dissabores em suas vidas e temos de ter paciência enquanto esse processo se desenvolve em seu ritmo próprio. Acima de tudo, precisamos pôr de lado a equação entre cura e bem-estar. Essa é uma lição que os agentes de cura acham difícil de engolir; preferimos que os nossos pacientes sejam sempre felizes. Mas, a menos que compreendamos o papel da infelicidade na vida deles, teremos de suportar mais infelicidade em nós mesmos, pois esse é o preço que sempre se paga por fragmentar a totalidade que cura.

~ 11 ~

NADA

Não era nada, mas *nada* não é uma ausência, é uma presença.
— BARBARA KINGSOLVER, *Prodigal Summer*

Quando criança, meu irmão gêmeo e eu fazíamos traquinagens, o que ocorria a maior parte do tempo, e quando mamãe perguntava: "O que vocês estão aprontando?", respondíamos invariavelmente "Nada". A mentirinha quase sempre funcionava. Desse modo aprendi que "nada" tem, como dizem os biólogos, valor de sobrevivência ou pelo menos pode evitar a punição, o que para mim e meu irmão eram a mesma coisa. Isso significa que "nada" era realmente "alguma coisa" – primeira exposição a um paradoxo.

O Webster define "nada" como aquilo que é não-existente, insignificante, pouco importante, trivial, inútil ou vazio, acepções que refletem a cegueira de nossa cultura para o valor e o poder do nada. Na América, não fazer nada é fracassar. Se nada nos apetece ou em nada acreditamos, somos considerados covardes e frouxos. Ligamos o nada ao próprio pecado: "Mãos ociosas são a oficina do diabo." Quando o nada irrompe de súbito, como na ária de *Porgy and Bess*, "Tenho muito nada e nada é muito para mim", ninguém o leva a sério. Se alguém realmente cultiva o nada e o não-fazer como um modo de vida, como os ciganos, os *beats* e os *hippies*, é quase sempre considerado subversivo e a cultura dominante o marginaliza.

Não-fazer

O não-fazer enfrenta tempos difíceis, sobretudo na medicina moderna.[1] No entanto, quando Hipócrates, o pai da medicina ocidental, disse que o primeiro objetivo do médico é não prejudicar, deixou implícito que não fazer nada às vezes é o melhor curso de ação. Nós, médicos, repudiamos amplamente o endosso de Hipócrates a uma abordagem minimalista da cura. Costumamos encarar a natureza como propensa ao fracasso, um grande acidente à espera de acontecer. A doença está sempre rondando, a patologia está logo ali na esquina. Como um estudante de terceiro ano de medicina observou: "Uma pessoa saudável é aquela em que os médicos não trabalharam suficientemente." Ou este outro zombador pessimista: "A vida é uma doença sexualmente transmissível com taxa de 100% de mortalidade."

Acreditando que podemos sempre melhorar a natureza, nós, médicos, tornamo-nos empreendedores e intrometidos contumazes. Todos os dias interferimos na vida de nossos pacientes sem nenhuma justificativa clara para fazer isso, às vezes causando males irreparáveis. Não fazer nada é uma das coisas mais difíceis que os médicos jamais tentaram. Às vezes penso que um diploma em não-fazer deveria ser uma exigência legal para a prática da medicina.

Discussões em torno de até onde os médicos devem interferir na saúde das pessoas não são novas. Como diz o dr. Andrew Weil, diretor do Programa de Medicina Integrativa da Universidade do Arizona, Tucson, em seu livro *Spontaneous Healing*:[2] "Os médicos acreditam que a saúde exige intervenção externa de uma maneira ou de outra, enquanto os defensores da higiene natural sustentam que a saúde resulta de uma vida em harmonia com a lei natural. Na Grécia antiga, os médicos trabalhavam sob os auspícios de Asclépio, o deus da medicina, mas os curadores cultuavam a filha de Asclépio, a radiante Higéia, a deusa da saúde."

Remissão espontânea

O exemplo mais flagrante da capacidade que tem o corpo de curar-se sem que nada ou quase nada seja feito surge quando doenças assustadoras como o câncer simplesmente desapareçam.

A visão mais abrangente dessa "epidemiologia do nada" é a obra capital *Spontaneous Remission: An Annotated Bibliography*[3], de Brendan O'Regan e Caryle Hirshberg, do Instituto de Ciências Noéticas de Petaluma, Califórnia. Esses autores resumem 1.385 relatos de casos ou séries de casos nos quais o câncer e outras doenças graves desapareceram sem nenhum tratamento ou com tratamento considerado insuficiente para a cura. Muitas vezes as remissões se seguiram a períodos em que pacientes e médicos não fizeram absolutamente nada, empenhados na chamada "negligência benigna".

Um exemplo publicado em 1990[4] foi o de uma mulher branca de 63 anos admitida ao hospital com história de quatro meses de dor abdominal e náusea, perda de peso de cerca de quatro quilos e uma massa no lado superior direito do abdome. Os exames de sangue para avaliar a função hepática foram adversos e o raio X do tórax mostrou lesões disseminadas que se supôs serem metástases cancerosas. A ultra-sonografia revelou lesões indicadoras de câncer no fígado. Uma biópsia desse órgão resultou no diagnóstico de carcinoma hepatocelular primário, um tipo de câncer com péssimo prognóstico e sobrevida média de apenas seis meses. A mulher foi mandada para casa a fim de morrer sem tratamento, pois tratamento algum valeria a pena.

Cinco meses depois todos os sintomas haviam cessado e ela ganhara aproximadamente o peso que perdera. O raio X do tórax revelou o desaparecimento das metástases e os testes da função hepática foram normais. Outra ultra-sonografia mostrou considerável redução das áreas antes anormais e a biópsia do fígado só constatou tecidos cicatrizados, sem evidência alguma de câncer. Um ano após esse diagnóstico ela continuava bem, ganhava cada vez mais peso, não apresentava sintomas e os testes da função hepática permaneciam normais.

O'Regan e Hirshberg chamam essas ocorrências de "desconhecido epidemiológico".[5] Talvez se pense que casos assim são estudados a fundo em vez de ignorados, mas não é o que acontece. Os médicos muitas vezes sentem aversão por eles; sei de pacientes que foram sumariamente dispensados por seu médico depois de se curarem sem que nada tivesse sido feito. Ignorar tais casos é espantoso e ilustra o horror com que nós, médicos, costumamos encarar o não-fazer.

Felizmente, nem todos os médicos tratam essas ocorrências com desdém. Um destacado clínico que conhece o valor do não-fazer para a remissão espontânea foi Lewis Thomas. Escreveu ele:

> O raro, mas espetacular fenômeno da remissão espontânea do câncer persiste nos anais da medicina, totalmente inexplicável mas real, um recurso hipotético a explorar na busca da cura. [...] Trata-se de um mistério fascinante, que é ao mesmo tempo uma base sólida para esperança no futuro: se centenas de pacientes conseguiram realizar essa façanha, eliminando involuntariamente milhões de células malignas, a probabilidade de a medicina aprender a fazer outro tanto intencionalmente está, decerto, no horizonte do possível.[6]

Mas não fazer nada é relativo. O que parece nada ser para um médico pode ser alguma coisa para o paciente. O que, por exemplo, a mulher de 63 anos mencionada acima sentiu ao ser mandada para casa a fim de morrer sem assistência? O que passou pela cabeça dela? Não é possível saber pela leitura do relato no jornal *Gut* [Coragem], cujo nome dá uma pista da sua orientação física. Os jornais médicos silenciam por completo sobre o que o não-fazer significa do ponto de vista do paciente. Quando as intervenções não são físicas, geralmente não aparecem nos relatórios.

Em seu livro *Remarkable Recovery*,[7] Caryle Hirshberg e Marc Ian Barasch investigaram o que o não-fazer significava para cerca de cinqüenta pacientes curados de um câncer que deveria ser fatal. Pediram-lhes a sua opinião pessoal sobre os motivos da recuperação. E descobriram que o principal fator a que os pacientes atribuíam a cura era a prece (68% dos casos). Outros eram a meditação (64%), o exercício (64%), a visualização (59%), a caminhada (52%), a música/canto (50%) e a redução do stress (50%). À pergunta sobre que fatores psicológicos os pacientes achavam importantes para a sua cura, os mais freqüentemente mencionados foram a crença num desfecho feliz (75%), um espírito combativo (71%), a aceitação da doença (71%) e a visão da doença como um desafio (71%). Setenta e cinco por cento dos pacientes recuperados relataram benefícios oriundos de práticas artísticas em que eram de alguma modo proficientes e 68% aludiram a sentimentos que não podiam explicar racionalmente, mas lhes pareciam importantes.

O valor do não-fazer aflora em contextos inesperados, como o controle da obesidade infantil, hoje epidêmico nos Estados Unidos. Segundo achados recentes, mães que se preocupam com o peso dos filhos e intervêm em seus hábitos alimentares podem na verdade piorar as coisas.[8] Impor regras e estratégias ao ato de comer atrapalha a capacidade natural das crianças de autoregular o consumo de alimento, o que as torna ainda mais obesas. Mas quando as mães se omitem, permitindo que os filhos comam o que estiver no prato, a gordura total de seus corpos geralmente diminui.

A intervenção ativa também se mostrou ineficaz num estudo controlado envolvendo nove Veterans Affairs Medical Centers,[9] onde os pesquisadores reuniram 1.396 pacientes hospitalizados em dois grupos – um que receberia os cuidados usuais por seis meses após a alta e outro que contaria com atenção constante, afora os cuidados primários, por algum tempo. A maior atenção lembrava o tipo de zelo proporcionado pela maioria dos ambulatórios – pronto acesso a enfermeiras, médico de família encarregado do caso, lembretes de prescrições e acompanhamento telefônico. Os pesquisadores predisseram que os cuidados primários intensivos manteriam os pacientes mais saudáveis, reduziriam as readmissões hospitalares em pelo menos um terço e economizariam dinheiro. Mas, após seis meses, as readmissões na verdade aumentaram em um terço, havendo 25% mais de óbitos no grupo que merecera atenção extra. "Ficamos mais surpresos que ninguém", disse o dr. Morris Weinberger, do VA Hospital em Indianápolis, um dos diretores do estudo. "Longe de proporcionar benefícios, o exame acurado dos pacientes só levou a mais cuidados médicos e talvez a alguns danos", confessou o dr. H. Gilbert Welch, da Faculdade de Medicina de Dartmouth.[10] "Já não podemos afirmar que a pronta intervenção é sempre a coisa certa a fazer."

Assim no tratamento da saúde, assim na vida diária: idéias de senso comum, baseadas na ação, geram não raro conseqüências inesperadas. Considere-se o fato de um número cada vez maior de pessoas estar fugindo das áreas centrais para os subúrbios, a fim de escapar ao crime. Analistas de riscos determinaram que as chances de morrer num acidente automobilístico, nos Estados Unidos, excedem as de sucumbir a um assassinato. Assim, os fugitivos urbanos passam a correr mais riscos devido às distâncias maiores a percorrer de carro. No afã de superar um problema, elas mergulham de cabeça em outro.[11]

Vazio

Algumas culturas realmente advogaram o valor do nada, sobretudo os antigos taoístas. Lao-Tsé, contemporâneo de Confúcio no século VI a.C., lançou as bases do taoísmo com o livro *Tao Te Ching*,* coletânea de seus ensinamentos. A abordagem taoísta enfatiza a sabedoria implícita na natureza, chamada Tao ou o Caminho, mostrando-se profundamente respeitosa para com o nada e o não-fazer. Exemplo:

Trinta raios compartilham o cubo da roda;
O orifício central é que a torna útil.
Transforma o barro em vaso;
O espaço interno é que o torna útil.

---

* *Tao-te King*, publicado pela Editora Pensamento, São Paulo, 1984.

Afeiçoa portas e janelas para um quarto;
Os buracos é que as tornam úteis.
Assim, o lucro vem do que há;
A utilidade, do que não há.[12]

E

Na busca do conhecimento, diariamente adquirimos alguma coisa.
Na busca do Tao, alguma coisa perdemos diariamente.
Fazemos cada vez menos
Até atingir a Não-ação.
Quando nada se faz, nada fica por fazer.[13]

Um ocidental que percebeu o valor do não-fazer e da não-interferência foi o psicólogo C. G. Jung. Alguns problemas, acreditava ele, como que se resolvem por si mesmos. Em suas palavras:

> Já vi pessoas superarem problemas que destruíram outras. [...] Algum interesse superior surgiu no horizonte da vida delas e, graças à ampliação de sua visão, o problema insolúvel deixou de ser urgente.[...] Aquilo que, num nível mais baixo, induzira aos piores conflitos e emoções envoltas em pânico parecia agora, visto do nível mais elevado da personalidade, uma borrasca no vale presenciada do alto da montanha. Isso não significa que a borrasca tenha deixado de ser real; significa que, em vez de a pessoa estar nela, pôs-se acima dela.[14]

Em contrapartida, acreditamos que devemos *fazer* alguma coisa quando estamos infelizes. Uma verdadeira indústria fabricante de programas de auto-ajuda e grupos de apoio para todo e qualquer problema surgiu, com o objetivo único de nos ensinar o que é preciso fazer para nos sentirmos melhor e termos mais produtividade. Se tudo o mais falhar, poderemos varrer os nossos sofrimentos mentais com um punhado de tranqüilizantes e antidepressivos, feitos para nos empurrar contra a parede da vida. A mensagem implícita em todas essas abordagens é que os problemas sempre vão de mal a pior. A decadência espontânea, não a cura espontânea, tornou-se o nosso credo.

O lado escuro da moeda

É espantoso observar quantos dos rituais de nossa vida cotidiana são uma fuga ao nada e ao não-fazer. Tomemos a paixão pelo café e pela cafeína, a droga mais amplamente consumida na América. A escritora Amanda Huron[15] explica que o café só se tornou uma tradição americana depois que o trabalho em escritórios se institucionalizou. A bebida era recomendada aos empregadores como uma maneira de tornar os empregados mais felizes, mais produtivos – e assim a "parada para o café" se impôs.

Huron é uma entre os milhões de americanos que mostram tolerância zero frente ao não-fazer. "Sempre odiei esse sentimento de indolência que às vezes me domina – o sentimento de não querer fazer coisa alguma, de apenas ficar deitada e desligar a mente", diz ela. Huron começou a beber café como um antídoto aos espaços vazios e aos momentos de pausa que são parte da vida de todos. Funcionou: "Quando me sentia desanimada, tomava um cafezinho e imediatamente recuperava a energia!"

A percepção daquilo que ela chama de "o lado escuro da moeda" sobreveio-lhe quando começou a trabalhar numa cafeteria. Fregueses sonolentos faziam fila à porta todas as manhãs a partir das 6:30h, a caminho do trabalho. Huron percebeu que era uma vendedora de drogas. O seu emprego consistia em "distribuir drogas. [...] Aquelas pessoas [não conseguiam] passar o dia sem mim. [...] Eu lhes dava a força e a inspiração de que necessitavam. Alimentava-as com cafeína".

Huron começou a questionar o seu próprio caso amoroso com o café. O seu apetite por ele foi aos poucos diminuindo e ela desenvolveu o ânimo do não-fazer:

Hoje estou reformulando a minha atitude para com esses tempos enfadonhos, de pouca energia. Talvez sentir tédio e indolência não seja necessariamente uma coisa má. [...] Na verdade, deveríamos dormir mais e agir menos durante o dia – ou, então, modificar a nossa vida para gastar o tempo fazendo coisas que realmente são importantes para nós. Não tenho a pretensão de renunciar ao café para sempre. [...] Mas também quero descobrir se posso passar sem ele. E pretendo ficar à toa de vez em quando. [...]

Grandiloqüência

O nosso vocabulário também trai a nossa aversão ao nada, ao mínimo, ao comum.

Veja, por exemplo, a freqüência com que empregamos adjetivos exagerados. "A tendência, na conversação diária", diz o escritor Ray Nedzel: "é empregar palavras grandiosas.[16] 'Impressionante!' por 'bom', 'notável!' por 'está bem', 'gigantesco!' por 'grande'." Nedzel relata uma recente experiência num restaurante de Washington, D.C. Quando ele perguntou: "Como está o salmão?", o garçom respondeu: "Fantástico!" Vinha com arroz? "Certamente!" Os superlativos dominaram o garçom, quando "bom" e "sim" bastariam.

Esse tipo de escalada é epidêmico. Na Starbucks (cafeteria), observa Nedzel, o menor café que você consegue encomendar é um Longo. O de tamanho médio é Grande. Você também não poderá pedir uma bebida pequena ou média no seu 7-Eleven** local, onde as únicas escolhas são Dose Grande,

---

** 7-Eleven é loja de conveniência e lanchonete muito conhecida nos Estados Unidos e no Canadá.

Dose Supergrande e Dose Extremamente Grande. Nedzel descobriu também que muitas lojas de roupas redefiniram os tamanhos para mais. O que era pequeno hoje é médio, o que era médio é grande, e assim sucessivamente, escada acima. A tendência é irritante; faz-nos pensar que engordamos, mesmo que isso não tenha acontecido.

Por que tudo é agora "impressionante"? Diz Nedzel:

> O motivo de toda essa grandiloqüência é simples: estamos entediados com a nossa vida fantástica, maravilhosa. Queremos novidade já. Já! [...] Nada é grande demais [...] Sim, tudo é notável, tudo é maior que nunca... mas não haverá algo maior ainda?
> Terão as pessoas esquecido o que é estar bem? Apenas estar bem, com o que possuem e o que são?

Uma das maneiras de combater a grandiloqüência, explica Nedzel, é simplesmente prestar mais atenção e dizer a verdade. Da próxima vez que alguém lhe perguntar: "Como vai?", observe se responderá "Ótimo!", "Fenomenal!" ou "Fantástico!" e se um simples "Bem" não seria uma resposta mais honrosa. Se nos moderarmos um pouco, sempre teremos palavras de reserva para quando precisarmos descrever momentos genuinamente deliciosos da vida. E se nos livrarmos da necessidade de engrandecer tudo com palavras, nos tornaremos mais sensíveis aos pequeninos instantes do dia-a-dia, mais simpáticos ao lado negativo da vida.

Variedades do nada

Muitos de nós acalentamos uma tendência profunda à simplicidade. Quando a nossa vida se torna excessivamente atarefada e confusa, um relógio interno dá um sinal e nos lembra que precisamos refrear os nossos comportamentos e atitudes, confinando-os a um padrão mínimo. Ao longo dos anos, cada um de nós desenvolve um repertório de pequenas âncoras – variedades de nada – que nos mantém sãos num mundo ensandecido.

A moda, por exemplo. Um modo sutil de ficar em contato com o nada envolve as cores que escolhemos para as nossas roupas. Como observa o escritor Simon Garfield em seu premiado livro *Mauve* [Lilás], que relata a descoberta das anilinas em meados do século XIX e a sua profunda influência na civilização ocidental, os modernos desenhistas de moda sabem que nos Estados Unidos "de setenta a noventa por cento das vendas são sempre de roupas pretas, o ano inteiro. Vêm a seguir as marrons e azuis". O objetivo da indústria da moda consiste em ditar a cor dos dez por cento restantes.[17]

Objetos pretos absorvem todos os comprimentos de onda do espectro, nada refletindo que estimule o sentido visual da cor. Assim, um dos significados de "preto" no dicionário é "escuridão completa ou ausência de luz".[18] Numa cultura enlouquecida pela cor, como se explica a preferência esmagadora pelo preto, a não-cor, no adorno pessoal? O motivo, sugiro, é que esta é uma área na qual ainda passa por socialmente aceitável exprimir a nossa necessidade de nada – de redução, simplicidade, ojeriza à afetação.

O não fazer nada também se manifesta na criatividade. Walt Whitman foi um exemplo supremo. Era um viajante e preguiçoso incorrigível – chamava a isso "vadiar" – que transformou a poesia ocidental. A colunista Anna Quindlen, da *Newsweek*, parece ter compreendido as tendências erráticas de Whitman. Em seu ensaio "Nada fazer é alguma coisa", ela escreve: "Não creio que se possa criar poesia, compor música ou interpretar papéis dramáticos sem um pouco de tempo livre, ou muito, um hiato que passa por tédio, mas é realmente o movimento silencioso das rodas interiores que alimentam a criatividade."[19] Quindlen preocupa-se com as crianças americanas que já não sabem vadiar. A vida dessas crianças está sufocada pelo que ela chama de "o esforço para ser uma criança perpetuamente ocupada". Elas andam tão cheias de compromissos, diz Quindlen, que muitos pais, o que é curioso, voltaram ao método de "agendar períodos sem compromissos em suas agendas", períodos dedicados a não fazer nada em especial. Um exemplo nos vem de Ridgewood, New Jersey, onde se instituiu a Noite da Família: uma noite por semana onde não há tarefas de casa, práticas atléticas ou eventos pós-escola. E em Omaha, Nebraska, um grupo de pais se uniu para aumentar o tempo de lazer.

Como se chegou a essa situação? Os culpados foram os pais, sustenta Quindlen, movidos pela preocupação de que, se os filhos não estivessem perpetuamente ocupados com ligas de futebol, aulas de interpretação ou monitores, não seriam páreo para outros garotos responsáveis quando se tratasse de conquistar vagas na universidade ou no mercado de trabalho. "Permitam-me uma sugestão", pede Quindlen, "para as crianças envolvidas: que tal não fazer nada? Pesquisas psicológicas indicam, à saciedade, que os períodos em que 'não fazemos nada' são justamente aqueles nos quais os seres humanos pensam melhor e mostram-se mais criativos. Talvez estejamos moldando toda uma geração de pessoas cuja capacidade de pensar livremente [...] vem sendo sufocada de modo sistemático pela agenda."

Espiritualidade: ninguém fazendo nada

Quando adquirimos realmente o gosto pelo nada, tornamo-nos em certo sentido ninguém. Inúmeras tradições espirituais ensinam-nos que transcender o ego e tornar-se ninguém enseja a maior de todas as descobertas: a divindade interior. Como reza o aforismo hindu, "*Tat tvam asi*" – "Isto és tu".

Nos anais da cura, ninguém captou a idéia do "deus interior" tão claramente quanto Florence Nightingale (1820-1910), a fundadora da moderna enfermagem secular.[20] Em 1872, ela escrevia:

> Pois, o que é misticismo? A tentativa de chegar mais perto de Deus, não por meio de ritos e cerimônias, mas por uma disposição íntima. Trata-se de mero sinônimo para "O reino de Deus está dentro de vós". O paraíso não é nem um lugar nem um tempo. Talvez haja um

paraíso não apenas aqui, mas também agora. [...] Onde encontrarei Deus? Em mim mesma. Eis a verdadeira Doutrina Mística.²¹

Em sua obra clássica, *The Perennial Philosophy*,²² o filósofo e romancista Aldous Huxley insistiu na necessidade de autotranscendência para a percepção da divindade interior. "Esse conhecimento", diz ele, "[...] está reservado unicamente àqueles que aprenderam a 'morrer para o eu'. [...]"

Entretanto, a busca do despertar para a nossa divindade intrínseca encerra um paradoxo. Se o divino já está dentro de nós, não é preciso fazer nada para alcançá-lo. Daí, a ênfase de muitas tradições no não-fazer – eliminar todo revestimento religioso, toda crença doutrinária a fim de perceber o que sempre esteve presente. A autotranscendência e a cessação da atividade – ninguém fazendo nada – são a chave para essa compreensão. Não admira que, no budismo, os grandes sábios caíssem na gargalhada ao constatar semelhante fato.

Ao longo da história, tornar-se ninguém muitas vezes equivaleu a tornar-se louco [*fool*]. "*Fool*" vem do latim *follis*, que significava um saco de ar, um recipiente vazio. Tendo transcendido o eu, o louco penetrava na essência divina. Sem um ego, ele não tinha nada a perder parecendo estúpido ou inepto.

Mark Twain, o grande louco americano, parecia entender essas conexões. Numa carta de 1877 a William Dean Howells, ele escreveu: "Sou um doido grande e sublime. Mas então sou um doido de Deus e todas as Suas obras devem ser vistas com respeito."²³

Silêncio

Uma das variedades de nada que mais correm perigo no mundo moderno é o silêncio. Huxley observou com mordacidade:

O século XX é [...] a Idade do Barulho. Barulho físico, barulho mental e barulho do desejo. Essa algazarra, é claro, vai mais fundo que os tímpanos. Penetra a mente [...] Notícias, fragmentos mutuamente irrelevantes de informação, trechos de música coribântica e sentimental, doses sempre repetidas de dramas que não trazem catarse e apenas suscitam o apetite por enemas emocionais todos os dias ou todas as horas.[24]

Mark Twain concordaria. "O barulho não prova nada", observou ele. "Às vezes, uma galinha que pôs apenas um ovo grita como se houvesse posto um asteróide."[25]

O silêncio – quer o chamemos quietude, contemplação, meditação ou outro termo qualquer – tem sido universalmente valorizado como um antídoto ao nosso estardalhaço, à nossa mente tagarela, para que verdades mais profundas venham à tona. Como escreve Carlos Castañeda: "Quando o diálogo se interrompe, o mundo se conturba e facetas extraordinárias de nós mesmos se revelam, como se tivessem sido rigorosamente guardadas por nossas palavras."[26] O espiritualista Satprem quer que estendamos o silêncio aos próprios pensamentos: "Se a capacidade de pensar é um dom notável, mais notável ainda é o de não pensar."[27] Encontramos a mesma mensagem nos versos de Lao-Tsé: "Quem sabe não fala/Quem fala não sabe."[28] São João da Cruz concorda: "Pois, se falar distrai, o silêncio e o esforço conjugam os pensamentos e fortalecem o espírito."[29]

Esses comentários, disseminados pelo período de três milênios, revelam o enorme valor que todas as tradições místicas atribuem ao silêncio.

O silêncio da boca e da mente constitui um dos grandes paradoxos do nada. Nada pensando e falando, apreendemos tudo. Por isso, o historiador das religiões Edward Carpenter observa:

De todos os fatos consistentes do silêncio, não sei de outro mais sólido e fundamental que este: se você inibir o pensamento e perseverar, chegará finalmente a uma região da consciência abaixo ou à frente dele, diversa do pensar comum em natureza e caráter. [...] [Trata-se de um mundo em que] a alma individual está em contato com as almas de todas as criaturas. É-lhe então assegurada uma vida imortal e indestrutível, com uma alegria imensa e inenarrável.³⁰

De novo, a mensagem é a mesma: para que essa "alegria imensa e inenarrável" seja alcançada, precisamos nos tornar nada e ninguém – um estado no qual, segundo Huxley,

[...] não há individualidade para obscurecer ou refratar [...] a "branca radiância da Eternidade". [...] A Coisa em si *pode* ser percebida – mas só por aquele que, em si mesmo, não é nada.³¹

Em contrapartida, toda a nossa cultura se volta para a tarefa de transformar "ninguéns" em "alguéns". Tome-se a indústria da publicidade, por exemplo. O objetivo dela é inflamar em nós o desejo de aparecer, de ser únicos e diferentes, de ficar por cima – porque, para falar a verdade, somos maravilhosos e nada é bom o bastante para nós ou está além de nosso alcance. Como os anúncios para o serviço militar conclamam: "Seja tudo o que pode ser." Há ainda centenas de anúncios baseados na lisonja como "Você merece um descanso hoje" – a mensagem do McYou que apela para aquele especial você-sabe-quem, que merece um você-sabe-o-que no você-sabe-onde.

Da perspectiva das tradições espirituais mencionadas acima, incensar o ego não garante o autodesenvolvimento, interrompe-o. Mas, quando conseguimos transcender o ego e nos tornamos ninguém, a mágica acontece. Faz-se então possível a nova dimensão de experiência descrita pelo poeta William Blake em *Augúrios da Inocência*:

Ver um mundo num grão de areia
E um paraíso numa flor silvestre,
Fechar o infinito na palma da mão
*E a eternidade numa hora.*³²

Há ainda uma sedução final para quem vê o mundo tal qual é – o orgulho da iluminação, de ter enfim alcançado a condição de ninguém. Mas, é óbvio, o orgulho faz a pessoa regredir à condição de alguém. Por isso, muitas tradições espirituais insistem em enfatizar que *tudo* deve ser posto de lado e que nada significa de fato coisa alguma. Assim as palavras de Jesus em João 12:24: "Em verdade, em verdade vos digo: se o grão de trigo, caindo na terra, não morrer, fica ele só; mas, se morrer, produz muito fruto." Esse processo exige até a morte das crenças e valores que antes o ego achava proveitosos. Como diz o estudioso das religiões Ananda Coomaraswamy,

> Não importa até onde a pessoa tenha chegado [na senda espiritual], resta um passo a dar, que é a dissolução de todos os valores prévios. [...] Sempre resta um passo a dar, quando então o ritual é esquecido e as verdades relativas da teologia são negadas.[33]

Sri Ramana Maharshi disse: "Tempo virá em que haveremos de esquecer tudo o que aprendemos."[34] E um aforismo zen aconselha: "Pescai com um anzol reto!" – o anzol que não pega nada.

Consciência pura

A medicina moderna não vê com bons olhos as mentes vazias. Os psiquiatras consideram insanas as pessoas que "perderam a cabeça" e os neurologistas equacionam o estado de nulificação da mente com inconsciência ou morte cerebral. Mas, em algumas tradições espirituais, o estado de vazio mental completo é visto como "consciência pura" e atingir semelhante condição passa por uma suprema façanha. W. T. Stace, o estudioso das tradições místicas, assim descreve esse estado:

Suponha-se que, após eliminar todas as sensações, alguém se ponha a excluir da consciência todas as imagens sensoriais, e em seguida todos os pensamentos abstratos, processos de raciocínio, volições e outros conteúdos mentais específicos. Que restará da consciência? [...] Místicos introvertidos – milhares deles no mundo inteiro – garantem unanimemente ter alcançado esse vácuo completo de conteúdos mentais específicos, [...] um estado de consciência *pura* – "pura" no sentido de que não se trata da consciência de nenhum conteúdo empírico. A consciência pura não tem conteúdo algum exceto ela mesma.[35]

O escritor Peter Russell, formado em física teórica, psicologia e ciência da computação na Universidade de Cambridge, investigou durante três décadas essa dimensão da consciência. Declara ele:

Os ensinamentos indianos dão a tal estado o nome de *samadhi*, que significa "mente serena". No *samadhi* há percepção – está-se desperto –, mas não há objeto de percepção. [...] No *samadhi*, há a luz da consciência pura e nada mais. Temos aí a faculdade da consciência sem conteúdo algum.[36]

Embora esses estados mentais estejam associados a tradições místicas orientais como o budismo, o hinduísmo e o taoísmo, eles são universais. Como diz Russell: "Descrições similares podem ser encontradas em quase todas as culturas do mundo."[37]

Esse ponto merece destaque. Hoje, um número crescente de pessoas anseia por experiências espirituais com sabor místico e muitas acreditam que só nas tradições do Oriente poderão encontrá-las. No entanto, uma das mais acuradas explorações do misticismo jamais realizadas diz respeito à tradição mística ocidental do cristianismo – a obra clássica de Evelyn Underhill, *Mysticism*.[38] Publicado pela primeira vez em 1911 e ainda à venda, esse formidável trabalho continua atual. Infelizmente, muitos ocidentais não se dão conta de que uma vibrante tradição mística existe no seio do cristianismo. Underhill mostra que ela existe, sim. Estuda os grandes místicos cristãos e compara as suas idéias às de representantes de tradições esotéricas do mundo inteiro. As posturas dos místicos são consistentes, não importa a cultura, motivo pelo qual se diz que todos os místicos vêm do mesmo país e falam a mesma língua.

Em sua obra decisiva, *The Religions of Man*, o filósofo Huston Smith relata a experiência de um místico zen cuja percepção do eu se expandiu para o senso de unicidade com tudo o que existe:

> Súbito, entrei. Perdi os limites de meu corpo físico. Conservava a pele, é claro, mas sentia-me como que no centro do cosmos. [...] Via pessoas se aproximando, mas todas eram um só homem. Todas eram eu mesmo. Nunca estivera naquele mundo antes. Acreditava ter sido criado e agora devo mudar de opinião: ninguém me criou; eu era o cosmos; indivíduo algum [...] existia.[39]

Como será isso? Smith diz: "A experiência mística, [...] sempre que acontece no zen ou em qualquer outra religião, traz alegria, uma sensação de unicidade com todas as coisas e uma percepção aguçada da realidade que não podem ser adequadamente traduzidas na linguagem do cotidiano."[40]

Os críticos às vezes desdenham tais experiências como "misticismo onírico" e advertem que elas podem levar a uma fuga do lado prático da vida. Entretanto, o contrário é que geralmente parece verdadeiro. A experiência da consciência pura insufla na pessoa compaixão e amor, que são a plataforma para uma participação mais plena, mais ativa no mundo. Daí a tradição ocidental do "místico prático" representada por personalidades como São Francisco de Assis, Madre Teresa e Florence Nightingale, que dedicaram suas vidas ao serviço dos necessitados.[41]

O físico e estudioso do budismo, Alan Wallace, recorrendo à linguagem da física, chama o estado de vazio mental de "consciência de vácuo". Diz ele: "Os contemplativos budistas vêm usando os estados de vácuo para pesquisar a natureza da mente há 2.500 anos, o que é bastante tempo de laboratório."[42] Seria de crer que tamanha experiência cumulativa impressionasse os modernos investigadores da consciência. Mas não. Alguns a descartam sumariamente. Por exemplo, o filósofo Barry Dainton, da Universidade de Liverpool, diz:

> Se a consciência pura, nessa forma, *é* possível – se milhares ou milhões de pessoas chegaram a conhecê-la –, deveremos concluir que uma Percepção despojada é não apenas possível, mas real? Não o creio. [...] Duvido muito que esses modos possam ser equacionados com uma Percepção despojada. E o motivo é simples. A percepção [...] é uma sensação ou apreensão sem traços, portanto (por definição) totalmente desprovida de *quaisquer* características fenomenais intrínsecas [...][43]

O mesmo para os milênios de tempo de laboratório e as experiências de milhões de pessoas no mundo inteiro. Só eu sou um chato ou também a arrogância da filosofia moderna às vezes irrita um pouco?

Nada patológico

Em 2000, uma equipe de psiquiatras do Centro de Saúde da Universidade de Oklahoma relatou o caso de um menino de 10 anos que alegava ter morrido na explosão, em 1995, do Murrah Federal Building, embora não estivesse na cidade de Oklahoma na ocasião.[44] Não bastasse isso, insistiu em que o seu avô, um amigo e a família deste também haviam sucumbido no atentado, o que não era verdade.

O garoto sofria de uma condição rara chamada síndrome de Cotard, descrita pelo médico francês Charles Bonnet em 1788[45] e, mais tarde, pelo neurologista e psiquiatra parisiense Jules Cotard (1840-1889),[46] que lhe deu o nome. Os franceses chamam a essa síndrome *délire de négation* (delírio de negação).

Em sua forma extrema, a pessoa tem a certeza inabalável de que está morta ou não existe. Pode acreditar também que o mundo exterior ou parte dele são ilusórios. Paradoxalmente, crê-se às vezes imortal. Além disso, não raro se convence de que certas porções do corpo como o coração, o sangue, o estômago ou os intestinos estão ausentes, o que pode levar à inanição autoinduzida. Não duvidando de estarem mortos, os afetados pela síndrome de Cotard às vezes sentem a sua carne apodrecer e percebem gusanos ou vermes insinuando-se por seus tecidos. Por isso, nesses casos, pedem para ser sepultados imediatamente. De fato, o primeiro relatório de caso de Bonnet foi o de uma mulher que queria por força vestir um sudário e ir para a cova. Quando as autoridades se recusaram a atendê-la, ela se meteu num caixão e ali ficou até morrer, semanas mais tarde.[47]

A síndrome de Cotard ocorre em crianças, mas em sua maioria em adultos. Homens e mulheres são afetados por igual. Ela aparece no curso da esquizofrenia e foi relatada em casos de distúrbios cerebrais devidos a crises cardíacas, mal de Alzheimer, trauma craniano, epilepsia do lóbulo temporal e enxaqueca. Responde aos medicamentos psicotrópicos e à terapia eletroconvulsiva.

A síndrome de Cotard mostra que se pode ser ninguém por diferentes caminhos. O senso do eu e do ego às vezes é transcendido, ou pelo crescimento psicoespiritual, ou em conseqüência de um cérebro doente. O primeiro caminho leva à alegria e à plenitude; o segundo, à enfermidade mental.

O vácuo

Os cientistas acreditavam que, se um espaço não-ocupado fosse reduzido ao vácuo, o resultado seria o vazio absoluto ou o nada. Na física moderna, contudo, a idéia do nada sofreu drástica transformação. O cientista Harold E. Puthoff, diretor do Instituto de Estudos Avançados em Austin, Texas, descreve essa mudança na maneira de pensar e associa-a a teses antigas:

> O conceito metafísico segundo o qual humanidade e cosmos estão interconectados por um mar ubíquo e difuso de energia, subjacente e manifesto em todos os fenômenos, tem sido proposto ao longo de nossa história cultural.
> A física contemporânea postula um campo energético igualmente difuso chamado "vácuo quântico" ou energia ponto zero.[48]

Puthoff é ex-diretor do programa de Ciências Cognitivas da SRI International. Nos anos 1970, ele e um colega, o físico Russell Targ, empreenderam um trabalho notável em parapsicologia, incluindo experimentos com visão a distância que pareciam apontar para a transferência não-local de informação entre pessoas postadas em pontos remotos.[49] Puthoff sempre se interessara pela idéia oriental de *ki* ou *chi*, que é segundo se crê uma energia universal usada em práticas como a acupuntura e as artes marciais. Para ele, o campo universal do *chi* pode bem ser o campo energético difuso da energia quântica ponto zero. Afinal, pergunta ele, por que a natureza precisaria de *dois* campos universais? Isso seria decisivamente "antieconômico". Puthoff sugere que os campos de energia quântica ponto zero, flutuando pelo universo, talvez nos proporcionem um meio de ficar "literal e fisicamente 'em contato' com o resto do cosmos". Isso constituiria a base para diversas manifestações não-locais da consciência, inclusive a cura a distância, a prece intercessória e o conhecimento remoto. Diz ele:

> Se eu alcançar o meu objetivo, o que irá emergir será a compreensão de que estamos imersos num vasto campo interconectado e interdependente, em equilíbrio ecológico com o cosmos em geral. Isso apagará as linhas limítrofes entre o físico e o "metafísico", transfor-

mando-se num ponto de vista conjunto do universo como unidade cosmológica fluida, mutável, energética e informacional.[50]

No entanto, temos de ser cautelosos. Quando os místicos falam em "energia" da consciência, não se referem a algo que faz um instrumento qualquer de medição avançar um metro. Comparar consciência com energia ponto zero ou outro fenômeno físico parece pressupor um equívoco categórico: confundir o mapa com o território, o cardápio com a refeição. Mas, ainda assim, as teses da física moderna dão uma contribuição fantástica. Conforme explica Puthoff, elas oferecem uma explicação potencial sobre como poderemos estar em contato não-local uns com os outros e como informação ou significação poderão ser compartilhadas remotamente pelas pessoas. Afora as idéias de Puthoff, várias outras hipóteses estão vindo à tona em áreas cruciais da ciência, sugerindo que nossa unicidade com tudo o mais acha-se tecida na trama do cosmos.[51, 52, 53, 54, 55]

Conservação, prevenção e placebos

Extrair energia não-poluente das flutuações do vácuo é, hoje, o santo graal da pesquisa energética e somas respeitáveis estão sendo investidas em pesquisa básica nessa área.[56] Há aqui uma grande ironia: vamos explorar o espaço invisível à cata de energia ilimitada, quando quase todos os nossos esforços anteriores se concentravam no tangível.

A atual política energética nacional trai a importância de se chegar a um acordo com o nada. Pensemos, por exemplo, na conservação da energia, praticamente condenada durante a primeira administração do presidente George W. Bush. A conservação é uma expressão do não-fazer – não consumir para não desperdiçar. Provavelmente, os administradores que se opõem à conservação como elemento imprescindível de nossa política energética nacional abriguem um horror inconfessado ao não-fazer, ao não-existente e ao vazio, e projetem essas atitudes na conservação. Quando afirmam que os conservacionistas não querem fazer nada, estão mais certos do que pensam, mas pelos motivos errados. É que perderam contato com a força do nada, assim como os físicos clássicos ignoravam o poder do vácuo.

O atual debate sobre energia, em nossa sociedade, envolve dois grupos: o dos que respeitam e reverenciam o nada, e o dos que o temem. Este último prefere alguma coisa a coisa nenhuma, daí a sua obsessão por ampliar os suprimentos de petróleo, gás natural e carvão, bem como construir mais usinas nucleares. Propõem a exploração de florestas veneráveis onde "nada jamais acontece". São indiferentes e mesmo hostis a fontes alternativas de energia que lembram o nada, como o poder invisível dos ventos e a força imponderável do sol. Em algum nível psicológico profundo, eles parecem tranqüilizados pela crua materialidade de suas fontes de energia preferidas – petróleo negro e carvão negro. Carvão e petróleo podem ser vistos e sopesados; são sujos, fedorentos e físicos – a antítese arquetípica do nada.

Em medicina, o equivalente à conservação é prevenção. Tal qual a conservação, a medicina preventiva pressupõe muito não-fazer, como evitar comportamentos e hábitos que conduzem à doença. Para os profissionais de saúde, empenhados em agir, a prevenção é tediosa e sem encanto. Cuidados eficazes, é claro, sempre dependeram do equilíbrio entre ação e inação. Mas o atual problema é que privilegiamos tanto a ação que acabamos de vez com o equilíbrio.

Estamos singularmente cegos às conseqüências da tirania do fazer. Por exemplo, o tratamento hospitalar, nossa forma mais eloqüente de agir, é hoje considerado por alguns especialistas o terceiro principal assassino nos Estados Unidos, depois da doença cardíaca e do câncer.[57]

Um dos ataques atuais ao nada em medicina diz respeito à resposta placebo, o poder de uma pílula inócua de mudar o corpo. Justamente quando o efeito placebo parecia estar sendo aceito como um bom recurso terapêutico, uma equipe de pesquisadores declarou em 2001 que ele não funciona.[58] Logo depois desse anúncio, alguns observadores pareciam quase exultantes por ver o efeito placebo degradado, posto no seu devido lugar.[59] Mas a morte do placebo é prematura. Estudos sofisticados de imagem mostraram recentemente que, quando as pessoas engolem um placebo, mudanças físicas reais ocorrem em áreas-chave do cérebro.[60] Esses achados mostram, à saciedade, que os placebos podem afetar tecidos.

Ai, o tema do nada sempre inflamou as paixões! Quando assuntos a ele relacionados como práticas espirituais, conservação, prevenção e placebos vêm à tona, os especialistas invariavelmente se posicionam de um e outro lado – bom exemplo da Lei de Gibson, segundo a qual para cada Ph.D há sempre um Ph.D igual e contrário.

Rumo ao nada

Muitos cosmólogos acreditam que o universo se originou do nada há cerca de 15 bilhões de anos, no big-bang, a explosão de "um ponto extremamente quente".[61] À medida que o universo esfriava, "pedaços de vácuo" se fundiam, segundo o físico John D. Barrow, da Universidade de Cambridge.[62] Esses fragmentos, diz ele, podem ter assumido três formas simples – circuitos fechados ou linhas infinitas chamadas retas cósmicas; placas ou camadas em eterna expansão; ou nós finitos e esféricos, ditos monopólos.[63] A maioria dos físicos opta hoje pelas retas cósmicas como a melhor alternativa.[64]

Mas quando os cientistas calculam toda a massa conhecida do universo, entram num beco sem saída. Segundo Michael S. Turner,[65] diretor do departamento de astronomia e astrofísica da Universidade de Chicago, 4% do universo compõem-se de nuvens de hélio extremamente quente e gás hidrogênio. Só 0,5% é de partículas chamadas neutrinos, oriundas do big-bang. Mais 0,5% constitui o material do que comumente imaginamos ser a matéria do universo – todas as estrelas em todas as galáxias, incluindo-se aí todos os elementos químicos conhecidos, exceto hidrogênio e hélio, como carbono, oxigênio e ferro, formados desde o big-bang no núcleo das estrelas e em conseqüência da explosão de supernovas. Isso nos deixa 95% que são invisíveis – algo ainda não plenamente identificado, chamado pelos cientistas de matéria negra e energia negra.

Esses ingredientes misteriosos são o yin e o yang do universo, afirma Turner,[66] e sua relação determina o destino do todo. A matéria negra, como qualquer outra, atrai massa por meio da força gravitacional. Essa atração permite à matéria combinar-se e formar as coisas que vemos – os bilhões de galáxias e as incontáveis estrelas que elas contêm. A energia negra, ao contrário, opera como uma força de repulsão, afastando as coisas.

Hoje, muitos astrônomos acreditam que o universo esteja se expandindo num ritmo acelerado. Isso significa que a força de repulsão da energia negra está levando a melhor sobre a força de coesão da matéria negra. O resultado é a tendência a um estado difuso, indistinto, no qual toda matéria e toda energia se diluem, e no qual toda informação e toda complexidade vão se nivelando. Os astrofísicos acreditam que por fim o universo atingirá um estado em que a vida, como a conhecemos, não poderá sem dúvida existir.

Nesse cenário adverso, Barrow e outros cientistas prevêem diversas situações que talvez tornem possível a continuidade da vida.[67] Por exemplo, a degradação da informação pode não ser uniforme no universo. Isso permitiria a existência de ilhas onde a vida, sob alguma forma, sobreviveria. Ou talvez a força repulsiva da energia negra acabe por decair no futuro distante, abrindo caminho à atração gravitacional da matéria negra. Isso propiciaria a agregação de matéria e, de novo, o processamento de informação, alimentando a fornalha da vida. E, quem sabe, os nossos descendentes dominarão tecnologias por meio das quais controlarão a aceleração desenfreada em seu canto do universo e criarão recursos sustentadores da vida.

Pode ser também que o universo se reproduza e recomece. Embora considere isso improvável, Barrow comenta: "Quando dispomos de um futuro infinito para nos preocupar com tudo isso, ocorrências físicas fantasticamente improváveis terão por fim uma boa oportunidade de se manifestar. [...]

Quando há um tempo infinito à frente, então *tudo* o que pode acontecer *acontecerá*. E, para bem ou para mal, acontecerá infinitamente."[68] Mas, ainda que o universo comece de novo, Barrow acredita que tal possibilidade traz pouco consolo à vida humana. "Globalmente", diz ele: "a auto-reprodução pode inspirar novos começos, novas físicas, novas dimensões; mas, em se tratando de nosso mundo e em nosso cantinho do Universo, tudo será o mesmo, sem estrelas e sem vida, ao que parece. Talvez seja bom não estarmos por aí, afinal de contas."[69]

Sente-se o leitor deprimido ante essa descida sem volta para o nada? O mesmo aconteceu a Woody Allen, que lamentou: "Mais que em qualquer outra época da história, a humanidade se vê numa encruzilhada. Um caminho leva ao desalento e à desesperança absoluta. O outro, à extinção total. Oremos para ter a sabedoria de escolher acertadamente."[70]

Mas ainda é muito cedo para entregar o futuro nas mãos dos profetas da ruína cósmica e da extinção. A ciência não proferiu a última palavra; na verdade, mal proferiu a primeira sobre o que esse nada, para o qual se diz estarmos sendo arrastados, realmente significa.

Quando se discute a origem e o destino do universo, o papel da consciência – o mais enigmático de todos no âmbito científico – geralmente é posto de lado. Uma exceção é a obra do eminente físico John Archibald Wheeler, para quem "somos parte de um universo que está sendo feito; somos fragmentos de um universo que olha para si mesmo – e se constrói [...] um indício de que o mistério da criação pode estar, não no passado distante, mas no presente vivo".[71] O físico Andrei Linde, da Universidade de Stanford, acha também que a consciência é um fator essencial no universo. "Universo e observador existem como par", explica ele. "Estamos juntos, o universo e nós. [...] Não vejo como se possa chegar, sem a consciência, a uma teoria consistente do todo."[72]

Pistas incontáveis indicam que a consciência é de fato não-local ou infinita, existindo para além do espaço e do tempo onde se situam os nossos corpos, portanto imune à degradação provocada pela expansão do universo.[73]

Assim, àqueles que talvez lamentem o nosso destino no longínquo futuro cósmico, aconselho a refletir sobre a natureza não-local, infinita da consciência. Pensem deste modo: a implicação da mente não-local é a imortalidade, onde nada e ninguém equivalem a alguma coisa, em alguma parte e para sempre.

Nada mau como prêmio de consolação.

~ 12 ~

VOZES

> Do nada, uma voz sem rosto...
> — W. H. AUDEN, *The Shield of Achilles*

Uma das metodologias de saúde de mais baixa tecnologia na história humana é a audição de vozes. Trata-se de uma terapia de amplo espectro que afeta igualmente o físico e o mental.

No século VI a.C., Epimênides mergulhava em transes prolongados, de onde surgia dizendo que em conversas com os espíritos havia obtido orientação sobre toda uma variedade de problemas, inclusive como combater a ameaça de uma peste.[1] Os oráculos da antiga Grécia faziam o mesmo, às vezes dando instruções sobre a maneira de evitar pragas e epidemias.

Moisés recebeu ordens verbais que influenciaram a saúde física, psicológica e espiritual de seu povo, passadas a ele tanto diretamente por Deus quanto indiretamente, como por exemplo pela sarça [*bush*] em fogo. Um Bush contemporâneo, o presidente George W., também alega receber informações de seu "pai do alto".[2] Embora o presidente não diga que realmente ouve vozes, as instruções que lhe são dadas, como as que o foram a Moisés, afetam em muito a saúde de seu povo e a de milhões de pessoas no mundo inteiro, pois dizem respeito a questões como a guerra, a pobreza, a AIDS, a poluição e o aquecimento global.

Sócrates se comunicava com o seu demônio familiar ou espírito interior durante horas. Dizia que, para tirar o maior proveito possível das vozes, convinha ser meio louco. "As maiores bênçãos nos vêm por meio da loucura, quando no-la envia o céu", explicou ele a Fedro. "Só quando ensandecidas é que as profetisas de Delfos e as sacerdotisas de Dodona se superavam; [...] em estado normal, faziam pouco ou nada." Flertar com a loucura trazia, paradoxalmente, benefícios à saúde mental. Permitir que as vozes se manifestassem aliviava a pessoa, livrava-a de problemas e abria uma porta às Musas, que a tornavam mais criativa. Os grandes poetas, observava Sócrates: "não chegam à excelência pelas regras da arte; declamam os seus versos num estado de inspiração."[3]

A dificuldade, então como agora, consistia em descobrir se a voz ouvida era mesmo "enviada pelo céu". Quem a recebia era tão importante quanto quem a mandava, pois doidos varridos também escutam vozes e deturpam a mensagem mesmo quando esta é genuína. E ainda que as vozes emanem do céu e cheguem intactas, isso não garante que sejam benignas, porquanto, como bem sabiam os gregos, os deuses às vezes pregam peças e enlouquecem os homens. Assim, Hera diz na *Ilíada*: "É difícil lidar com os deuses, quando vistos claramente [...]"[4]

As vozes são notoriamente ambíguas. Exemplo disso temos em Heródoto, quando descreve a queda do império lídio de Croesus em 546 a.C.[5] Croesus hesitava entre permitir que Ciro da Pérsia continuasse a fortalecer o seu exército e esmagá-lo num súbito golpe preventivo. Num teste controlado que parece muito moderno, ele enviou consultores a cada um dos oráculos mais conhecidos, perguntando-lhes o que estaria fazendo em determinada hora num determinado dia. O oráculo de Delfos respondeu: "Os meus sentidos detectam o cheiro de uma tartaruga que está sendo cozinhada com a carne de um carneiro num caldeirão de bronze. Há bronze por cima e por baixo dela." Croesus, naquele instante, estava de fato cozinhando num caldeirão de bronze uma tartaruga e um carneiro que abatera. Essa resposta o induziu a fazer ao oráculo de Delfos outra pergunta: deveria atacar Ciro? A resposta foi:

Quando Croesus cruzar o rio Hális/ Um grande império ruirá.

Acreditando ter obtido sanção divina para marchar, Croesus atacou e foi derrotado, cumprindo assim a predição do oráculo, segundo a qual um poderoso império viria abaixo. Quem, em nossos dias, vislumbra a vontade de Deus na guerra preventiva deveria refletir sobre esse exemplo.

Em que pese a todos os desafios apresentados pelas vozes, é imprescindível para a nossa saúde mental manter abertos os canais porque, quando as palavras dos deuses são caladas, as dos demônios freqüentemente se fazem ouvir. Algo do gênero parece ter ocorrido ao longo da evolução do cristianismo. No período medieval, vozes e visões eram quase sempre consideradas pagãs e demoníacas. Os critérios elaborados para discriminar o divino do satânico pareciam confusos até para os santos; para as pessoas comuns, nada de vozes. Os antigos canais – os sonhos eram um deles – foram obliterados, mas um preço teve de ser pago. O estudioso das religiões Jacques Le Goff observa: "Com a senda dos sonhos bloqueada, abriu-se espaço aos pesadelos [...] o homem medieval não haveria de reconquistar o mundo onírico ainda por muito tempo."[6] Um dos pesadelos que se impôs, continua Le Goff, foi o do purgatório, parada obrigatória onde a alma permanecia indefinidamente até expiar os seus pecados.

O que diferencia um esquizofrênico alucinado de um Sócrates? Essa pergunta nunca foi fácil de responder. O historiador grego Plutarco, que segundo parece não ouvia vozes, tinha uma visão indistinta do demônio palrador de Sócrates. Sustentou que os espíritos não precisavam vociferar para transmitir informações. "Somos levados a supor", disse ele, falando do espírito vocal de Sócrates, "que o que o alcançava não era uma voz ou um som, mas o eco silencioso do demônio a sensibilizar a inteligência de sua alma. [...] Demônios não têm necessidade nem dos nomes nem das palavras empregadas pelos homens, quando conversam, para veicular as suas idéias."[7]

Os gregos antigos acreditavam que vozes ajudam a devolver a saúde e reverenciavam-nas em seus santuários de cura ou *asklepions*. Curadores gregos inventaram meios de provocar sonhos em seus pacientes tanto quanto em si mesmos, no qual o objetivo era muitas vezes atinar não só com o diagnóstico, mas também com a terapia adequada.

A assistência médica prestada por vozes ou espíritos pode parecer bizarra; todavia, ainda é procurada. A dra. Barbara Stevens Barnum, ex-editora da *Nursing & Health Care*, além de autora de *Mystic Encounters: The Door Ajar*[8], acompanhou experiências de enfermeiras na esfera do que ela chama de "consciência expandida" – acontecimentos que não se podem explicar racionalmente e parecem transcender os sentidos físicos. Num estudo com 121 enfermeiras-chefes, todas com doutorado ou mestrado, Barnum descobriu que 41% delas tinham tido essas experiências.

Uma dessas notáveis enfermeiras descreveu certo evento que ocorrera um ano depois da morte de seu marido.[9] Ela voltara a se casar e, em companhia do novo esposo, estava limpando o quintal de uma velha casa de fazenda que haviam alugado. Ao apanhar sem luvas um feixe de lenha apodrecida, infestada de cupins, ouviu a voz do ex-marido dizer com seu sotaque típico da Louisiana: "Para trás! Há uma cascavel aí embaixo!" Ela remexeu a próxima camada de lenha com um forcado, avistou a cobra e matou-a. "Obrigada", murmurou então para o falecido. Dois dias depois, voltou ao local e o viu ali de pé. "Ninguém me convencerá jamais de que isso não aconteceu", garante ela. "Sou uma pessoa saudável, madura, adulta, produtiva, criativa, ativa e *normal*. Só gostaria de aprender a ser mais receptiva e a ter maior controle sobre esse meu sentido 'extra'."

Medo? No estudo de Barnum, "nenhum relato mencionou receio ou pavor; ao contrário, muitos revelaram alívio em virtude do contato [com a pessoa falecida]".[10]

Experiências como essa são universais. Quando o pesquisador W. D. Rees entrevistou 227 viúvas e 66 viúvos, descobriu que quase metade deles tivera "experiências de visitação" por parte do morto, cerca de 15% na forma de mensagens orais. Tais experiências envolviam ambos os sexos, ocorriam em todas as culturas, eram comuns tanto em aldeias quanto em metrópoles e não poupavam agnósticos, ateus nem crentes.[11]

Ouvir vozes pode ser saudável, afirmam os psiquiatras pesquisadores Marius Romme e Sandra Escher, autores de *Making Sense of Voices*.[12] "Decerto, ouvir vozes não significa necessariamente que você seja esquizofrênico ou tenha algum problema mental", sustentam eles. Onde está a diferença? Para Romme e Escher, as vozes constituem problema só quando a pessoa tem dificuldade em lidar com elas ou quando a experiência afeta a vida de outrem.[13] Tal conclusão é reforçada pelo seu estudo com 15.000 moradores de Baltimore, dos quais quase 2.000 ouviam vozes. Isso equivale a cerca de 15% da população – mais que a porcentagem dos possíveis esquizofrênicos, a menos que haja algo estranho em Baltimore.[14]

Talvez o motivo de ouvirmos vozes se prenda à evolução. Os seres humanos precisam conviver uns com os outros e a pesquisa mostra que quem tem uma vida social rica vive mais e melhor do que os retraídos. Será que as vozes se manifestam para nos fazer companhia? Serão elas um recurso para contrabalançar os efeitos prejudiciais da solidão? Se for assim, constituem um valor de sobrevivência para a pessoa e tendem a internalizar-se como parte de nossa constituição genética, passando depois para as novas gerações.

O psicólogo Julian Jaynes sugere um possível mecanismo para as vozes em seu livro intrigante *The Origin of Consciousness in the Breakdown of the Bicameral Mind*.[15] Sugere ele que, no início de nossa história evolutiva, vozes desencontradas oriundas dos dois hemisférios de nosso cérebro constituíam a norma. O resultado era uma conversação de mão dupla que hoje seria encarada como um diálogo esquizofrênico. Os lados direito e esquerdo de nosso cérebro se especializaram de maneiras diferentes, cogita Jaynes, como um meio de calar essa tagarelice inter-hemisférica.

Independentemente de como e por que as vozes se manifestam, não devemos romantizá-las porque nem sempre são benignas. Como diz o psicólogo transpessoal Arthur Hastings em seu admirável livro *With the Tongues of Men and Angels*, as vozes muitas vezes tecem comentários críticos aos ouvidos de gente normal que são de fato objetivas e acuradas, mas podem soar desafiadoras e desagradáveis.[16] Psicopatas às vezes se dizem orientados por vozes que lhes ordenam vingar-se ou assassinar alguém. Há também o perigo de pessoas responsabilizarem vozes por sua conduta. Isso é particularmente verdadeiro em se tratando de líderes mundiais e governos. Como vimos, George W. Bush alega inspiração divina para fazer guerra e combater terroristas.[17] O arquiinimigo de Bush, Osama bin Laden, afirma que o seu deus lhe transmite mensagens similares, mas dirigidas contra o presidente americano. Líderes religiosos cristãos e muçulmanos questionaram as interpretações dos dois homens.[18]

Vozes musicais

"Voz" implica que alguém esteja falando. Mas, é claro, a voz pode também cantar. Pouca atenção se tem dado às vozes que cantam ou àquilo que os psiquiatras clínicos chamam de alucinações musicais auditivas. Num estudo isolado da Western Psychiatric Institute and Clinic, de Pittsburgh, porém, os pesquisadores P. R. Saba e M. S. Keshavan interrogaram, um por um, cem esquizofrênicos internados sobre a ocorrência de alucinações e imagens musicais. Dezesseis responderam que as tinham. A música mais comumente associada a essas experiências era de natureza religiosa.[19]

A música se insinua também na mente de pessoas normais, contra a vontade delas. Todos já passaram pela experiência de ter uma cantilena martelando a cabeça com tamanha insistência que era impossível parar de pensar nela. James Kellaris, professor da Universidade de Cincinnati, chama essa experiência de Síndrome da Melodia Persistente e tenta descobrir por que isso acontece.[20] A síndrome é como um "prurido cognitivo", diz ele – a picada de um mosquito musical que, quanto mais se coça, mais irritante se torna.

Estudiosos sugerem que melodias persistentes talvez sejam um fator positivo na saúde mental. Diana Deutsch, importante musicóloga e professora de psicologia na Universidade da Califórnia-San Diego, afirma que as melodias se tornam persistentes por um motivo: quando teimam em não ir embora, algo no fundo de nossa mente está tentando nos dizer alguma coisa. Se captamos a mensagem, podemos desligar o telefone. Como? Toda vez que ela tem essa experiência, atenta para o significado da letra e a canção imediatamente desaparece.[21]

Em 2001, Kellaris publicou os resultados de entrevistas com mil estudantes de quatro universidades, mostrando que quase todos diziam ter suportado canções e *jingles* nos quais não conseguiam parar de pensar. Cerca de 55% relataram que o episódio típico durara somente algumas horas, enquanto 23% tiveram de agüentá-lo o dia inteiro. Dezessete por cento confessaram que o problema persistira por vários dias e 5%, por mais de uma semana. Um infeliz queixou-se de que a toada de um videogame Atari 260 não saía de sua cabeça desde 1986. Kellaris identificou três características principais das canções mais teimosas – repetição excessiva, simplicidade musical e incongruência, pela qual o ritmo ou a letra desafia as expectativas do ouvinte.

Em si e por si, as músicas persistentes não promovem cura, que é o tema deste livro. Mas, uma vez dentro, há pouca coisa que você possa fazer para desalojá-las. Na qualidade de vítima contumaz dessas cantilenas, descobri que a recomendação de Deutsch para prestar atenção às letras nem sempre funciona. Por isso, não me surpreendeu que os estudantes de Kellaris adotassem uma série de métodos adicionais para curar-se da melodia maligna. O mais comum era pensar em outra música a fim de sufocar e expelir a indesejável. Alguns remédios provinham do folclore: um estudante mascou uma lasca de canela e jurou que obteve 100% de êxito. Outros procuraram distração em outra tarefa.

As dez músicas mais renitentes descobertas por Kellaris foram (ATENÇÃO: talvez você prefira pular esta parte):

1. *Macarena*
2. *I'm a Little Teacup*
3. Tema de *Gilligan's Island*

4. *Jingle* de Chili's baby-back ribs
5. *Abertura 1812* de Tchaikovsky
6. *The Gambler*, com Kenny Rogers
7. *YMCA*
8. Dois *jingles* de dr. Pepper
9. *Eine Kleine Nacht Musik*, de Mozart
10. Temas de *The Andy Griffith Show* e *The Old Couple*

Vozes extraordinárias

Às vezes, as vozes parecem muitíssimo benevolentes.

No inverno de 1984, uma mulher de Londres a que chamarei Annie ouviu distintamente uma voz em sua cabeça quando lia, em casa. A voz sussurrava: "Por favor, não tenha medo. Sei que talvez seja chocante para você ouvir-me falar desta maneira, mas é o melhor que posso fazer. Meu amigo e eu trabalhávamos no Hospital das Crianças, na rua Great Ormond, e gostaríamos de ajudá-la." Essa é a origem de um dos relatos de caso mais notáveis jamais publicados no prestigioso *British Medical Journal*[22] e um dos exemplos mais eloqüentes do extraordinário poder curativo das coisas comuns.

Annie nasceu na Europa em meados da década de 1940 e estabeleceu-se na Grã-Bretanha ao final dos anos 1960. Trabalhou em vários empregos, casou-se, teve filhos e passou a cuidar deles e da casa. Era perfeitamente sadia, pelo que sei, e jamais precisara de tratamento hospitalar.

Embora já tivesse ouvido falar no Hospital das Crianças, mencionado pela voz, não sabia onde ele se localizava. Os seus filhos eram saudáveis e Annie nunca recorrera aos serviços daquela instituição, portanto a mensagem lhe soava confusa. A voz prosseguiu: "Para provar-lhe que somos sinceros, gostaríamos que confirmasse o seguinte..." e forneceu-lhe três itens separados de informação desconhecidos por ela no momento, mas que logo se revelaram verdadeiros. A essa altura, Annie supôs que estava ficando louca. Em pânico, correu ao seu médico particular, que a despachou prontamente para um psiquiatra.

Foi uma recomendação feliz. O dr. Ikechukwu O. Azuonye, psiquiatra-consultor formado na Faculdade de Medicina da Universidade da Nigéria, diagnosticou uma "psicose alucinatória funcional". Começou a tratá-la com tioridazina, um medicamento antipsicótico. Depois de duas semanas, as vozes haviam desaparecido. Annie sentiu-se tão feliz que saiu de férias para comemorar. Mas, já no estrangeiro e tomando ainda a medicação, as vozes se fizeram ouvir novamente. Instruíram-na a voltar para a Inglaterra de imediato. Havia algo de errado com ela, disseram as vozes, que exigia tratamento urgente. Outras crenças começaram também a inundar-lhe a mente, sem dúvida delirantes.

Muito assustada, Annie interrompeu as férias, voltou para a Inglaterra e foi ver de novo o dr. Azuonye. Agora, as vozes indicavam um endereço específico que ela devia procurar. O marido, só para garantir-lhe que "tudo estava em sua cabeça", levou-a lá relutantemente. O local, logo descobriram, era o departamento de tomografia computadorizada de um grande hospital londrino. Ao chegar lá, as vozes instruíram Annie a entrar e pedir um exame do cérebro porque havia ali um tumor. Dado que a informação antes fornecida pelas vozes tinha se revelado verdadeira, ela acreditou.

A fim de tranqüilizá-la, o dr. Azuonye pediu uma tomografia do cérebro. Contou aos radiologistas sobre as vozes e o diagnóstico transmitido por elas, ressaltando que não havia indícios físicos de tumor cerebral. O pedido de exame foi negado. Os radiologistas acharam que o dr. Azuonye passara dos limites, estava desperdiçando recursos médicos e aumentando custos, tendo sido ademais enredado pelos delírios de sua paciente. Mas o dr. Azuonye insistiu e os radiologistas cederam, fazendo a tomografia. Os resultados os alarmaram e eles repetiram o procedimento, que confirmou a presença de um grande tumor. O dr. Azuonye encaminhou Annie a um neurocirurgião, que quis operá-la imediatamente. As vozes concordaram, garantindo a Annie ser aquela a melhor decisão. Durante a cirurgia, descobriu-se o tumor na área frontal esquerda, estendendo-se para o lado direito. Foi completamente removido: era um meningioma, não-metastático e não-invasivo, mas capaz de matar pela compressão das estruturas cerebrais adjacentes.

Quando Annie recobrou a consciência após a cirurgia, as vozes anunciaram: "Estamos felizes por tê-la ajudado. Agora, adeus." Ela se recuperou normalmente, sem quaisquer complicações. A medicação antipsicótica foi suspensa logo em seguida. E as vozes nunca mais voltaram.

O dr. Azuonye arquivou o caso. Mas doze anos depois, quando Annie lhe telefonou para desejar-lhe e à sua família um feliz Natal, ele achou que tinha a obrigação de divulgar esse episódio inusitado.

Em seu artigo de 1997 para o *British Medical Journal*, o dr. Azuonye nos assegura ter sido essa a única instância por ele identificada em que "vozes alucinatórias" certificaram o paciente de seu interesse, forneceram-lhe um diagnóstico específico na ausência total de indícios físicos e sintomas, encaminharam-no para o tipo de hospital capaz de constatar o problema, expressaram satisfação pelo êxito do tratamento recomendado, disseram adeus e desapareceram por completo de cena.

No ano anterior, 1996, o dr. Azuonye apresentara o caso de Annie numa conferência hospitalar. Convidara-a para o evento e vários médicos da platéia crivaram-na de perguntas. Eles se distinguiam nitidamente por suas reações. Um dos grupos, chamado pelo dr. Azuonye de "X filos", congratulou-se pela boa sorte de Annie e não duvidou de que ela recebera genuína comunicação telepática de vozes empenhadas em ajudá-la. O outro grupo, dos "X fobos", não aceitava a realidade das vozes. Para esses médicos, tudo não passara de mistificação. Insinuaram que Annie tinha sabido do diagnóstico em seu país natal e inventara as tais vozes para obter tratamento gratuito do Serviço Nacional de Saúde da Grã-Bretanha. Mas Annie morava ali há quinze anos e tinha direito àquele tratamento. Além disso, assustara-se com as vozes e ficara tão feliz quando elas se calaram após a terapia inicial com tioridazina que saíra de férias para comemorar a recuperação da saúde. Outros céticos aventaram um quadro de mente inconsciente. Embora o tumor não provocasse sintomas claros, Annie o teria percebido de algum modo, o que levara ao medo da doença e à alucinação das vozes. Talvez ela, inconscientemente, soubesse mais a respeito do hospital do que pensava, atribuindo essa informação ao além. A mensagem de adeus era a sua própria mente inconsciente falando para expressar-lhe o alívio ante o bom êxito do procedimento cirúrgico. Outros sugeriram que, como as vozes apareceram com o tumor e desapareceram após sua remoção, isso mostrava claramente que o próprio tumor era a origem das vozes.

Esse relato de caso é digno de nota não apenas pelas vozes em si, mas também por revelar até onde vão os céticos quando querem ver em tudo alucinações e mentiras. Para eles, a consciência é individual, privada e pessoal, algo que nasce do cérebro e ao cérebro se confina. A consciência não é uma linha telefônica coletiva: a mente individual está isolada das outras e voz nenhuma pode nela insinuar-se.

Onde está a consciência?

Se você ouvir uma voz proveniente do nada e falar a respeito com os amigos, fique certo de que eles duvidarão de sua sanidade e acharão que está apresentando uma "condição" qualquer. Como disse a comediante Lily Tomlin: "Quando conversamos com Deus, oramos; quando Deus conversa conosco, passamos por esquizofrênicos."[23]

Lily Tomlin está certa: nós patologizamos as "vozes". Mas as vozes não querem saber disso e continuam participando das experiências de pessoas normais.[24] Se você não ouve vozes, pertence à minoria. Pesquisas revelam que quase metade da população sadia tem experiências alucinatórias, como vozes, pelo menos uma vez por mês.[25, 26] Isso é um bocado de conversa e muita gente mantém segredo a respeito.

As vozes são bastante freqüentes em pessoas que vivem na fronteira criativa. Uma amiga minha, artista muito conhecida, mantém uma conversação contínua com "elas". Mal consegue completar uma frase sem se referir ao que "elas" lhe contaram, pois "elas" são os seus "guias angélicos de outra dimensão". A maioria das pessoas que ouvem vozes reage da mesma maneira, atribuindo-as a uma entidade específica qualquer – guardiões, guias, anjos, santos, ancestrais ou espíritos.

Por que uma voz não pode ser apenas uma voz? Por que atribuí-la a uma dada pessoa ou lugar? Isso espelha a maneira como refletimos sobre a nossa própria consciência, que, no entender de muitos, está localizada na cabeça, na linha mediana a cerca de três centímetros por trás dos olhos. Para Erwin Schrödinger, prêmio Nobel de física, esse raciocínio topográfico (ou "cerebrográfico") é absolutamente arbitrário.[27] A consciência, sustenta ele, não se acha num ponto anatômico ou geográfico preciso, podendo, ao contrário, achar-se em toda parte. Algumas culturas a relegaram, não à cabeça, mas ao coração, peito ou abdome. A consciência, sugere Schrödinger, pode até mesmo estar fora do corpo. Um neurocirurgião, colega meu, concorda. Diz que, quando opera, a sua consciência não permanece no crânio, mas passa para a ponta do bisturi. Ela vai à frente, elimina interferências, diz-lhe o que cortar e o que não cortar.

No entanto, quando ouvimos vozes, em geral concluímos que elas provêm de uma entidade encarnada, parecida conosco. Uma voz, como a consciência, exige um corpo – que fantasiamos sob a forma de anjo ou alienígena, deus ou diabo.

Vozes e história

A história humana tem sido moldada drasticamente por vozes. Eliminem-se as vozes e o curso dos negócios humanos mal chega a ser compreensível. Não faltam exemplos em todas as grandes religiões do mundo, como Deus trovejando para Moisés no Monte Sinai e Alá confiando o Alcorão a Maomé. Os Vedas, as mais antigas escrituras hindus, são hinos poéticos ouvidos por sábios. Os mestres budistas tibetanos vêm há séculos alegando receber ensinamentos diretamente de divindades e outros seres desencarnados. Muitos livros sagrados do taoísmo foram fruto de revelação direta. Na política e no governo, vemos um padrão similar. Por séculos, o oráculo de Delfos inspirou e orientou os antigos gregos na promulgação de leis, no planejamento de guerras e batalhas, na navegação, na abertura de rotas comerciais, na compreensão das causas de pestes e crises de abastecimento. Na França quatrocentista, uma voz divina inspirou Joana d'Arc a ajudar a restaurar Carlos VII no trono e a derrotar as forças inglesas invasoras, o que foi o ponto de virada na Guerra dos Cem Anos.[28] Florence Nightingale ouviu a voz de Deus muitas vezes, liderando-a a estatuir a moderna enfermagem secular e a promover a saúde pública pelo mundo afora.[29]

O educador Alfred Alschuler listou 150 pessoas de destaque na história que ouviam vozes empenhadas em proporcionar cura, informação e inspiração. A lista inclui gente como Martin Luther King, Santa Teresa de Ávila e Winston Churchill, cuja vida foi salva quando ouviu uma voz aconselhando-o a passar para o outro lado do carro imediatamente antes de uma bomba explodir perto do lugar onde estivera. Às vezes, as vozes parecem não levar em conta quem ajudam. Podem ter salvado Churchill, mas, durante a Primeira Guerra Mundial, também sussurraram a Adolf Hitler que descesse para a trincheira logo antes de uma granada explodir e matar todos no grupo onde ele se encontrara.[30, 31, 32]

Lições esclarecedoras dos transplantes

Às vezes, as vozes emudecem em situações de saúde, manifestando-se apenas como impulsos e inclinações, não como palavras.

Em 1988, Claire Sylvia, dançarina profissional, submeteu-se a um transplante bem-sucedido de coração e pulmão no Hospital de Yale-New Haven.[33] Ela ganhou mais que órgãos novos. Recuperando-se da cirurgia, Sylvia desenvolveu um gosto por comidas e bebidas que nunca apreciara, como cerveja, pimentão e frango. Convenceu-se de que isso tinha algo a ver com o doador, o qual tentava assim comunicar-se com ela. Uma amiga de Sylvia sonhou que o doador era um rapaz de 18 anos, morto num acidente de motocicleta. Tal informação capacitou-a a rastrear a identidade do falecido e conhecer a sua família. Esta confirmou que as novas preferências alimentares de Sylvia eram as do doador. A história dela é contada em seu livro de 1997, *A Change of Heart: A Memoir*. Quando essa história foi farejada pela mídia e apresentada em *60 Minutes*, outros transplantados se animaram a fazer revelações semelhantes.

Os céticos atribuem semelhantes ocorrências à simples coincidência e a uma imaginação fértil. Os defensores, por outro lado, geralmente invocam a "memória celular" como explicação. Segundo essa tese, os pensamentos ficam de algum modo codificados nos tecidos do corpo, de sorte que, se os nossos órgãos forem transplantados para outra pessoa, um pouco de nossa vida emocional se transferirá com eles. Todavia, não há indício algum de que qualquer célula do corpo possa realmente armazenar um pensamento específico, nem se sabe como isso poderia acontecer. Sem dúvida, quando neurocientistas estimulam certas áreas do cérebro, determinados pensamentos costumam surgir na mente da pessoa, sugerindo que talvez estivessem estocados nas células cerebrais. Isso, porém, não prova que os pensamentos residem nos tecidos do cérebro, tal como uma imagem na tela da televisão não prova que ela vive no aparelho. Atribuir fenômenos mentais, no caso de transplantes, a órgãos transferidos reflete a necessidade de envolver pensamentos numa capa física, do mesmo modo que insistimos em atribuir vozes a uma entidade qualquer.

As transfusões de sangue são também um tipo de transplante e já foram feitas milhões de vezes. Os cirurgiões vêm igualmente realizando incontáveis transplantes de rim há décadas. Se a memória celular é real e se os pensamentos são transferíveis por intermédio de células e tecidos, por que tal fenômeno só recentemente foi detectado?

É fácil perceber que, nesse ponto, podemos nos iludir. Imagine-se um aparelho de TV a pilha introduzido numa floresta remota, cujos habitantes nunca tiveram contato com a civilização. Quando o aparelho for ligado e aparecerem imagens de pessoas na tela, os nativos cuidarão que elas se originam da própria caixa. Como pensariam de outro modo, sem o conceito de sinais eletromagnéticos invisíveis projetados de satélites a girar no espaço?

Do mesmo modo, quando consideramos um órgão transplantado para outro corpo e, de súbito, constatamos novos pensamentos e tendências no paciente, é natural pensar que eles também se originam daquele órgão. Isso, contudo, pode ser tão errôneo quanto concluir que as imagens da televisão residem no próprio televisor. Romper com esse modo de pensar exige uma nova postura, segundo a qual a consciência é infinita ou não-local e não se confina a células, tecidos ou órgãos.

É possível que os corpos humanos atuem como receptores de informação disseminada pelo universo, assim como receptores mecânicos como televisores e rádios captam sinais eletromagnéticos invisíveis. Certas partes do corpo humano – sobretudo o cérebro – estão bem preparadas para absorver informação, embora o motivo disso seja um mistério.

Por isso duvido que o órgão doado conserve "memória celular" das experiências do doador, as quais seriam em seguida decodificadas ou reproduzidas no transplantado. Essa "teoria cassette" – em que o órgão doado é a fita com a informação e o corpo do transplantado é o aparelho que decodifica ou reproduz o conteúdo da fita – reflete a ânsia por explicações físicas que possamos ver e tocar. No meu entender, explicação melhor seria aquela segundo a qual a consciência não é um lugar no espaço ou no tempo, mas o que chamei de *mente não-local*.[34] "Não-local" é apenas um sinônimo fantasioso de "infinito". A mente não-local, ilimitada, permitiria que a consciência de quem doou ficasse fundamentalmente unida à de quem recebeu, o que facultou a Sylvia obter informação acerca de seu doador.

Até que ponto são comuns as experiências não-locais entre transplantados? Ninguém sabe. Quando for permitido discorrer mais à vontade sobre o assunto, talvez descubramos que experiências pós-transplante como a de Sylvia Claire ocorrem com mais freqüência do que supomos.

Seria um equívoco considerar novas tais experiências. Os transplantes de órgãos podem ser modernos, mas a percepção não-local vem de longe. As vozes fazem parte de nosso legado humano e ainda não cumpriram a sua tarefa junto a nós.

Canais de percepção

Ao longo da história, os seres humanos descobriram inúmeros modos de se conectar não-localmente com os semelhantes. Às vezes, objetos físicos servem a esse propósito. Um anel, um medalhão, uma fotografia ou um cacho de cabelos ajuda os amantes a concretizar a sua unidade a despeito da separação dos corpos. Eles sabem que o objeto físico na verdade não contém a outra pessoa, mas é um símbolo que suscita associações unificadoras na consciência de ambas. Uma parte do corpo – um coração, um rim ou um pulmão doado – pode funcionar simbolicamente da mesma maneira.

Marie-Louise von Franz, colaboradora íntima de Carl Jung, descreve uma aldeia no cantão suíço de Uri onde a igreja e o cemitério localizam-se do outro lado do pequeno rio. Por ocasião de um funeral, é preciso carregar o caixão pela ponte que conduz à igreja e ao cemitério. Um caminho de argila batida conduz à ponte e, com bom tempo, a argila se racha. Acompanhando o caixão, as pessoas observam os padrões caóticos das rachaduras do chão e garantem que eles lhes revelam quem será o próximo a morrer. Essa experiência, associada à vida e à morte, "desloca" a sua consciência, por assim dizer, e torna possível o acesso a informações futuras.

O mesmo talvez aconteça aos transplantados, que assumem os pensamentos e atitudes dos doadores. A natureza de vida e morte da experiência do transplante pode libertar-lhes a mente a fim de terem acesso ao que o doador falecido pensava ou sonhava, ao seu comportamento e, no caso de Claire Sylvia, ao que ele apreciava no almoço.

Von Franz conta que certa feita consultou um famoso quiromante holandês chamado Spier, autor de um livro sobre o assunto. Spier lia mãos à sua maneira. Passava fuligem na palma e tirava uma impressão em papel, no qual fazia a leitura. Mas von Franz não quis que ele lhe sondasse o futuro. "Achei que era dona do meu próprio destino e Spier não tinha nada com isso", declarou ela, "razão pela qual [permiti apenas] que me falasse do passado." Von Franz, cética por natureza e observadora das mais argutas na história da psicologia moderna, classifica de "fantásticas" as revelações de Spier sobre o seu passado. Intrigada, ela o convidou para um café e pediu-lhe que revelasse como fazia aquilo. Spier repetiu que era um médium autêntico e que quando as pessoas entravam em seu consultório, ele simplesmente adivinhava tudo a respeito delas, embora sem saber como. O único propósito do método da fuligem para realçar as linhas e rachaduras da palma era liberar o conhecimento inconsciente que já possuía, a fim de transmiti-lo ao cliente. Von Franz explica:

> O inconsciente *sabe* das coisas; conhece o passado e o futuro, pressente o que se passa com as pessoas. Todos nós, de tempos a tempos, temos sonhos que nos informam sobre algo que está acontecendo a alguém. [...] O médium é uma pessoa que possui, digamos, um dom graças ao qual consegue ter acesso ao conhecimento absoluto do inconsciente, em geral num nível relativamente baixo de consciência. Isso explica por que os médiuns são muitas vezes um tanto excêntricos e, não raro (mas nem sempre), moralmente equívocos, quando não propensos à criminalidade, à bebida e por aí vai. São também, de um modo geral, personalidades de risco por causa desse baixo limiar e de seu convívio com o conhecimento absoluto do inconsciente.[35]

A experiência de uma doença grave, que é sem dúvida a de passar por um transplante de órgão, pode baixar o limiar da consciência, como quer von

Franz, permitindo o influxo de pensamentos que são normalmente repelidos, inclusive o contato não-local com as concepções e atitudes do doador. Isso talvez seja desagradável e inquietante, como inquietantes e desagradáveis eram as vozes para Annie, podendo exigir cuidados psiquiátricos. À medida que os transplantes de órgãos forem se tornando cada vez mais comuns, assistiremos sem dúvida à emergência de um novo campo – a psiquiatria dos transplantes –, que ajudará os pacientes a lidar com esses problemas. Se os futuros profissionais quiserem ser eficientes, terão de conhecer muito bem os princípios da mente não-local, infinita, como o psiquiatra de Annie, o dr. Azuonye, parece ter feito.

"Todos poderíamos ser médiuns e possuir o conhecimento absoluto se a luz de nossa consciência do ego não ofuscasse tudo", declara von Franz. "Eis por que os médiuns precisam [...] cair em transe, em estado hipnótico, para liberar o seu conhecimento. Eu própria observei que em condições de fadiga extrema, quando estou fisicamente exausta, capto de súbito o conhecimento absoluto; fico então mais perto dele – mas, depois de dormir bem algumas noites, esse dom maravilhoso desaparece. Por quê? O conhecimento absoluto é como uma vela: se a luz elétrica da consciência está acesa, não se pode ver a chama."[36]

As culturas pré-modernas encontraram meios de toldar a luz da consciência para que o conhecimento não-local viesse à tona. Uma das técnicas dos nativos norte-americanos consistia na busca da visão: um jovem ia para o âmago da floresta, jejuava durante dias seguidos, expunha-se à ira de animais selvagens, ficava exausto e privado de sono. Então, muitas vezes, vislumbrava o seu futuro – a vida que levaria, como contribuiria para o bem-estar da tribo e qual tipo de morte o aguardava.

O meu período de residência em medicina interna foi uma prática de três anos em privação de sono e fadiga física, ou seja, no fundo uma busca mais demorada de visão. Às vezes, parecia que eu trabalhava mais morto do que vivo. Embora estremeça ao pensar nos erros que possa ter cometido, eu estava na verdade desbloqueando caminhos para a mente inconsciente sem o saber. Nós, médicos, gostamos de lamentar os rigores de nossa profissão, mas muitos constatamos, num nível inconsciente, que a falta de sono e o cansaço crônico desempenham às vezes papéis importantes.

Depois de me haver com a medicina interna por mais de uma década, propus aos residentes de meu grupo médico um método pelo qual conseguiríamos amenizar o nosso turno à noite, garantindo assim sono regular, repouso e recuperação. Alguns de meus colegas se sentiram ofendidos pela proposta, que foi esmagadoramente derrotada. Um jovem residente bradou: "Médicos trabalham à noite! *Precisamos* trabalhar à noite!" Considerei isso, na época, uma teimosia absurda, mas talvez o rapaz estivesse mais certo do que eu pensava. Eliminar a privação do sono e a fadiga crônica, por mais onerosas que sejam, pode obliterar uma senda para a percepção não-local. Pode interferir nas abordagens não-locais para obter diagnósticos e formular tratamentos, coisa que os meus colegas devem ter sentido nebulosamente.

Os médicos flertam com métodos capazes de aguçar a percepção sem percebê-lo. Psiquiatras pedem aos pacientes para observar as manchas de Rorschach, que liberam a mente inconsciente. Os radiologistas esmiúçam raios X em laboratórios à meia-luz e são chamados às vezes "videntes da sombra" por nós, de outras áreas. Conheço radiologistas tão hábeis em discernir padrões nos raios X que parecem quase clarividentes.

Vozes, ao longo da história, ajudaram na cura confortando, consolando e aconselhando para a solução de problemas médicos, como vimos. Onde estão elas? Você também iria embora se aqueles a quem falasse nunca lhe dessem ouvidos e fingissem que você não existe.

Embora eu tenha tido sonhos proféticos com conteúdos médicos específicos, jamais ouvi vozes. Sempre me perguntei por quê. Talvez o meu demônio familiar não seja muito eloqüente e não dependa "nem de nomes nem de palavras que os homens usam", como pretendia Plutarco, para cumprir a sua missão. Ou talvez, pura e simplesmente, eu não consiga ouvir. É provável também que ofereça mais resistência inconsciente às vozes do que percebo, tendo me precavido contra elas no curso de minha educação médica. Seja lá qual for a razão, invejo os meus predecessores médicos da Grécia antiga que as ouviam e entravam assim em contato com canais de informação oriunda aparentemente da própria Fonte.

Embora eu lamente a ausência de vozes, devo admitir que ouvi-las não é exatamente o melhor caminho para avançar na carreira médica hoje em dia. Quem declara ouvi-las provavelmente será censurado, medicado e internado.

Pertenço à profissão que adotou a postura mais hostil frente às vozes desde a Idade Média. Nos últimos 2.500 anos, o pêndulo da descrença nesse fenômeno, sustido pela medicina, moveu-se para um só lado tanto quanto lhe foi possível. Atualmente, os médicos rejeitam não só a acuidade das vozes como quaisquer fontes de sabedoria de onde elas *possam* originar-se. Teimamos em que a única fonte do saber médico é a nossa própria mente, por meio da análise lógica aplicada aos problemas. Não há nenhuma Fonte externa para nos ajudar. Estamos por nossa conta. No entanto, a descrença é só metade disso. Caímos nas garras de uma obsessão paranóica que nos leva a patologizar as vozes, a tentar extingui-las por todos os modos, a estigmatizar aqueles que as ouvem. A explicação mais razoável para essa cruzada contra as vozes é o medo. Trememos à idéia de que possa haver "algo mais" por aí, alheio ao nosso controle.

Os antigos gregos teriam considerado a nossa recusa da ajuda fornecida pelas vozes uma arrogância perigosa. Diriam que negar a existência de uma Fonte exterior a nós é pura *hybris*. E anteveriam a nossa queda, pois tal é a punição que os deuses reservam para aqueles que adotam uma postura tão petulante.

Ultimamente, tenho pedido que as vozes voltem para a medicina, para os médicos, para mim – e que, se o fizerem, tenhamos o bom senso de ouvi-las. Não ignoro ser esse um terreno perigoso, pois "quando os deuses querem nos punir, atendem às nossas preces". Mas, na verdade, precisamos de toda a sabedoria que possamos tirar proveito, venha ela de onde vier.

Desgarramo-nos em nossa profissão ao negar a existência de qualquer outra variedade de aparato mental que não o existente acima das clavículas e entre as orelhas do mais evoluído dos primatas. Que os deuses nos perdoem – e retomem o diálogo que antes mantínhamos.

~ 13 ~

MISTÉRIO

> Estou por inteiro do lado do mistério. Quero dizer, qualquer tentativa de explicar o mistério é ridícula. [...] Acredito no profundo e inalcançável mistério da vida [...] que é [...] dotado de uma qualidade divina. [...]
> — ALDOUS HUXLEY

Quando me matriculei na faculdade de medicina, há muitos anos, pediram-me que escrevesse um ensaio sobre "Por que quero ser médico". Falei sobre aliviar o sofrimento humano, como geralmente fazem os candidatos ante essa pergunta. O ensaio, mais as boas notas, ajudaram e fui aceito na escola que escolhera. Contudo, não acreditava muito no que havia escrito. Não me sentia atraído pela medicina por um impulso primariamente altruístico. Via-me diante de um mistério.

A princípio, atraíam-me sobretudo a fisiologia e a bioquímica. Perguntava-me como um cérebro humano era capaz de "fabricar" a consciência, coisa que ele certamente fazia. Estudando farmácia, deparei com o campo fascinante da farmacognosia, a pesquisa das plantas medicinais. O fato de uma molécula derivada de uma planta grosseira conseguir alterar a consciência de alguém e, por algum tempo, modificar radicalmente a sua visão de mundo, parecia mágica pura. De que modo a ação de uma substância física se traduz em algo que parece completamente imaterial, como o pensamento? Questões desse tipo não eram nunca discutidas. Tais mistérios, por demasiado profundos, pareciam tabus. Pensei que seriam tratados na faculdade de medicina, mas não tardei a descobrir que também ali seriam ignorados.

Na faculdade, interessei-me por medicina interna, que tem tudo a ver com a solução de mistérios. A base da medicina interna é a *diagnose* – do grego *dia* e *gnosis*, "conhecimento existente entre ou por intermédio de duas pessoas". Os especialistas em doenças internas, a meu ver, eram pessoas que desejavam com ardor *conhecer* coisas, sobretudo, a natureza da moléstia do paciente e como tratá-la. Os especialistas em doenças internas, mais que quaisquer outros médicos, se deleitam com o mistério. Por isso os nossos colegas cirurgiões, fascinados mais por fazer que por conhecer, chamam-nos de "swamis" e "videntes de bola de cristal".[1]

Quando um paciente vai ao médico com um problema de saúde, esse problema não está etiquetado. A diagnose é a arte de extrair uma única resposta de uma série de possibilidades. O portal para a diagnose é um mistério. Mistério e conhecimento se entrelaçam numa dança complicada, um sustentando o outro: sem mistério, não há nada para saber; sem conhecimento, o conceito de mistério não aflora.

O diagnóstico de uma doença complicada sempre pressupõe uma lista de possibilidades, que o psicólogo William James chamava de "talvezes". Para mim, escolher entre os talvezes num caso individual transcendia o intelectualismo seco. Doenças não eram meros capítulos em manuais de medicina, eram experiências de pessoas reais como dor, sofrimento, medo e desespero. Os especialistas em doenças internas estavam obrigados, por juramento, a ajudar a resolver essas dificuldades, restaurando a esperança e a saúde. Emprestar sentido a todos esses talvezes era a chave para a tarefa à qual eu resolvera dedicar a minha vida. A missão se relacionava não só aos pacientes como à minha própria jornada no mundo, a qual, como a de todas as pessoas, se via diante de uma série infindável de escolhas em meio a uma nuvem de talvezes. Como ponderou judiciosamente James, "Até onde o homem se dispõe a fazer alguma coisa, nisso se mostrando produtivo e criativo, toda a sua função vital terá de encarar os talvezes. Nenhuma vitória é alcançada, nenhum ato de fé ou coragem se cumpre a não ser em face de um talvez".[2]

Muitas vezes me perguntei por que alguns de meus colegas escolhiam campos do "fazer", como ortopedia, urologia ou neurocirurgia, enquanto outros optavam por campos do "conhecer", como medicina interna e psiquiatria. Na época, eu consignava essas escolhas ao temperamento individual e ao "por que não?" Mas, ao fim, comecei a perceber que uma das fortes influências a arrastar jovens médicos para as diversas especialidades era a sua atitude diferente para com o mistério.

A tolerância à ambigüidade e ao mistério ajuda a explicar muitos dos caminhos que tomei – a medicina interna, mas também as terapias complementares/alternativas, o papel da espiritualidade e da consciência na saúde, e a publicação de meu jornal médico *Explore*, cujo nome já aponta para os fenômenos desconhecidos que se vislumbram além do horizonte.

Afora o mistério, estou certo de haver outros fatores que me arrastam para essas direções, embora só vagamente os perceba. Cheguei mesmo a pensar sobre a influência do nome da pessoa sobre suas escolhas – aquilo que foi chamado de "determinismo onomástico" a partir de ortopedistas chamados "Bone" (osso), de urologistas chamados "Water" (água) e de cardiologistas chamados "H[e]art" (coração).[3] Inverta duas letras e acrescente um "y": então Dossey se torna "Odyssey" [Odisséia], uma longa série de viagens, aventuras e encontros com o mistério.

Mistério e saúde

A nossa fome de mistério é mais que uma curiosidade. O que é misterioso é vital para a nossa saúde física, mental e espiritual.

O dr. Martin Albert, presidente do conselho médico e científico da Alzheimer's Association, chama a atenção para as maneiras de prevenir essa doença e para a decadência cognitiva que acompanha o envelhecimento. "O cérebro é mais flexível do que supomos", explica ele. "Tem a capacidade de se regenerar e renovar. [...]."[4]

Alguns dos fatores que ajudam a preservar a função mental até idade avançada são surpreendentemente simples. Num estudo realizado na Finlândia com 1.500 idosos, os que haviam sido obesos na meia-idade mostravam duas vezes mais propensão à demência na velhice do que os de peso normal. Para os que tiveram pressão alta e taxa elevada de colesterol na meia-idade, o risco era seis vezes maior do que para as pessoas livres desses problemas na época. Em outro estudo com 13.000 mulheres, as que consumiram verduras como espinafre, alface, brócolis e couve-de-bruxelas na meia-idade preservavam melhor as faculdades mentais ao entrar na casa dos 70 anos do que as que ingeriam poucos legumes e verduras. O exercício físico e o convívio social também estavam relacionados a uma função cognitiva mais apurada. Contudo, a descoberta mais surpreendente foi a de que atividades mentais como ler livros e solucionar problemas (fazer palavras cruzadas, jogar bingo) também ajudavam a prevenir o declínio mental. Que outras atividades funcionam? "Qualquer uma", responde Albert, "que leve a pessoa ao encontro de algo não-rotineiro."

As rotinas são sulcos que se aprofundam quanto mais os percorremos. Escapar deles não é nada fácil, pois proporcionam previsibilidade, conforto e segurança. As rotinas não exigem muito esforço mental; geralmente sabemos o que vai acontecer. Quando rompemos com as rotinas, experimentamos a incerteza – que é o passo-chave que permite a entrada de um pouco de mistério na nossa vida. Quando o mistério se insinua, deixamos de estar no piloto automático: é necessário *refletir*. Talvez por isso o mistério seja bom para o cérebro: o mistério lhe faz exigências e o cérebro, sendo "mais flexível do que supomos", responde.

As rotinas são também mapas rodoviários; dizem-nos aonde vamos e como chegar lá. Quando as repelimos, corremos o risco de nos perder. Mas, se o benefício potencial desse ato é a preservação das faculdades mentais, então o risco vale a pena. Seja como for, um velho ditado pode nos reconfortar quando renunciamos às rotinas e nos vemos na iminência de perder o rumo: "As únicas pessoas que descobrem lugares interessantes são aquelas que erram o caminho."[5]

Pôr de lado rotinas e mapas rodoviários para mergulhar no mistério sem dúvida conduz a equívocos; mas cometer erros é um passo crucial para o aprendizado. Cometer erros pode também ter despertado em nós, como espécie, a capacidade *de* aprender. Como disse Lewis Thomas: "Foi errando que a humanidade ganhou miolos."[6]

Os achados da pesquisa acima indicam que precisamos do mistério e que devemos cultivá-lo como uma estratégia de saúde. Além de medir a pressão sanguínea e o nível de colesterol, deveríamos perguntar: "Como este romance terminará? Qual será o desfecho desta aventura? Como ficará o meu quadro ou o meu bordado depois de pronto?"

Se atividades como essas são tão valiosas quanto os estudos sugerem, talvez haja boas razões pelas quais velhinhas viúvas tagarelam à roda de mesas de bingo nos asilos do país, enquanto os seus maridos, que não se interessavam muito por enigmas e jogos, já se foram.

Uma dessas senhoras foi a minha madrasta viúva, que aos 86 anos morava numa casa de repouso em Little Rock. Seis anos antes de morrer, ela se ofereceu como voluntária para um estudo da faculdade de medicina local, que pesquisava uma nova droga para o declínio cognitivo devido ao envelhecimento. Mas foi desqualificada quando os testes revelaram que a atividade mental dela era normal: não havia nada que a droga pudesse fazer pela velhinha. Isso a irritou um pouco, pois queria contribuir para o progresso da ciência médica. Ela era uma fera em atividades que envolvem pequenos mistérios – *bridge* e outros jogos de cartas, enigmas e leitura, bem como um grau de envolvimento social que chega a me cansar quando penso a respeito. Barbara e eu fomos certa vez almoçar com ela no edifício principal da casa de repouso. Ao entrar, passamos por uma área de leitura e uma biblioteca atulhada de livros. De repente, notei num vão uma mesa sobre a qual estava espalhado um imenso quebra-cabeça. As numerosas cadeiras em redor da mesa mostravam que se tratava de um projeto coletivo, que juntava pessoas. Em seguida, fomos ao vestiário, que descobri fazer as vezes também de depósito para quebra-cabeças. Aquilo era o Fort Knox dos quebra-cabeças – cem deles ou mais –, o maior armazém desses que já vi. Observei à minha esposa: "Alguém da administração andou lendo os relatórios das pesquisas."

Religião e mistério

Elimine o desconhecido da vida e ela se estagnará na mesmice insípida. Restaure o mistério e a pulsação se acelerará: é assim que nos tornamos mais vivos, mais envolvidos com o mundo e as pessoas que nele habitam. Se tivermos sorte, o mistério levará até mesmo ao conhecimento. Como bem observa o escritor Lesley Hezelton: "Mistério é espanto, literalmente, como quando dizemos 'Fiquei espantado ao...'. Se mantivermos a mente aberta, repelindo a segurança da convicção e trocando o certo pelo possível, talvez nos aproximemos daquilo que se chama verdade."[7]

No entanto, apesar de todo o seu valor, o mistério enfrenta uma guerra não-declarada. É aí que entra o fundamentalismo religioso, reduzindo os mistérios da vida a um corpo de regras e dogmas fixos. Mas, como inúmeras tradições de sabedoria advertem, os textos sagrados em que os dogmas se baseiam são o dedo apontando para a lua, não a própria lua. O Absoluto é inefável e incognoscível – alfa *e* ômega, o primeiro *e* o último. Os dogmas podem ser reconfortantes, mas são um pálido substituto da coisa real, sempre envolta em mistério. Portanto, eis o adágio: "Religião sem mistério é templo sem deus."[8]

Algumas pessoas de índole religiosa evitam hoje a "espiritualidade" porque esta pressupõe, acreditam elas, relaxamento e indisciplina, além de um flerte com a superstição. Entretanto, a antipatia pela espiritualidade pode refletir, mais que outra coisa qualquer, intolerância ao mistério. E evitar o mistério religioso pode ser perigoso, porquanto, sem a aceitação da ambigüidade, corremos o risco de nos tornarmos escravos de regras intransigentes que, não raro, levam ao fanatismo e à punição do "outro", como vemos ao longo da história nas guerras de religião e no atual recrudescimento do terrorismo religioso.

Ciência e mistério

A ciência começa pelo mistério. Sem o mistério, não haveria para os cientistas nada *a* descobrir. Para fazer boa ciência, é preciso primeiro nos sentirmos aturdidos, desconcertados, intrigados. Como explica o escritor de ciência Isaac Asimov: "A frase mais excitante que se pode ouvir em ciência, aquela que anuncia novas descobertas, não é 'Eureka!'(Descobri!), mas 'É curioso...'".[9]

Sir Francis Bacon (1561-1626), o filósofo inglês quase unanimemente considerado o fundador da ciência moderna, pasmava para o mistério do mundo. "Não há uma Beleza Excelente", pontificava ele, "que não contenha alguma estranheza de Proporção."[10]

A ciência também termina no mistério. Por mais que se tagarele utopicamente em nossos dias sobre uma teoria final tão simples que poderia ser gravada numa camiseta, está claro que cada descoberta abre uma porta para outro mundo desconhecido – um horizonte a recuar incessantemente.

Quem mergulhou fundo na ciência sabe muito bem disso. Aldous Huxley, oriundo de uma das famílias que mais deram cientistas à Inglaterra, observou: "Temos aprendido que nada é simples e racional, exceto o que nós mesmos inventamos; que Deus não pensa em termos nem de Euclides nem de Riemann; que a ciência nunca 'explicou' nada; que, quanto mais conhecemos, mais fantástico o mundo se torna e mais profundamente as trevas se adensam ao redor. [...]"[11]

Cortejando o mistério: a selva

Quando há pouca coisa misteriosa na nossa vida, uma "síndrome da deficiência do mistério" pode desenvolver-se de maneira tão real quanto qualquer outro mal físico. Uma das melhores maneiras de prevenir essa doença é expor-nos repetidamente a lugares selvagens.

Quando criança, eu vivia imerso na natureza. Para além dos campos abertos que circundavam a casa da nossa fazenda, estendia-se um manto proibido de bosques cortado por um labirinto de riachos e barrancos que pareciam nunca acabar. Eu era fascinado por aqueles recantos e, de vez em quando, me arriscava a explorá-los – mas sem ir muito longe, pois o fascínio era sempre refreado pelo medo. Freqüentemente avistava criaturas de quatro patas, que não conseguia identificar, vagueando em meio às moitas e deparei com cobras mais compridas do que a minha estatura. Embora aterrado, eu voltava sempre. Um dia, num ímpeto de coragem resolvi andar até o outro lado do bosque sem parar. Menos de uma hora depois me retirei apressadamente. Esses bosques misteriosos continuam a me atrair mesmo depois que cresci e saí da fazenda. De vez em quando eles ainda aparecem nos meus sonhos, até os mínimos detalhes de trilhas, árvores e sombras.

Cedi ao encantamento dos lugares selvagens desde então. Orgulho-me sobretudo das pescarias, que acontecem o mais das vezes em locais remotos. De pé dentro da água fria e veloz, lançando iscas às trutas, como que descemos – ascendemos? – ao nível da consciência dos próprios peixes. A água é um símbolo universal de mistério, como qualquer outro encontro genuíno com o mundo selvagem.

A selva leva ao sagrado; ela *é* o sagrado. Willi Unsoeld (1926-1979), o alpinista e educador que em 1963 foi um dos primeiros americanos a escalar o monte Everest, conta que, quando criança, sentiu "a alma tremer", como se "fora inundada por uma presença divina", quando teve a sua primeira experiência na selva.[12] Percebeu que algo de solene acontecera. "Para mim", diz ele, "Deus não mais seria encontrado em campanários de igrejas e sim, mais vivo, nas austeridades nuas dos picos da Terra."

Unsoeld achou a explicação para essa experiência no clássico de Rudolf Otto, *The Idea of the Holy*.[13] Otto recorreu à expressão latina *mysterium tremendum et fascinans* – mistério tremendo e fascinante – para descrever a experiência mística, o que calava fundo em Unsoeld. "Nunca se está perfeitamente à vontade na presença do sagrado", explica ele. "O poder é tão esmagador – de uma dimensão tão diversa – que o percebemos como uma 'alteridade absoluta' em relação às nossas experiências comuns. O elemento do mistério faz parte do sagrado. Não é apenas o caso de não sabermos ainda todas as respostas, de simplesmente esperarmos por mais resultados de pesquisa que resolverão um problema intrigante. Trata-se antes do princípio básico da 'ocultação' – esferas e dimensões sagradas que talvez, por sua própria natureza, permaneçam para sempre fora de nosso alcance."

O *mysterium tremendum* do mundo selvagem encanta-nos – o *fascinans* de Otto. "Por isso", conclui Unsoeld, "[...] as pessoas escalam montanhas – e continuam a fazê-lo muito depois de estarem mais bem informadas. Ou cruzam rios, navegam mares ou simplesmente saem para uma caminhada nos bosques. O arrepio dos pêlos da nuca ou a mera ansiedade com que você se aproxima do próximo recanto selvagem testemunham o entusiasmo com que o homem busca um encontro com o sagrado."

Tradições de sabedoria, no mundo inteiro, ensinam-nos que um dos maiores obstáculos ao sagrado é o ego. A experiência do mundo selvagem sabe como refrear esse ego. Simplesmente não é possível preservar um senso exagerado do eu durante uma permanência prolongada na mata. Por isso Unsoeld, após décadas de alpinismo, passou a considerar a exposição ao elemento selvagem "um passo bastante natural rumo à auto-abnegação", em que "as preocupações do eu se fundem como uma lufada de neve de verão aos raios intensos do sol".

À medida que o eu se retrai, o sagrado se torna mais claro. Por isso os povos pré-modernos se embrenhavam nos bosques em busca de visão solitária, esperando abrir canais diretos para o divino. Ao longo de gerações, incontáveis escoteiros e bandeirantes do mundo inteiro provaram o gostinho homeopático dessa experiência, o que é sem dúvida um dos motivos pelos quais o escoterismo sobreviveu. O escoteiro é aquele que vai em frente, esmiúça mistérios e muitas vezes se vê modificado pelo que viu, como sucede a muitos, mesmo depois de uma simples noite ao relento ou um acampamento de verão. Hoje, existem diversas organizações que facultam à pessoa penetrar mais fundo o *mysterium tremendum* que é o mundo selvagem, como a Outward Bound, que Unsoeld ajudou a fundar, e a NOLS (National Outdoor Leadership School).

O mistério oferece riscos, é claro, e o do mundo selvagem pode cantar como uma sereia, atraindo o incauto para um ponto sem retorno: *fascinans* vingador. Quem odeia o mistério pressente isso, teme isso e nunca se cansa de advertir os outros contra o "misticismo onírico" que, a seu ver, enreda os "amantes da natureza". Embora se saiba haver uns poucos eremitas que, uma vez metidos nos bosques, nunca mais retornam, tais preocupações são excessivas. Muito mais existências têm sido enriquecidas positivamente pelos mistérios da floresta do que anuladas. Como em tudo, aqui o importante é o equilíbrio. Unsoeld de novo: "Por que não ficar no mato pelo resto de seus dias [...]? Porque ali não há homens. [...] Para mim, o teste decisivo da legitimidade da experiência é: 'Até que ponto o convívio com o sagrado na natureza capacitou você a lidar melhor com os problemas da humanidade quando voltou à civilização?'"[14]

Se, como parece, o mistério cura e o mundo selvagem é uma fonte de mistério, deveríamos respeitar o mistério, preservá-lo e protegê-lo. Assim, afinal de contas, conservaríamos não apenas a selva e o mistério, mas também a nossa sanidade coletiva. Como advertiu o escritor Wallace Stegner, Prêmio Pulitzer, "Perderemos algo, como seres humanos, se o que resta do mundo selvagem for destruído; se permitirmos que as últimas florestas virgens sejam transformadas em revistas em quadrinhos e embalagens plásticas de cigarros; se arrastarmos os poucos remanescentes das espécies selvagens para os zoológicos ou a extinção; se poluirmos o último ar puro, sujarmos o último regato e cortarmos com estradas pavimentadas o último silêncio, de sorte que nunca mais os americanos se vejam livres do barulho, dos canos de escapamento e do fedor do lixo humano e mecânico. E nunca mais tenhamos a oportunidade de nos vermos únicos, separados, verticais e individuais no mundo, parte do ambiente das árvores, rochas e solo, irmãos dos outros animais, integrantes por direito do mundo natural. [...] Nós simplesmente precisamos de terras selvagens, ainda que nada mais façamos além de nos aproximar de sua margem para contemplá-las. Pois isso pode nos tranqüilizar quanto à nossa sanidade como criaturas, parte da geografia da esperança".[15]

Se o mistério pode curar, o que ele cura? A arrogância e a *hybris*, por exemplo. "Mistério" deriva do grego *myein*, "fechar a boca ou os olhos; estar quieto, renunciar à auto-importância". O mundo natural é um grande mestre de contenção e modéstia, como bem o sabem aqueles que passam a vida às voltas com o *mysterium tremendum* da natureza. Daí a prece do pescador bretão: "Ó Deus, teu mar é tão grande e o meu barco é tão pequeno!", gravada numa placa que o presidente John F. Kennedy, também ele um homem do mar, tinha sobre a sua mesa.[16] A mesma mensagem foi passada, de modo mais prosaico, pelo músico de rock Frank Zappa: "Na luta entre você e o mundo, corra para o mundo."[17]

Em seu ensaio "O mundo selvagem como metáfora do mistério", o cientista-engenheiro-ambientalista Rick Van Wagenen explica como os mochileiros modernos, palmilhando áreas remotas, recebem lições de humildade que parecem enraizadas na pré-história: "Desce a noite e as estrelas começam a brilhar. Um pequeno grupo de amigos compartilha a luz e o calor avaros de uma fogueira quase extinta. Isso vem sucedendo a bandos isolados de caçadores e viajantes há mais de um milhão de anos [...] Contam-se histórias de criaturas terríveis que moram na floresta [...] Os mais velhos refugiam-se na tepidez de seus sacos de dormir, junto às crianças já adormecidas. A distância, ruídos cortam o silêncio da treva. [...] Quem ou o que ronda por lá? Melhor não saber. Tudo faz parte do grande mistério."[18]

Não é preciso tremer de medo das criaturas que deslizam na noite para ter o orgulho abalado pela natureza. A *hybris* geralmente dura pouco nos lugares verdadeiramente selvagens, como também, não raro, aqueles que não conseguem desvencilhar-se da arrogância. Em minhas pescarias de vara, muitas vezes perdi o pé e afundei em águas frias, turbulentas. Sempre que isso acontece, pergunto-me se sobreviverei e invariavelmente volto à tona com o senso de auto-importância diminuído – e as minhas experiências não são nada em comparação com as de quem escapou a avalanches, tempestades no mar ou quedas de montanha.

No correr dos anos, aprendi a valorizar o risco inerente às experiências em áreas selvagens. O risco implica incerteza, sendo por isso um portal para o mistério. Não gostaria nada de pescar num rio que não pudesse me matar; a experiência seria previsível demais, sem o mistério que alimenta a alma.

Salvemo-nos

Rollo May, um dos mais influentes psicoterapeutas do século XX, disse: "Ora, o tédio é a perda da capacidade de maravilhar-se, de apreciar o senso de mistério ou reverência na vida. Eis-nos aqui assustados com a conclusão do astrônomo Harlow Shapley ao apontar as possíveis causas da ruína da civilização ocidental; ele cita, lado a lado com a guerra nuclear, uma mudança radical de clima, uma peste e o mero tédio. Sim, o nosso planeta pode morrer pelo simples fato de nos tornarmos entediados. Isso já se observa em alguns grupos sob a forma de depressão, tristeza e apatia."[19]

Não precisa ser assim. Meios para anular o tédio e recuperar o senso do maravilhamento, do mistério, não faltam. A primeira medida consiste sempre em abrir espaço para que o mistério se insinue – permanecer quieto em contemplação, meditar ou caminhar pelos bosques. Podemos ainda cultivar um *hobby* que silencie a mente e introduza a incerteza: pintar, fazer música, fabricar pão e suflês ou – o meu favorito – pescar com vara, que é uma das formas mais avançadas de incerteza de meu conhecimento. Podemos freqüentar museus de arte, ir a concertos, conviver com artistas e músicos. Não é mau repensar o óbvio, como fazem sempre os artistas (por exemplo, a observação de Picasso: "Os computadores são inúteis. Só nos podem dar respostas"). Que tal colaborar na cozinha da sopa dos pobres, cultivar um jardim, estudar os astros ou soltar papagaio? Podemos nos expor à natureza – na selva se possível, caso contrário num parque público ou em nosso quintal. Se você é destro, faça tudo com a mão esquerda durante 24 horas. Se é um intelectual, troque você mesmo as velas de seu carro; se for trabalhador braçal, leia *Guerra e Paz*. A idéia é fazer algo fora da rotina, alheio ao mapa da experiência pessoal, estranho, incerto, misterioso.

Se May está certo, atividades assim não apenas aliviarão o tédio e restaurarão o mistério como talvez nos salvem a pele.

~ 14 ~

MILAGRES

Para ser realista, você precisa acreditar em milagres.
— DAVID BEN-GURION

Quando uma doença grave se vai súbita, completa e inesperadamente, chamamos a isso de cura milagrosa. Tais acontecimentos exemplificam o extraordinário poder curativo das coisas comuns porque o que os provoca é em geral algo corriqueiro, como uma simples prece.

Durante o meu curso de medicina, fui instruído a ignorar curas que pareciam miraculosas. Certa vez, quando perguntei a um professor por que o câncer pulmonar de um paciente desaparecera sem tratamento, ele deu de ombros e murmurou: "Isso acontece" e mudou de assunto. Outro professor atribuiu o desfecho à "marcha natural da doença". A mensagem pareceu-me ser esta: coisas acontecem, coisas tão misteriosas que é melhor ignorá-las e não fazer perguntas. É como se o terreno dos milagres exibisse uma grande placa PROIBIDA A ENTRADA bem no meio.

No entanto, como ignorar alguém como Rita Klaus?[1,2] Freira enclausurada de 20 anos, apresentou os primeiros sintomas de esclerose múltipla em 1960. Incapaz de atender às demandas da vida no convento, foi dispensada dos votos, completou o seu curso universitário de biologia e tornou-se professora de ciência num colégio de Pittsburgh. Casou-se e teve três filhos. A doença progredia rapidamente e logo ela estava confinada a uma cadeira de rodas, com os pés e os tornozelos paralisados. Contraturas e espasmos musculares provocaram deformidades nas pernas, além de uma dor ciática imune a tratamento. Certos de que Rita nunca mais andaria, os médicos seccionaram cirurgicamente os tendões das pernas que mantinham as rótulas no lugar. Isso lhe permitia percorrer pequenas distâncias dentro de casa com muletas canadenses e aparelhos ortopédicos nos pés.

Embora houvesse sido profundamente religiosa, as suas crenças espirituais se evaporaram como bolas de neve no forno. "Tudo não passa de conversa fiada", declarou ela. "Deus não intervém na ordem natural. Sempre que vejo esses pastores de televisão, tenho vontade de vomitar."

Embora repelisse as antigas crenças, permitiu que o marido a levasse a uma igreja onde estava ocorrendo uma sessão de cura, durante a qual a tocaram, rezaram por ela e abraçaram-na. Rita teve "uma experiência das mais estranhas. [...] Havia apenas aquela luz branca, um sentimento de amor absoluto que jamais me penetrara com tamanha intensidade. Senti-me perdoada e em paz – não curada fisicamente, mas com o coração sereno por saber que era amada e podia suportar qualquer coisa".

Os anos passaram e a doença se agravou. Os médicos explicaram que os seus nervos e tecidos haviam sido danificados irreversivelmente, que não havia esperança alguma de melhora e que a invalidez era apenas uma questão de tempo. Mas, nos anos que se seguiram, a sua fé voltou e ela se dispôs de novo a orar. Uma noite, teve um sonho que interpretou como um convite a visitar o santuário de cura de Medjugorje, na Iugoslávia. Mas Rita não tinha recursos – até que, um mês depois, alguém lhe deu um presente em dinheiro que tornou possível a viagem. De volta a casa, estava um dia desfiando o rosário quando ouviu uma voz suave sussurrar-lhe: "Por que não pede?" Assim, ela rezou fervorosamente de novo para ser curada da esclerose múltipla. No dia seguinte acordou, foi assistir de cadeira de rodas a uma aula, e começou a sentir ondas de calor e prurido na parte inferior das pernas. Para seu espanto, percebeu que podia mover os dedos dos pés. Pensando tratar-se de espasmos musculares, ignorou o caso. Mas, já em casa, inclinou-se para remover os aparelhos das pernas e notou que a rótula direita, que se deslocara para o lado desde que os tendões haviam sido cortados, de algum modo voltara à posição normal. Disse mais tarde: "Só me lembro de ter gritado: 'Meu Deus, meu Deus, minha perna está reta!'" Acabou de desafivelar as polainas, tirou as meias, arregaçou a saia e confidenciou a si mesma: "Se houve mesmo cura, posso subir a escada!" – o que de fato fez, galgando os trinta degraus. A sua seguinte incursão foi fora de casa. Correu para os bosques, saltou uma vala, voltou coberta de folhas e lama, e telefonou para o padre, bradando: "Estou curada! Estou curada!" O pobre homem pensou que ela enlouquecera. "Quero que você se sente, acalme-se, tome uma aspirina e ligue para o seu médico", aconselhou o padre. Ainda balbuciante, ela chamou uma amiga, que acorreu para chorarem juntas incontrolavelmente. Na segunda-feira seguinte, o marido a levou para o centro de reabilitação. Os escritores Caryle Hirshberg e Marc Barasch, em seu livro *Remarkable Recovery*, descrevem o que aconteceu:

> Os médicos que se reuniram para examiná-la ficaram pasmos. Enquanto as enfermeiras corriam a buscar o seu prontuário e alguns pacientes olhavam estupefatos, as reações dos médicos se extremavam. [Klaus disse:] "Um deles olhou-me e começou a rir. Suspeitou que eu tivesse uma irmã gêmea para lá enviada a fim de pregar-lhe uma peça". O neurologista, prosseguiu ela, estava "tão furioso! Teimava em que não existe cura para a esclerose múltipla, coisas como milagres. Chegou a convocar os funcionários do hospital e dizer-lhes que eu era uma fraude, uma encenação".[3]

Ao que parece, não pairam dúvidas sobre a cura de Klaus. O dr. Donald Meisner examinou-a e não vislumbrou traços de esclerose múltipla. Quando a notícia se espalhou, ele disse a um periódico local: "Remissões espontâneas de esclerose múltipla são possíveis. A única coisa estranha aqui é que, em geral, o dano permanente ocorrido antes do momento da remissão não desaparece. No caso de Rita, segundo todas as evidências que pude recolher, ela voltou inteiramente ao normal."[4]

Alguns dos médicos de Rita mostraram-se contentes com a sua recuperação. O urologista, que há pouco lhe vira a bexiga solta e inchada, muitas vezes maior que o normal, examinou-a e confirmou que o órgão regressara à condição sadia. "Disse não saber como explicar o acontecido, que aquilo fora a coisa mais bonita jamais vista por ele em longos anos de prática; depois, começou a chorar." Os relatórios neurológicos do caso de Rita, por volta dessa época, rezam:

> Totalmente livre de quaisquer equipamentos. [...] Ela recuperou o pleno domínio de ambas as extremidades inferiores. [...] Os reflexos do tendão interno são absolutamente simétricos e normais. [...] Uma impressionante recuperação, que não consigo situar em tão curto período de tempo. A paciente não se cansou de insistir no bem-estar que sentia [...] Estou muitíssimo feliz [...][5]

O caso de Rita é típico. Revela o espectro de reações dos médicos frente ao inesperado, às curas milagrosas, reações que vão da alegria e do atordoamento à repulsa e ao horror.

De fato, em minha profissão, a idéia de curas milagrosas provoca mais indigestão emocional e intelectual do que, a bem dizer, qualquer outra. Alguns consideram o milagre um insulto à ciência porque tais ocorrências, presumivelmente, violam as leis da natureza – embora, com maior probabilidade, a nossa compreensão das leis da natureza e não elas próprias é que seja violada. Outros médicos alimentam a crença de que a vitória sobre uma moléstia como a esclerose múltipla deve ser dura e merecida; o caso de Rita Klaus, em que uma condição avançada simplesmente desapareceu, zomba dos esforços heróicos da ciência médica e deveria ser ignorado.

De fato, episódios como o de Rita fazem a medicina convencional parecer canhestra e inadequada. Esse não é um pensamento agradável para muitos médicos. Uma mulher, que sofria de grave degeneração da mácula e cegueira parcial, contou-me como o seu oftalmologista reagiu depois que a moléstia se foi em conseqüência das preces de um curador. Após examiná-la e constatar a cura, o homem teve um acesso de raiva. Gritou-lhe que milagres não acontecem e expulsou-a do consultório, rosnando que procurasse outro médico e nunca mais pusesse os pés ali.

O leitor talvez pense que nós, médicos, ansiamos pela oportunidade de relatar curas milagrosas em publicações científicas para aprofundar o conhecimento, mas não é assim. Tome-se o caso de Ann O'Neill, de 4 anos de idade, hospitalizada com leucemia linfocítica aguda por ocasião da Páscoa, em Baltimore, 1952.[6] Na época, essa doença era 100% fatal. O padre ministrara-lhe a extrema unção e a sua tia já lhe preparara a roupa para o enterro, uma saia costurada à mão de bonita seda amarela. Quando a enfermeira-chefe da pediatria perguntou-lhe se ela queria ir para o céu, a mãe de Ann interrompeu-a, colérica: "Ainda não, Irmã, ainda não!" O dr. John Healy, residente de pediatria na época, guarda vívida recordação da fé inabalável daquela mãe. "Ela sequer questionou, por um instante, que a filha iria melhorar", lembra-se. Pouco depois, os pais de Ann envolveram-na em cobertores, saíram com ela do hospital e foram, debaixo de chuva, ao cemitério onde estava sepultada madre Elizabeth Seton, uma freira católica que muitos reverenciavam. Ali, cercados por freiras que oravam, eles recostaram a menina na tumba e pediram que fosse curada.

De volta ao hospital, exames de sangue feitos alguns dias depois não revelaram nenhum traço de câncer. Os médicos de Ann ficaram boquiabertos. Quando rumores do aparente milagre chegaram a Roma, os investigadores do Vaticano voaram para Baltimore a fim de ver tudo com os próprios olhos. Nove anos depois, a Igreja insistiu em que Ann se submetesse a uma biópsia de medula para confirmar a cura. Daí por diante, o dr. Sidney Farber, o conhecido patologista de Harvard que sugeriu um dos primeiros tratamentos eficazes para a leucemia, passou a acompanhar a investigação. O dr. Milton Sacks, médico de Ann e um dos mais destacados hematologistas do país, testemunhou no tribunal do Vaticano que a menina não poderia ter sobrevivido com mais de 40° de febre, anemia profunda e úlceras que sangravam nas costas e no pescoço. Ressaltou que, na época, a doença era "inexoravelmente fatal". Por fim o papa confirmou o milagre e, não muito depois, canonizou madre Seton como santa americana.[7]

Curiosamente, esse caso sensacional nunca foi relatado na literatura médica. O hematologista dr. Milton Sacks confessou a um repórter do *Washington Post* em 1993: "Esse caso só não foi publicado porque tive medo."[8] Eis uma das razões pelas quais curas do tipo miraculoso não parecem tão freqüentes.

Na verdade, é prática comum dos periódicos de medicina disfarçar os fenômenos aparentemente devidos a milagres. Veja-se, por exemplo, como são examinadas as estatísticas de sobrevivência. Num estudo com sobreviventes de câncer de mama não-tratado, o tempo médio de sobrevivência (o ponto em que metade dos pacientes já morreu) era de três anos e três meses. Mas essa cifra, mencionada apenas de passagem no relatório, foi obtida graças à omissão de dois casos em que as mulheres ainda viveram quarenta anos depois do diagnóstico, sem fazer nenhum tratamento.[9] Casos como esses, chamados de "à parte", não são citados porque se afastam muito da norma estatística. Muita gente talvez suponha que, com toda a probabilidade, a pesquisa se concentra justamente nesses casos porque eles decerto contêm pistas para a sobrevivência que poderiam ser estendidas a todas as mulheres com câncer de mama. Mas não; paradoxalmente, os pesquisadores se voltam para os pacientes que morrem cedo e não para aqueles que vivem muito. Em minha opinião, ignorar esses fenômenos extraordinários beira a desonestidade intelectual.

O paciente ignorado

Quando curas imprevistas são divulgadas pelos periódicos médicos, surgem invariavelmente despidos de quaisquer vestígios de impressões emocionais, psicológicas e espirituais que possam ter causado no paciente. Os médicos que relatam tais casos em geral aludem a fatores físicos que talvez tenham desempenhado algum papel no combate à doença, como a infecção, que como se sabe consegue às vezes melhorar a resistência do sistema imunológico ao câncer. Entretanto, quase nunca se reconhece a possível colaboração dos fatores psicológicos. Por que se lança um véu de trevas sobre a psique? Como sustentam os psicólogos G. B. Challis e H. J. Stam, da Universidade de Calgary, em seu estudo de casos de regressão espontânea do câncer: "Nenhum médico ousaria arriscar o seu bom nome relatando um caso de regressão espontânea que, a seu ver, deveu-se a um método psicológico."[10]

É como se o enfermo não tivesse mente, emoções, espírito ou alma, não passando de um aglomerado de moléculas e carne. Considere-se um caso publicado em *Gut* no ano de 1990.[11] Diz respeito a Muriel Bourne-Mullen, uma enfermeira geriátrica de 71 anos. Ela foi criada na Índia durante as décadas de 1920 e 1930, sendo filha do oficial de exército que prendeu o Mahatma Gandhi. Nutriu-se das tradições espirituais hinduístas e freqüentemente assistia a cerimônias religiosas. Embora católica fervorosa durante a vida inteira e dada à prece diária, respeitava todos os credos. Em 1987, descobriu que tinha câncer no fígado, com metástase nos pulmões. Os médicos lhe deram seis meses de vida e comunicaram-lhe que o seu mal estava tão avançado que o tratamento seria "absolutamente desnecessário".

Embora Bourne-Mullen reservasse um cantinho em seu sistema de crenças para o misterioso e o inexplicável, considerava-se uma pensadora crítica. A sua infância na Índia expusera-a a métodos de cura desconhecidos pela ciência ocidental, mas que ela própria não podia ignorar. Além disso, a sua experiência subseqüente como enfermeira de pacientes cancerosos preparara-a para o inesperado e o imprevisível. Recebido o diagnóstico, passou a orar com mais diligência e paixão, recorrendo a São Judas, o padroeiro das causas perdidas. A família se juntava à sua volta e outros também rezavam por ela. Em poucos meses começou a ganhar peso. O tumor diminuiu e depois desapareceu, o que foi confirmado por exames, raios X e biópsias. A despeito disso, o seu médico pressionou-a a fazer um transplante de fígado, que ela recusou.

Em suas palavras: "Eu estava saudável e feliz, meu caro! Disse-lhe que não havia nada de errado comigo e aquilo seria absolutamente desnecessário."[12]

Quando o caso foi divulgado em *Gut*, Bourne-Mullen passou a ser descrita sumariamente como "uma senhora branca de 63 anos com história de quatro meses de incômodo abdominal e intumescência de ventre após as refeições". Depois não se falou mais dela, restando no prontuário apenas uma menção a células de tumor pleomórfico com bizarros núcleos gigantes.

O relatório confirma o diagnóstico original de câncer de fígado com metástases, informando que ela foi mandada para casa sem tratamento, uma vez que nenhum valeria a pena. Na história médica, só existem dois relatórios publicados sobre regressão de tumores primários de fígado, diz o artigo, e apenas um, da China, diz respeito a câncer de fígado *com metástases*. Segue-se uma litania de fatores possíveis que talvez expliquem a regressão, como mecanismos endócrinos e imunológicos ou corte do suprimento de sangue para o tumor. Mas no fim os médicos levantam as mãos e reconhecem, com admirável honestidade, que "a paciente não recebeu nenhum tratamento para o tumor e, portanto, a regressão pode ser mesmo considerada espontânea". O que não é *nada* admirável, a meu ver, é o silêncio em torno de Bourne-Mullen – não se sabe o que, na opinião *dela*, foi responsável pela cura, incluindo as suas experiências espirituais, crenças e preces.

O outro lado

O embargo das curas de tipo miraculoso vai por conta, sobretudo, dos médicos acadêmicos que trabalham em faculdades de medicina e hospitais-escola, estudiosos que aprenderam a horrorizar-se devidamente face a semelhantes acontecimentos. Os médicos particulares mostram-se bem mais flexíveis nesse ponto. A maioria deles presencia um episódio de cura espontânea de vez em quando e, no momento certo, se dispõe a falar sobre o assunto.

Durante anos fui convidado a discursar em congressos nacionais de centenas de médicos que se reúnem para atualizar os seus conhecimentos no campo da medicina interna (Update and Review of Internal Medicine, com patrocínio da Faculdade de Medicina de Harvard, Beth Israel Deaconess Medical Center e Centro de Ciências da Universidade do Novo México). A minha tarefa consiste em discutir o possível papel das práticas espirituais e da prece intercessória na saúde. Quando, pela primeira vez, me chamaram para discorrer sobre o tema, hesitei em aceitar; duvidava que aqueles médicos, vindos para apurar o seu conhecimento convencional, condescendessem em ouvir com paciência uma palestra dessas. Mas, dita a última palavra, fiquei perplexo com o que aconteceu. Houve grande interesse e acirrada discussão, tudo nos termos mais cordiais. Aqueles médicos particulares não estavam apenas fascinados pela espiritualidade e pela prece como possíveis fatores de cura: queriam também comentar respostas do tipo miraculoso que haviam observado em seus próprios pacientes. Um deles disse: "Se *vocês* acham curiosos os casos que descreveram, esperem para ouvir o de um paciente *meu*." Vários médicos se reuniram comigo depois para contar histórias.

Eles não são únicos. Sir William Osler (1849-1919), considerado o pai da medicina científica ocidental, mencionou a ampla ocorrência de curas do tipo miraculoso. Disse ele: "A literatura está repleta de exemplos de curas notáveis graças à influência da imaginação, que é apenas a fase ativa da fé. [...] Curas espantosas, miraculosas mesmo, não são nada incomuns. Como outros, eu próprio tratei de casos que nas devidas condições mereceriam, qualquer deles, um santuário e poderiam tornar-se o germe de uma peregrinação."[13]

Uma nova visão

Examinemos duas curas relacionadas a Lourdes, na França, o mais famoso centro de peregrinação em busca de saúde do mundo ocidental.

Em 1962, Vittorio Michelli, um italiano de meia-idade, foi admitido no Hospital Militar de Verona, Itália, com uma massa enorme e extremamente dolorosa na nádega esquerda, tão extensa que comprometia a liberdade de movimentos do quadril. Os raios X revelaram grave degeneração dos ossos da pelve e da articulação do quadril. Uma biópsia feita em maio mostrou um carcinoma celular fusiforme. Sem nenhuma esperança de cirurgia, ele foi imobilizado com gesso e transferido para um centro regional a fim de submeter-se a tratamento radioterápico. Quatro dias depois, porém, viu-se dispensado sem receber nenhuma irradiação e acabou no Hospital Militar de Trento. Passou os dez meses seguintes ali à míngua de cuidados, a despeito da crescente destruição dos ossos por causa do tumor, além da progressiva perda de movimentos ativos no membro inferior esquerdo e da deterioração física geral cada vez mais grave. Por essa época, Michelli estava literalmente se fragmentando: a massa continuava a aumentar, devorando o osso e as estruturas de suporte que mantinham a perna esquerda ligada ao resto do corpo.

A 24 de maio de 1963, aproximadamente um ano depois do diagnóstico original, emaciado e incapaz de comer, foi levado por amigos a Lourdes. Deve ter sido uma jornada difícil para Michelli, metido em sua armadura de gesso. Logo ao chegar, os amigos o mergulharam na água sagrada. Após o banho, ele relatou sensações de calor percorrendo-lhe o corpo, além da volta imediata do apetite e da energia.

Os amigos reconduziram-no ao hospital em Trento, ainda engessado, onde Michelli começou a ganhar peso e a mostrar-se bem mais ativo. Um mês mais tarde, os médicos consentiram em remover o gesso e tiraram outro raio X, quando então descobriram que o tumor estava muito menor. E continuou a diminuir, até que desapareceu. Novos raios X registraram um fenômeno impressionante: o osso destruído agora crescia de novo e acabou por se reconstituir completamente. Dois meses após a jornada a Lourdes, Vittorio Michelli saiu a passeio. Eis o que disseram os médicos:

Ocorreu uma notável reconstituição da cavidade e do osso ilíaco. Os raios X tirados em 1964-5, -8 e -9 confirmam categoricamente e sem sombra de dúvida que uma recuperação óssea cabal e nunca vista nos anais da medicina ocorreu, não se sabe como. Nós próprios, ao longo de uma carreira universitária e hospitalar de mais de 45 anos, voltados em grande medida ao estudo de tumores e neoplasias de todos os tipos em estruturas ósseas, tendo tratado de centenas de casos, jamais nos deparamos com uma única reconstituição espontânea de osso dessa natureza.

[...] Uma explicação médica para a cura [...] foi buscada sem sucesso. O paciente não se submeteu a tratamento específico e não sofre de nenhuma infecção suscetível intercorrente que possa de qualquer modo ter interferido na evolução do câncer.

Uma articulação destruída por completo se reconstituiu inteiramente sem intervenção cirúrgica de qualquer tipo. O membro inferior, que estava imprestável, tornou-se sadio. O prognóstico é indiscutível: o paciente está vivo e em ótimo estado de saúde nove anos depois de seu regresso de Lourdes.

O caso foi declarado miraculoso pela Comissão Médica Internacional de Lourdes em 1970, sendo oficialmente reconhecido como milagre em 1976 pela Igreja Católica.[14] A Comissão, formada por cerca de vinte membros da Europa Ocidental e da Inglaterra, representa um amplo leque de especialidades, incluindo medicina geral e cirurgia, ortopedia, psiquiatria, radiologia, dermatologia, oftalmologia, pediatria, cardiologia, oncologia e neurologia. Cerca de metade dos membros detêm cátedras em faculdades de medicina. A Comissão se reúne em Paris anualmente para analisar os casos. A cada etapa, rigorosa atenção é dada à autenticidade da documentação, inclusive resultados de laboratório e biópsia. Não pode ter havido nenhuma intervenção física capaz de provocar uma resposta favorável, do contrário o caso é arquivado. Considera-se crucial o caráter súbito e completo da resposta, bem como o rigor do acompanhamento. A pergunta final é: a cura desta pessoa constitui um fenômeno contrário às observações e expectativas do conhecimento médico, não podendo ser explicada cientificamente?

Não é fácil declarar milagrosa uma cura. Em 1735, o cardeal Lambertini, mais tarde papa Bento XIV, estabeleceu cinco regras que deveriam servir de critério:

1. A doença tem de ser grave, incurável ou refratária a tratamentos.
2. A doença desaparecida não pode ter atingido a fase em que talvez se resolvesse por si mesma.
3. Nenhuma medicação pode ter sido dada ou, se alguns medicamentos foram prescritos, os seus efeitos seriam mínimos. (Hoje em dia, é raro encontrar um caso que não recebeu tratamento algum; por isso, esta regra ora exclui qualquer paciente que haja recebido cuidados potencialmente eficazes, a menos que tenham falhado.)
4. A cura deve ser súbita e alcançada instantaneamente. (Este critério contempla hoje curas que ocorrem no prazo de alguns dias.)
5. A cura tem de ser completa, nunca parcial ou imperfeita.[15]

Considere-se outro caso comunicado à Comissão Médica Internacional de Lourdes em 1982, o de Delizia Cirolli, menina de uma aldeia situada nas encostas do monte Etna, Sicília. Quando tinha 12 anos, procurou um médico por causa de um joelho inchado. Quando os raios X revelaram uma alteração óssea, ela foi encaminhada à Clínica Ortopédica da Universidade de Catânia. Interpretou-se a biópsia como metástase óssea de um neuroblastoma. O cirurgião recomendou amputação, que a família recusou. Ele sugeriu então radioterapia, mas isso perturbou Delizia a tal ponto que os pais a levaram para casa sem permitir que ela se submetesse a nenhuma sessão. Houve nova consulta na Universidade de Turim, porém nenhum tratamento foi aplicado.

Então a professora de Delizia aconselhou que a família a levasse a Lourdes e os habitantes locais fizeram uma coleta para ajudar a financiar a viagem. Em agosto de 1976, Delizia e a mãe desembarcaram em Lourdes e passaram quatro dias freqüentando cerimônias, orando na Gruta e banhando-se nas águas. Não houve, entretanto, nenhuma melhora na condição da menina e os raios X, no mês seguinte, revelaram o progresso do tumor. Delizia piorou mais ainda e a família começou a planejar o funeral. Apesar disso, os aldeões não deixaram de implorar a Nossa Senhora de Lourdes a sua cura e a mãe continuou a ministrar-lhe água do santuário.

Pouco antes do Natal, Delizia pediu para levantar-se da cama e sair, o que fez sem dor; não pôde, entretanto, ir muito longe devido à intensa fraqueza. Na época pesava apenas 24 quilos, mas o inchaço do joelho desaparecera e a condição geral se normalizara.

No mês de julho do ano seguinte, ela voltou a Lourdes e apresentou-se ao Comitê Médico. Estudos de acompanhamento não mostraram nenhum indício de tumor. No entanto, o diagnóstico exato revelou-se difícil. As chapas da primeira biópsia foram apresentadas a eminentes histologistas franceses; as opiniões se dividiram entre neuroblastoma indiferenciado e tumor de Ewing. Em qualquer caso, a resposta era surpreendente. Na época da avaliação da menina, "algumas remissões espontâneas de neuroblastoma haviam sido relatadas, mas muito raramente e nunca depois da idade de 5 anos [...] [e] não havia registro de remissões espontâneas de tumor de Ewing".[16]

Até que ponto é comum?

Em 1984, estimava-se que mais de dois milhões de peregrinos doentes tinham visitado Lourdes desde 1858.[17] Desses, cerca de seis mil – 0,3% – alegaram haver sido curados e foram submetidos a exames pelos médicos que trabalhavam no local. Após rigorosa avaliação, quase todas as pretensões foram rejeitadas; somente 64 (0,003% do número total de peregrinos enfermos) mereceram reconhecimento como curas milagrosas aos olhos da Igreja Católica.[18]

Isso parece uma colheita escassa, mas talvez estejamos procurando milagres nos lugares errados. Em vez de nos concentrarmos em localidades badaladas como Lourdes e Medjugorje, talvez devêssemos atentar melhor para o cotidiano das pessoas. Em 2000, uma pesquisa da *Newsweek* fez exatamente isso e descobriu que 63% dos americanos garantem conhecer alguém que vivenciou um milagre e 48% declaram ter sido objeto ou testemunha de um.[19]

Médicos particulares não ficam atrás – talvez estejam mesmo na vanguarda – em se tratando dessa crença. Segundo uma pesquisa de 1996 com médicos de família americanos, 99% estavam convencidos de que crenças espirituais podem curar, 75% asseguraram que as preces dos outros ajudam na recuperação do paciente e 38% acreditavam que curadores pela fé fazem as pessoas sentir-se melhor.[20]

O dr. John L. Pfenninger, de Midland, Michigan, é um desses médicos. Ele é autor de um festejadíssimo texto médico para clínicos gerais e líder nacional no campo da prática familiar.[21] Eu soube de sua experiência com curas de tipo milagroso quando pesquisava o papel da prece na recuperação. Aos 18 anos, o seu filho Matthew desenvolveu um tumor maligno de rápido crescimento no cérebro. Quando a doença desafiou o tratamento convencional em Colúmbia, Pfenninger convidou os colegas a participar de uma "Reunião de Cura" no MidMichigan Medical Center em Midland. "O que me intrigou", diz ele, "foi o fato de 60 entre 110 médicos terem comparecido. E eram as melhores mentalidades científicas imagináveis." Dez dias depois, o tumor desaparecera do cérebro de Matthew. Os especialistas que cuidavam do rapaz não tinham nenhuma explicação para o que acontecera. Matthew amargou, pelos anos seguintes, uma turbulenta reincidência. Por fim, um transplante de medula revelou-se eficaz. Sete anos mais tarde, ele é um aluno brilhante na faculdade. O dr. Pfenninger sente-se desconcertado, mas à vontade com o mistério do que sucedeu. "Não sabemos como opera o poder da mente ou da prece", diz ele, "mas isso não quer dizer que ele não opera."[22]

Concordo. Às vezes, em medicina, temos de ser tolerantes para com um pouquinho de mistério. Isso também caracteriza um bom médico. Ao longo da história da medicina, freqüentemente temos sabido *que* algo funciona antes de descobrir *como* funciona. Exemplos não faltam – aspirina, quinino, frutas cítricas para o escorbuto, penicilina, anestesia geral – e, poderíamos acrescentar, respostas do tipo milagroso como no caso de Matthew, filho do dr. Pfenninger.

Os milagres e a mente

Desempenhará o estado mental algum papel na cura milagrosa? Haverá uma personalidade propensa ao milagre?

Em muitos desses casos, a pessoa doente parece ter ainda muito trabalho importante a fazer e precisa sarar para terminá-lo. Isso talvez suscite um profundo desejo de recuperar-se e pode, sem que se saiba como, montar o cenário para uma reviravolta dramática.

Exemplo famoso do "negócio inacabado" ocorreu na Europa durante o século XIII, quando um jovem e diligente padre notou uma feia e dolorosa massa no pé, que acreditou ser câncer. Ele suportou o problema sem se queixar. A lesão piorou e pensou-se que o pé devia ser amputado. O padre passou a noite anterior à cirurgia orando diante do crucifixo e, por fim, mergulhou num sono leve. Ao despertar, estava totalmente curado. Os médicos, incapazes de perceber quaisquer traços de enfermidade, cancelaram a cirurgia. O jovem padre dizia ter ainda muito trabalho pela frente e, para tanto, necessitava de tempo. Dedicou o resto da vida a cuidar de pacientes com câncer e chegou aos 80 anos. Foi mais tarde canonizado como São Peregrino, tido como o padroeiro da regressão espontânea dessa doença.[23]

O tema do "negócio inacabado" reaparece no caso da irmã Gertrude, das Irmãs de Caridade de Nova Orleans, admitida ao Hospital do Hotel-Dieu a 17 de dezembro de 1934. Estivera doente por vários meses e, no momento da admissão, sofria de icterícia, dores abdominais intensas, náuseas, calafrios e febre. Ficou aos cuidados do dr. James T. Nix, que antes já a operara para remover-lhe a vesícula biliar. Em seguida a um diagnóstico provisório de câncer do pâncreas, procedeu-se a uma laparotomia exploratória no dia 5 de janeiro de 1935. Um carcinoma não-removível na cabeça do pâncreas foi descoberto e logo depois confirmado por biópsia a cargo de três patologistas.

As companheiras da irmã Gertrude intercederam orando para Madre Seton, a falecida fundadora da ordem. A colega doente ainda tinha muito por fazer, argumentaram, e a sua vida devia ser poupada a fim de que ela permanecesse em serviço. A irmã Gertrude começou a melhorar rapidamente e recebeu alta no dia 1º de fevereiro de 1934, voltando ao trabalho um mês depois. Cumpriu os seus árduos deveres durante sete anos e meio. Ao falecer subitamente no dia 20 de agosto de 1942, a autópsia revelou que a morte se devera a embolia pulmonar, sem nenhum indício de carcinoma do pâncreas.[24]

Em amparo da tese do estado mental propenso à cura miraculosa, temos um exemplo que nos vem da cidadezinha de Medjugorje, na ex-Iugoslávia.

Em 24 de junho de 1981, a Virgem Maria apareceu a um grupo de garotos da cidade. Daí por diante, multiplicaram-se os relatos de curas miraculosas e Medjugorje alcançou logo a reputação de a "Lourdes do Leste". O falecido Brendan O'Regan, vice-presidente de pesquisas no Instituto de Ciências Noéticas em Sausalito, Califórnia, viajou para lá a fim de investigar esses estranhos acontecimentos.[25] Entrevistou o padre Slavko, o sacerdote local, que é monge franciscano com doutorado em psicologia. O padre revelou a O'Regan que às vezes podia adivinhar quem seria curado. "Trata-se o mais das vezes de pessoas que chegam sem vontade muito determinada de curar-se", explicou ele. "Aparecem aqui com a mente aberta e pedem ajuda, mas esse não é o único propósito da viagem." O'Regan observa:

> Isso denuncia um interessante perfil psicológico naqueles que serão curados. Com efeito, estar em Medjugorje é experimentar uma sensação profunda da presença da fé e da devoção singela. Fato intrigante, ali se tem a impressão de que é possível apontar com facilidade a

diferença entre o devoto e o simplesmente piedoso. Há, nos olhos do devoto, um indisfarçável olhar perdido de tristeza e distanciamento que parece a ânsia por alguma coisa, a busca de uma lembrança, a necessidade de uma experiência envolvente daquele amor que nunca se descobriu. Basta isso para sugerir a quem fareja pistas que tais pessoas *estão* num plano diferente em termos psicológicos, emocionais e até psicofisiológicos.[26]

No entanto, esses achados são mera aproximação. Nenhum perfil psicológico capaz de explicar plenamente a cura espontânea foi ainda traçado por inteiro. Tais curas ocorrem não apenas com aqueles que alimentam disposições santas, ferrenha determinação ou pensamentos positivos, mas também com os patifes e os apáticos. Exceções podem ocorrer em qualquer padrão até agora sugerido. No que me diz respeito, gosto desse estado confuso de coisas. Ele mostra que ninguém possui o monopólio das curas miraculosas; estas estão ao alcance de qualquer um, devoto ou sacripanta.[27]

Escreveram-se volumes e volumes sobre os motivos pelos quais algumas pessoas se curam de doenças graves e outras, não. Segundo uns, o paciente que não se recuperou estava "muito aferrado" à sua doença, não podendo por isso "desprender-se" e "aceitar a cura". Segundo outros, estava também aferrado, mas à cura: o seu desejo de sarar era excessivo. Há quem diga que a pessoa doente não "amava o bastante" ou não "perdoava sinceramente", restringindo assim as suas chances de recuperação. Explicações como essas sempre me pareceram tentativas desesperadas e sem base. Embora possam aplicar-se a casos isolados, generalizam demais e são desoladoramente incompletas. Elas banalizam a doença e as complexas interações mente-corpo; mas, pior ainda, muitas vezes responsabilizam a vítima por não melhorar. Sejamos francos e admitamos o óbvio: na maioria dos casos, *não sabemos por que* a cura espontânea acontece.

Por que o debate em torno dos milagres é tão veemente?

Existe um tipo estranho de pessoas o tempo todo empenhadas em atacar o que consideram crenças irracionais nos outros, não raro com grande alarido. Embora se digam céticas, este termo é enganoso e muitíssimo lisonjeiro: "cético" vem do grego *skeptikos* e significa "ponderado, indagador". O verdadeiro cético, segundo o Webster's, é uma pessoa que "habitualmente duvida, questiona ou suspende o julgamento sobre temas geralmente aceitos".[28] O ceticismo é uma tradição preciosa e venerável na ciência, que não pode avançar sem ele. No entanto, as pessoas que repudiam os milagres e zombam de quem acredita neles são infiéis ao verdadeiro ceticismo, pois não suspendem o julgamento: a sua mentalidade já está formada.

Em conseqüência de meus escritos sobre a evidência científica da prece, fui certa vez convidado a um programa de televisão que trataria de curas milagrosas. Presentes também estavam duas mulheres, ambas muito religiosas, que se acreditavam beneficiárias de um milagre. A primeira assistira a uma aparição da Virgem Maria, também testemunhada por centenas de outras pessoas. A segunda pretendia que as contas de seu rosário haviam se transmutado em ouro enquanto ela orava a Jesus. Viera também um teólogo para representar a posição da Igreja frente a esses temas. O convidado mais eloqüente era um demolidor profissional de crenças que escrevera um livro sobre a sandice dos milagres. Depois que as mulheres descreveram as suas experiências, ele as contestou violentamente. Desmontou-lhes gostosamente as histórias, ofereceu explicações físicas para o que acontecera e deixou implícito que elas eram loucas. A alegria e o maravilhamento se desvaneceram naquelas senhoras simples e devotas. Ambas puseram-se a chorar, forcejando por esconder as lágrimas das câmeras. Quando o demolidor acabou, recostou-se com visível contentamento: erguera de novo as barricadas da razão contra a credulidade dos bárbaros.

Por que tanta veemência?

Os materialistas empedernidos acham absurda a idéia do milagre. Estão convictos de que as chamadas leis inalteráveis da natureza, que não podem ser infringidas, ditam todos os acontecimentos do universo. Ora, como os milagres exigem a suspensão temporária do código natural, por definição não existem milagres. Outras pessoas, contudo, sem excluir cientistas altamente credenciados, acreditam que as leis da natureza não são absolutas: podem ser suspensas temporariamente, permitindo a ocorrência de milagres. Seja como for, advertem eles, uma vez que o nosso conhecimento das leis naturais é incompleto, devemos ser cautelosos ao declarar o que pode e não pode acontecer.

Desde os alvores da ciência, os argumentos de ambas as partes têm sido cáusticos, os teólogos apelando para os milagres como prova do Divino e os racionalistas condenando-os em defesa da razão. Depois do Iluminismo, era sinal de coragem intelectual desdenhar milagres e considerar traidores da razão aqueles que acreditavam neles. "Esmagai a infâmia", vociferava Voltaire na França do século XVIII, referindo-se às pretensões de curas miraculosas.[29] Até mesmo Thomas Jefferson parecia embaraçado com os milagres. "Ele foi tão tirânico quanto o Grande Inquisidor ao publicar uma versão da Bíblia expurgada de todas as referências a milagres!", exclama o filósofo Michael Grosso.[30] Freud também rebateu os milagres e mesclou essa atitude à sua psicologia em obras como *The Future of an Illusion*.[31] Para Freud, diz Grosso, os milagres não passavam de "ouropéis espirituais [...] sendo a religião um engodo, um ursinho de pelúcia para os neuróticos, uma anti-realidade fraudulenta – ou seja, uma ilusão".[32]

Um dos motivos pelos quais o debate sobre os milagres é tão mesquinho se deve à defesa tenaz que fazemos de nossa visão de mundo. Esta – os pressupostos, geralmente inconscientes, a respeito de como e por que o universo se comporta da maneira como o faz – influencia a perspectiva que temos de nós mesmos em relação ao mundo físico. Num sentido profundo, nós *somos* a nossa visão de mundo. Se eu questiono a sua visão de mundo, estou insinuando que você não sabe como o mundo funciona e perdeu contato com a realidade. E como perder contato com a realidade é característico dos psicopatas, estou acusando-o de ser maluco. Portanto, os debates em torno de milagres, que são na verdade debates em torno de mundivisões, pressupõem acusações veladas de sandice. Não admira que sejam tão acirrados.

A visão de mundo de certas pessoas é tão preciosa para elas que prefeririam não se beneficiar de um milagre a modificá-la. O escritor Joseph Cary é admiravelmente honesto nesse ponto. "Pressinto obscuramente que quero ser ajudado", diz ele: "mas só nos meus próprios termos: não acredito em milagres para mim."[33]

Mas não são só os cientistas que se opõem aos milagres; os teólogos às vezes também desconfiam deles. Os milagres os põem à mercê de uma enxurrada de perguntas capciosas. Por que Deus só concede milagres a uns poucos? Será Deus injusto e cheio de caprichos? Por que iria o Todo-Poderoso construir um mundo onde os milagres seriam necessários, a saber, por que a doença e o sofrimento existem? Se o Divino promulgou as leis naturais, por que as violaria permitindo milagres?

A meu ver, os milagres representam não o caos, mas a inserção da ordem nos processos desordenados da doença. O neuroftalmologista Christian Wertenbaker tem o seguinte parecer: "Uma das características do milagre é que ele pressupõe a implantação improvável da ordem. Restaurar a vida de um morto, a saúde ou a visão de um doente [...], por exemplo."[34]

Quem renega os milagres lembra o homem a morrer de sede que se queixa da temperatura da água a ele oferecida. Deveríamos nos mostrar um pouco mais gratos. Como quer que seja, todos os argumentos científicos, filosóficos e teológicos adiantados ao longo da história em oposição aos milagres não apagam as experiências de uma Rita Klaus, um Vittorio Michelli, uma Delizia Cirolli, uma Muriel Bourne-Mullen ou uma Ann O'Neill. Esses fenômenos espantosos felizmente não deixarão de acontecer só porque os desaprovamos.

Falsa esperança e outras precauções

Inúmeras tradições espirituais advertem contra a armadilha dos milagres. Se formos apanhados, poderemos nos desviar de objetivos espirituais mais importantes. Um exemplo dessa precaução universal nos vem do místico persa Ansâri:

Se não consegues andar sobre a água,
Não és melhor que uma palha.
Se não consegues voar pelos ares,
Não és melhor que uma mosca.
Vence o teu próprio coração
Para te tornares alguém.[35]

Outros advertem que os milagres podem ter conseqüências inesperadas. Como diz Patrick Harper, o inimitável sargento do exército dos romances de Bernard Cornwell: "Você não precisa de milagres. Eles sempre acabam mal. [...] São Patrício expulsou todas as serpentes da Irlanda e o que aconteceu? Ficamos tão entediados que permitimos aos ingleses entrar e ficar. O coitado deve estar se revirando na cova. As serpentes eram melhores."[36]

Uma preocupação generalizada é que falar em milagres cria falsas esperanças. Sem dúvida, é possível criá-las insistindo unicamente no aspecto miraculoso, mas a mesma censura se pode fazer a qualquer outra terapia. Toda intervenção está sujeita a ser superestimada, como a penicilina, que se mostra inócua em inúmeras infecções bacterianas para as quais foi outrora considerada uma droga milagrosa. Tomem-se os exercícios, capazes de provocar efeitos colaterais graves e até letais. Deveríamos parar de recomendar a ginástica só porque algumas pessoas ficam com os joelhos inchados ou caem mortas enquanto correm?

Outros sustentam que essa conversa de milagres gera culpa. Se alguém pede uma cura e nada acontece, conclui logo que não é merecedor. Assim, ponderam muitos profissionais de saúde, o risco da falsa esperança é tão grande que não se deve mais falar em milagres. Eu sugeriria outro ofício às pessoas incapazes de perceber que a esperança pode ser estendida ao doente sem o risco de decepção ou culpa – talvez reparar, não seres humanos, mas automóveis ou computadores, onde a esperança e o pensamento positivo não são tão importantes. As curas espontâneas de tipo miraculoso são uma bênção na história. Seria antiético e cruel ocultá-las deliberadamente de quem está às voltas com uma doença grave, para quem a esperança sob qualquer forma pode ser um consolo.

Milagres: além da cura

Milagres são muito mais que cura de doenças.

"Milagre" deriva do verbo latino *mirari*, admirar-se ou maravilhar-se. O sufixo inglês -*cle* [de *miracle*] transformou o verbo em substantivo: portanto, milagre é aquilo que provoca admiração ou maravilhamento.

Por que é tão importante maravilhar-se das coisas? Maravilhar-se, diz Aristóteles, é o começo da sabedoria – e o milagre, estimulando o maravilhamento, abre caminho para a condição de sábio.

Michael Grosso, um de nossos mais sábios observadores de milagres, enfatiza esse ponto: "As nossas mundivisões se tornaram tão estreitas, tão imunes ao mistério do ser que precisamos ser confundidos por milagres. É como se uma Mente Exterior travessa gostasse de chocar-nos e surpreender-nos para desarmar o nosso intelecto arrogante. Os milagres mantêm flexíveis e soltos o nosso mecanismo conceitual. Inspiram admiração e preservam a juventude da alma."[37]

No entender de alguns críticos, quem acredita em milagres é tão infeliz em sua vida cotidiana que sucumbe facilmente a ilusões, fantasias e vagos impulsos religiosos. Mas será tão ruim assim ansiar por "algo mais" ou pressentir que uma qualidade transcendente do universo pode manifestar-se em nossa vida, talvez de maneira milagrosa? Grosso prossegue:

> Muitos sustentam que a nossa visão de mundo foi despojada, tornada unidimensional pelos reducionistas mecanicistas, os quais lhe roubaram a profundidade, a cor e a alma. O [domínio dos milagres] tem algo a oferecer a essa ontologia amesquinhada. A imaginação espiritual ilumina-se com uma chama metafísica nova quando concedemos que um fator miraculoso [...] está à vista. Graças a esse fator, um renovado espírito de otimismo se torna possível; por exemplo, somos levados a crer que curas miraculosas fazem parte da natureza possível à nossa volta.[38]

Que é essa "natureza possível"? Grosso explica:

> Tudo se passa como se os milagres, em sua ânsia aparente de transcender a morte, o tempo, o espaço e a matéria, quisessem criar um novo meio circundante para abrigar o ser na próxima etapa de nossa aventura evolutiva. E que aventura é essa? Buscar cada vez mais a semelhança com Deus. Elaboremos uma imagem compósita do local para onde todos os poderes extraordinários e dados milagrosos parecem apontar e emergirá um modelo novo do ser humano, uma abertura para um novo ambiente.

Milagres não são acrobacias hiperfísicas mirabolantes; a importância deles reside no fato de *prenunciarem uma revolução em nosso modo de encarar a estrutura da própria realidade humana.*[39]

Em que os pacientes acreditam?

Conheci inúmeras pessoas que foram objeto de curas milagrosas e todas se sentiram mais humildes depois da experiência. Como Grosso, perceberam que o significado de sua cura ia além da eliminação da doença e apontava para o divino. Essa certeza é às vezes tão profunda que muitos dos beneficiados relutam em falar sobre o acontecido, como se a resposta correta fosse o silêncio e a gratidão, não as palavras. Ainda assim, essas pessoas invariavelmente têm idéias sobre as razões do milagre. Quase sempre são razões singelas, motivo pelo qual as curas milagrosas se inserem em nossa lista de curas extraordinárias devidas a coisas comuns.

Uma das razões pelas quais os beneficiados por milagres relutam em falar a respeito é o caráter banal dos acontecimentos que os motivaram. Uma mulher de meu conhecimento afirma que ninguém acreditaria nela caso declarasse publicamente ter expulsado o seu tumor com o canto. Outra, muito culta, com cirurgia marcada para remoção de câncer cervical, orou pela cura e "sentiu ondas de calor por todo o corpo". Quando o médico repetiu o exame pouco antes do procedimento, o câncer desaparecera e a cirurgia foi cancelada. Ela se recusou a contar sua história num programa nacional de televisão que explorava curas milagrosas porque achava o seu caso "pouco fantasioso" e ninguém acreditaria em suas palavras. Um homem cujo câncer sumiu depois que ele encetou um rijo programa de exercícios resmunga que a sua cura "não é da conta de ninguém". Essas respostas são tão consistentes que passei a considerar a humildade um aspecto-chave da história dos milagres.

Nós *todos* acreditamos em milagres

Uma pergunta ainda sem resposta na ciência, que ocorre a qualquer criança esperta, é: por que o mundo existe? Por que há alguma coisa em vez de não haver nada? Os cientistas cuidam chegar perto da solução quando indagam sobre o que existia antes do big-bang, a explosão primordial responsável pelo começo do universo. E a resposta em geral é: nada. Aonde quer que vá ter a imaginação, esse passa por ser o maior milagre concebível. Se os cientistas gostam de acreditar que uma coisa tão estupenda quanto o universo veio do nada, é difícil conceber aquilo em que *não* acreditariam nunca. Se os céticos conseguem engolir as hipóteses da moderna cosmologia a respeito das origens do Universo, por que se revoltam quando um simples câncer aparece e desaparece com um simples borrifar de água benta?

Os cientistas modernos nadam numa verdadeira sopa de milagres, sem que a maioria deles o perceba. Os cientistas têm lá seus deuses – matéria, energia, espaço-tempo – e atribuem-lhes qualidades tão miraculosas quanto as que os místicos imputam ao Divino. Por exemplo, os cientistas falam da *eternidade* e *imutabilidade* das leis naturais, da *indestrutibilidade* da matéria e da energia, da *invariância* ou *onipresença* das leis físicas no espaço-tempo. Num contexto religioso, esses seriam considerados atributos do Ser Supremo.

Às vezes um cientista – dos grandes, quase sempre – percebe que os milagres permeiam tudo. Einstein era um deles. Em suas palavras: "Só há duas maneiras de viver a vida: uma, como se nada fosse miraculoso; a outra, como se tudo fosse milagre."[40]

Estamos às vésperas de uma inversão no debate a respeito do miraculoso. Hoje, a ciência já flerta com novas idéias sobre a natureza da consciência e seu papel no mundo. À medida que essas idéias se disseminarem, as curas milagrosas deixarão de parecer tão blasfemas cientificamente e mais estudiosos se sentirão livres para investigá-las.

Enquanto isso, tenham paciência os que acreditam na possibilidade de curas espontâneas. Pouco importa que as teorias científicas do momento não contemplem milagres. Os milagres subsistirão; algumas das teorias atuais, não. E quanto aos místicos receosos de que a ciência degradará os milagres quando conseguir um dia explicá-los, nada receiem. A ciência não pode esterilizar os milagres. O contrário é que é verdadeiro: o estudo dos milagres pode transformar e enriquecer a ciência.

Quando Wilbur e Orville Wright inventaram o aeroplano, os especialistas achavam que era impossível ao homem voar. A despeito disso, os irmãos Wright aprenderam os princípios do vôo, a maneira de manobrar o seu aeroplano e como fabricar um. Embora voassem em todas as direções ao lado de duas importantes rodovias e de uma ferrovia durante cinco anos, os especialistas não lhes deram atenção.[41] Os passageiros podiam olhar pela janela do trem e vê-los em ação, mas os jornais que liam naquele exato momento asseguravam ser impossível a um aparelho mais pesado que o ar erguer-se nos céus.

Estamos na mesma situação com respeito às curas milagrosas. Enquanto os especialistas garantem que são inviáveis, eles continuam a ocorrer. Se olharmos pela janela da experiência diária, poderemos constatá-los por nós mesmos.

Quando na presença de uma cura espetacular que escapa à nossa compreensão atual, não precisamos nos afligir indagando se aquilo foi *realmente* um milagre. Devemos, isso sim, nos mostrar agradecidos pelo que aconteceu e tentar entender melhor o fato. Se tivermos sorte, acharemos a resposta. Caso contrário, podemos ficar gratos porque o universo se comporta de modo benevolente.

De qualquer modo, um milagre.

NOTAS

INTRODUÇÃO

1. Starfield, B. "Is U.S. health really the best in the world?" *Journal of the American Medical Association*. 2000; 284(4): 483-85.
2. *Webster's New World Dictionary*. 2ª ed. universitária, verbete "ordinary". (Nova York: Prentice Hall, 1986), 1001.
3. Ibid., verbete, "plain".
4. Ibid., verbete, "simple".
5. *Bartlett's Familiar Quotations*, 16ª ed., verbete "Stendhal". (Boston: Little, Brown, 1992), 396.
6. www.wisdomquotes.com/cat_simplicity.html (acessado em 29 de janeiro de 2005).
7. *Bartlett's Familiar Quotations*, 16ª ed., verbete "Tolstoi".
8. van der Rohe citado em www.greatbuildings.com/architects/Ludwig_Mies_van_der_Rohe.html (acessado em 31 de janeiro de 2005).
9. Venturi citado em www.josephsoninstitute.org/quotes/quotesimplicity.htm (acessado em 29 de janeiro de 2005).

1. OTIMISMO

1. Halifax-Grof, J. "Hex death", in *Parapsychology and Anthropology: Proceedings of an International Conference Held in London, August 29-31, 1973*. Allan Angoff e Diana Barth, orgs. (Nova York: Parapsychology Foundation, 1974), 59-79.
2. Klopfer, B. "Psychological variables in human cancer". *Journal of Projective Techniques*, 1957; 21: 331-40.

3. Weil, A. *Spontaneous Healing* (Nova York: Alfred A. Knopf, 1995), 63-4.
4. Lown, B. *The Lost Art of Healing* (Nova York: Houghton-Mifflin, 1996), 65.
5. Weil, A. op. cit., 61.
6. Seligman, M. E. P. *Learned Optimism* (Nova York: Alfred A. Knopf, 1991), 111.
7. "The science of happiness: why optimists live longer". *Time*, 17 de janeiro de 2005. Primeira capa.
8. Stendhal citado em www.josephsoninstitute.org/quotes/quotehappiness.htm (acessado em 29 de janeiro de 2005).
9. Eckhart, M. *Sermons and Collations*, XCIX, in *A Dazzling Darkness: An Anthology of Western Mysticism*, org. Grant, Patrick (Grand Rapids, Mich.: William B. Eerdmans, 1985), 343.
10. *Bartlett's Familiar Quotations*, 16ª ed., verbete "Julian of Norwich".
11. Angelou, M., citado em www.quotemore.com/dp/2-8.htm (acessado em 17 de janeiro de 2005).
12. Dossey, L. *Recovering the Soul* (Nova York: Bantam, 1989), 1-11. [*Reencontro com a Alma*, publicado pela Editora Cultrix, São Paulo, 1992.]
13. Jamison, K. R. *An Unquiet Mind* (Nova York: Alfred A. Knopf, 1995).
14. Jamison, K. R. *Exuberance: The Passion for Life* (Nova York: Alfred A. Knopf, 2004).
15. Hubbard, E., in Auden, W. H. e Kronenberger, L., orgs., *The Viking Book of Aphorisms* (Nova York: Barnes & Noble, 1993), 56.
16. Else, L. "The passionate life". *New Scientist*. Novembro de 2004; 184(2475): 44-7. Entrevista com Jamison, K. R.
17. O tsunami foi um castigo de Alá pela celebração do Natal e outros pecados. Ver http://www.Schwartzreport.net, 11 de janeiro de 2004 (acessado em 12 de janeiro de 2004). Muitos comentários parecidos foram gravados e transcritos pelo MEMRI TV Monitor Project. Ver MEMRI TV Monitor Project, www.memri.org/bin/latesnews.cgi?ID=SD84205.
18. Miller, H., in Sunbeams. *The Sun*, abril de 1999; 280: 48.
19. *Bartlett's Familiar Quotations*, 16ª ed., verbete "Montesquieu".
20. Justice, B. *Who Gets Sick: How Beliefs, Moods, and Thoughts Affect Your Health* (Houston: Peak Press, 2000), 63.
21. Ibid., 64.

22. Hinkle, L. E., Wolff, H. G. "Health and the social environment: Experimental investigations", in Leighton, A. H., Clausen, J. A., e Wilson, R. N., orgs. *Explorations in Social Psychiatry* (Nova York: Basic Books, 1957) 105-32. Ver também Hinkle, L. E., Christenson, W. N., Kane, F. D., et al. "An investigation of the relation between life experience, personality characteristics, and general susceptibility to illness". *Psychosomatic Medicine*. 1958; 20(4): 278-95.
23. Hinkle, L. E., Wolff, H. G. "Ecological investigations of the relationship between illness, life experience, and the social environment". *Annals of Internal Medicine*, 1958; 29: 1373-388.
24. Hinkle, L. E. "Studies of human ecology in relation to health and behavior". *BioScience*. Agosto de 1965; 517-20.
25. Justice, B., op. cit., 67.
26. Esses estudos são revistos em Dreher, H. *Mind-Body Unity: A New Vision for Mind-Body Science and Medicine* (Baltimore: The Johns Hopkins University Press, 2003), 59-60.
27. Seligman, M. E. P., op. cit., 172-74.
28. Seligman, M. E. P., op. cit., 174.
29. Ornish, D. *Love and Survival: The Scientific Basis for the Healing Power of Intimacy* (Nova York: HarperPerennial), 1999.
30. "Randomized trial of knee arthroscopy (study finds common knee surgery no better than placebo)". Baylor College of Medicine, Office of Public Affairs. www.bcm.edu/pa/kneeqa.htm (acessado em 20 de janeiro de 2005).
31. Finch, E. E., Tanzi, R. E. "Genetics of aging". *Science*. 1997; 278(5337): 407-11.
32. "Disabilities decline among elderly". *Amarillo Business Journal*. http://businessjournal.net/stories/042897/health.html (acessado em 20 de janeiro de 2005).
33. Hurdle, J. "Lose weight, stay active, prevent Alzheimer's – Studies". Reuters Online. http://www.reuters.com. 19 de julho de 2004 (acessado em 20 de julho de 2004).
34. McCullough, M. E., Hoyt, W. T., Larson, D. B., Koenig, H., Thoresen, C. "Religious involvement and mortality: A meta-analytic review". *Health Psychology*. 2000; 19(3): 211-22.
35. Idler, E., Kasl, S. "Health perceptions and survival: do global evaluations of health really predict mortality?" *Journal of Gerontology*. 1991; 46(2): S55-65.
36. Justice, B., op. cit., 139.
37. Finch, E. E., Tanzi, R. E., op. cit., 407.

38. Schleifer, S. J., Keller, S. E., Camerino, J. C., et al. "Supression of lymphocyte stimulation following bereavement". *Journal of the American Medical Association*. 1983; 250: 3: 374-77.
39. Kamen-Siegel, L., Rodin, J., Seligman, M. E. P., Dwyer, J. "Explanatory style and cell-mediated immunity in elderly men and women". *Health Psychology*. 1991; 10(4): 229-35.
40. Buchanan, G. M., Seligman, M. E. P., orgs. *Explanatory Style* (Hillsdale: Lawrence Erlbaum Associates, Inc., 1995).
41. Baumeister, R. F. *Evil: Inside Human Violence and Cruelty* (San Francisco: W. H. Freeman; 1999), 135-48.
42. Baumeister, R. F., Smart, L., Boden, J. M. "Relationship of threatened egotism to violence and aggression: the dark side of high self-esteem". *Psychological Review*. 1996; 103: 5-33.
43. Baumeister, R. F., *Evil*, 25.
44. Baumeister, R. F., ibid., 384.
45. Begley, S. "You're OK, I'm terrific: unjustified feelings of self-worth cause aggression". *Wall Street Journal*. 13 de julho de 1998. www.wsj.com (acessado em 28 de julho de 1998).
46. Seligman, M. E. P., op. cit., 205-34.
47. Ibid., 182-84.
48. Ibid., ix.
49. Dreher, H. *Mind-Body Unity: A New Vision for Mind-Body Science and Medicine* (Baltimore: The Johns Hopkins University Press, 2003), 60.
50. Dreher, H., ibid., 60.
51. Ibid., 41-2.
52. Ibid., 61.
53. Justice, B., op. cit., 293-94.
54. Williams, S. V., Williams, R. *Lifeskills* (Nova York: Random House, 1997), 268-70.
55. Justice, B., op. cit., 148.
56. *Webster's New Explorer Dictionary of Quotations*, verbete "Feiffer, Jules".
57. Gardner, J. W. *Excellence* (Nova York: W. W. Norton, 1995).
58. Lowell, R. "If we see light at the end of the tunnel,/It's the light of the oncoming train". Do poema: "Since 1939". In *Day by Day* (Nova York: Farrar, Straus, Giroux, 1978).
59. *Webster's New Explorer Dictionary of Quotations*, verbete "Stevenson, Adlai".

60. www.heartsandminds.org/poverty/hungerfacts.htm (acessado em 19 de janeiro de 2004).
61. *New York Times*. "America's promises". Editorial. 28 de Janeiro de 2005, A20.

2. ESQUECIMENTO

1. Azar, B. "Why men lose keys – and women find them". *American Psychological Association Monitor*. Agosto de 1996: 32.
2. Ibid.
3. Ibid.
4. "Brain activity study concludes men are better at navigating". 29 de maio de 2001. www.ananova.com (acessado em 30 de maio de 2001).
5. "Don't make rude gestures at traffic cameras!" 13 de outubro de 2000. http://dailynews.yahoo.com (acessado em 14 de outubro de 2000).
6. Melechi, A. "Senses and sensibility. Sidebar: The memory man (or the man who couldn't forget)". *Fortean Times*. Agosto de 1998; 113: 28-31.
7. Luria, A. L. *The Mind of a Mnemonist*. L. Solotaroff, trad. (Nova York: Basic Books, 1968).
8. Arkes, H. R., Wortmann, R. L., Saville, P.D., Harkness, A.R. "Hindsight bias among physicians weighting the likelihood of diagnoses". *Journal of Applied Psychology*. 1981; 66: 252-54.
9. Hawkins, S.A., Hastie, R. "Hindsight: Biased judgments of past events after the outcomes are known". *Psychological Bulletin*. 1990; 107: 311-27.
10. Hastie, R., Schkade, D.A., Payne, J.W. "Juror judgments in civil cases: Hindsight effects on judgments of liability for punitive damages". *Law and Human Behavior*. 1999; 23: 597-614.
11. Reuters. "Octopus opens jam jar in one minute". 1º de junho de 2000. http://dailynews.yahoo.com (acessado em 2 de junho de 2000).
12. Netting, J. "Memory may draw addicts back to cocaine". *Science News*. 12 de maio de 2001; 159(19): 292.
13. Vorel, S.R., Gardner, E.L., et al. "Relapse to cocaine-seeking after hippocampal theta burst stimulation". *Science*. 2001; 292: 1175.
14. Pettingale, K.W. "The biological correlates of psychological responses to cancer". *Journal of Psychosomatic Research*. 1981; 25: 453-58.

15. Taylor, S. *Positive Illusions: Creative Self-deception and the Healthy Mind* (Nova York: Basic Books, 1989), 131.
16. Ibid., 227-28.
17. Ibid., 229.
18. "Feedback". *New Scientist*. 5 de dezembro de 1998.
19. Schacter, D. L. *The Seven Sins of Memory* (Nova York: Houghton-Mifflin, 2001), 161-62, 167-68.
20. D'Amato, G. "Van de Velde still smiling after British fiasco". *Milwaukee Journal Sentinel*. 12 de agosto de 1999: 1.
21. Mineka, S., Nugent, K. "Mood-congruent memory biases in anxiety and depression". In D.L. Schacter, org. *Memory Distortion: How Minds, Brains, and Societies Reconstruct the Past* (Cambridge, Mass.: Harvard University Press, 1995), 173-96.
22. Shay, J. *Achilles in Vietnam: Combat Trauma and the Undoing of Character* (Nova York: Atheneum, 1994), 50.
23. *The Viking Book of Aphorisms*. Auden, W.H. e Kronenberger, L., orgs. (Nova York: Barnes & Noble, 1993), 361.
24. Carroll, L. *Curiosa Mathematica* (Nova York: Classic Books, 2000).
25. Freyd, J.J. *Betrayal Trauma: The Logic of Forgetting Childhood Abuse* (Cambridge, Mass.: Harvard University Press, 1996), 60-78.
26. Bower, B. "Repression tries for experimental comeback". *Science News*. 17 de março de 2001, 159: 184.
27. Wenzlaff, R. M., Wegner, D.M. "Thought suppression". *Annual Review of Psychology*. 2000; 51: 59-91.
28. Mitka, M. "Aging patients are advised 'stay active to stay alert'". *Journal of the American Medical Association*. 2001; 285(19): 2437-438.
29. Fillit, H.M., Butler, R.N., O'Connell, A.W., Albert, M.S., et al. "Achieving and maintaining cognitive vitality with aging". *Mayo Clinic Proceedings*, 2002; 77(7): 681-96. Disponível em: http://nootropics.com/aging/ (acessado em 20 de abril de 2005).
30. Tang, Y.P., et al. "Genetic enhancement of learning and memory in mice". *Nature*. 1999; 401: 63-9.
31. Tully, T. Citado in Weiner, J. *Time, Love, Memory: A Great Biologist and His Quest for the Origins of Behavior* (Nova York: Alfred A. Knopf, 1999), 29.
32. Levin, J. *God, Faith, and Health* (Nova York: John Wiley, 2001), 23-7.

33. Koenig, H.G., McCullough, M.E., Larson, D.B. *Handbook of Religion and Health* (Nova York: Oxford University Press, 2001), 271.
34. Levinson, A. "Two-time memory champion still lives by Post-Its". *San Antonio Express-News*. 22 de fevereiro de 1999: 5A.
35. Schacter, D.L., op. cit., 34-6. Schacter descreve recursos mnemônicos baseados em imagens visuais, bem como diversos programas e produtos comerciais elaborados para aprimorar a memória e a memorização – dos quais alguns funcionam, outros não.
36. Keegan, J. *The Mask of Command* (Nova York: Viking, 1987), 136.
37. *The Viking Book of Aphorisms*, 360.

3. NOVIDADE

1. Baars, B.J. "I.P. Pavlov and the freedom reflex". *Journal of Consciousness Studies*. 2003; 10(11): 19-40.
2. Laming, D. *The Measurement of Sensation* (Nova York: Oxford University Press, 1997).
3. Baars, B.J., op. cit., 23.
4. Blazer, A.N. *Santana: War Chief of the Mescalero Apache*. Pruitt, A.R., org. (Taos, NM: Dog Soldier Press, 1999), 190-91, 282.
5. Kasamatsu, A., Hirai, T. "An EEG study of Zen meditation". *Folia Psychiatrica et Neurologia Japonica*. 1996; 20: 315-36. Reimpresso em Tart, Charles T., org. *Altered States of Consciousness*. 3ª ed. (Nova York: HarperCollins, 501-14).
6. Kesten, D. *Feeding the Body, Nourishing the Soul* (Berkeley, Calif.: Conari Press, 1997).
7. Kesten, D. *The Healing Secrets of Food* (Novato, Calif.: New World Library, 2001).
8. Honoré, C. *In Praise of Slowness* (San Francisco: HarperSanFrancisco, 2004).
9. "Fear of new things shortens life". www.NewScientist.com (acessado em 8 de dezembro de 2003).
10. Dossey, L. "The case for nonlocality". *Reinventing Medicine* (San Francisco: HarperSanFrancisco, 1999).
11. Jonas, W.B., Crawford, C. C. *Healing, Intention, and Energy Medicine: Scientific Research Methods and Clinical Applications* (Nova York: Churchill Livingstone, 2003), xv-xix.
12. Crawford, C. C., Sparber, A.G., Jonas, W.B. "A systematic review of the quality of research on hands-on healing: clinical and laboratory studies". *Alternative Therapies in Health and Medicine*. 2003: 9(3): A96-A104.

13. Foucault, Jean-Bernard-Léon. *Encyclopædia Britannica*. www.britannica.com/eb/article?tocId=9035012 (acessado em 20 de abril de 2005).
14. Von Helmholtz, H. Citado em Murphy, M. *The Future of the Body* (Los Angeles: Jeremy P. Tarcher, 1992), 345.
15. Targ. R., Puthoff, H. *Mind-Reach. Scientists Look at Psychic Ability* (Nova York: Delta, 1997), 169. Ainda: "Scanning the issue" [editorial]. *Proceedings of the IEEE*, março de 1976; LXIV(3): 291.
16. Radin, D. *The Conscious Universe* (San Francisco: HarperSanFrancisco, 1997), 1.
17. *The Viking Book of Aphorisms*, Auden, W.H. e Kronenberger, L., orgs. (Nova York: Barnes & Nobel, 1993), 104.
18. Hurdle, J. "Lose weight, stay active, prevent Alzheimer's – studies". www.reutershealth.com/en/index.html. 10 de julho de 2004 (acessado em 21 de outubro de 2004).
19. Bierce, A. *The Devil's Dictionary* (Nova York: Oxford University Press, 1999).

4. LÁGRIMAS

1. Furlow, B. "The uses of crying and begging animal behavior". *Natural History*. Outubro de 2000. www.findarticles.com/p/articles/mi_m1134/is_8_109/ai_65913174 (acessado em 19 de julho de 2004).
2. Ibid.
3. Solter, A. "Crying for comfort: distressed babies need to be held". *Mothering*. Janeiro-fevereiro de 2004. www.mothering.com/9-0-0/html/9-1-0/crying-for-comfort.shtml (acessado em 19 de julho de 2004).
4. Watson, J. B. Citado em Balbus, I.D., *Emotional Rescue: The Theory and Practice of a Feminist Father* (Nova York: Routledge, 1998), 83.
5. Holt, L.E. Citado em Balbus, I.D., op. cit., 83.
6. Spock, B. *Dr. Spock's Baby and Child Care*. 8ª ed. (Nova York: Pocket, 2004).
7. McCardell, E. "Review of *Adult Crying: A Biopsychosocial Approach*. Organizado por Vingerhoets, A. e Cornelius, R.R. *Human Nature Review*. 2002; 3: 219-21. http://human-nature.com/nibbs/03/crying.html (acessado em 19 de julho de 2004).
8. Downey, C. "Toxic tears: how crying keeps you healthy". http://community.healthgate.com/GetContent.asp?siteid=ucsd&docid=/healthy/mind/2000/crying/index (acessado em 21 de julho de 2004).
9. Ibid.

10. Foreman, J. "Sob story: why we cry, and how". *Boston Globe.* 21 de outubro de 1996: Cl. http://www.boston.com/globe/search/stories/health/health_sense/102196.htm.
11. http://www.lachrymatory.com, www.tearcatcher.com e www.morrae.com/tears/ (acessados em 19 de julho de 2004).
12. LePage, K.E., Schafer, D.W., Miller, A. "Alternating unilateral lachrymation". *American Journal of Clinical Hypnosis.* 1992; 34(4): 255-60.
13. LePage, K.E., Schafer, D.W. "Alternating unilateral lachrymations as therapeutic cleansing and healing in a case of child sexual abuse". *Hypnos.* 2000; XXVII: 171-79.
14. Foreman, J., op. cit.
15. Frey, W. H. *Crying: The Mystery of Tears* (Nova York: HarperCollins, 1985).
16. Frey II, W. Citado em Downey, C. "Toxic tears: how crying keeps you healthy". http://community.healthgate.com/GetContent.asp?siteid=ucsd&docid=/healthy/mind/2000/crying/index (acessado em 21 de julho de 2004).
17. Bernfeld, B. M. Citado em Downey, C. "Toxic tears: how crying keeps you healthy". http://community.healthgate.com/GetContent.asp?siteid=ucsd&docid=/healthy/mind/2000/crying/index (acessado em 21 de julho de 2004).
18. Gross, J. Citado em Holladay, A. "People may weep for help". 28 de novembro de 2001. http://www.usatoday.com/news/science/wonderquest/2001-II-28-weep.htm (acessado em 21 de julho de 2004).
19. Holladay, A. "People may weep for help". 28 de novembro de 2001. http://www.usatoday.com/news/science/wonderquest/2001-II-28-weep.htm (acessado em 21 de julho de 2004).
20. Murube, J., Murube, L., Murube, A. "Origin and types of emotional tearing". *European Journal of Ophthalmology.* 1999; 9(2): 77-84.
21. Ishii, H., Nagashima, M., Tanno, M., Nakajima, A., Yoshino, S. "Does being easily moved to tears as a response to psychological stress reflect response to treatment and the general prognosis in patients with rheumatoid arthritis?" *Clinical and Experimental Rheumatology.* 2003; 21(5): 611-16.
22. Cousins, N. *Anatomy of an Illness* (Nova York: W.W. Norton, 1979).
23. Cousins, N. "Anatomy of an illness (as perceived by the patient)". *New England Journal of Medicine*, 1976; 295(26): 1458-463.
24. Wagner, R.E., Hexel, M., Bauer, W.W., Kropiunigg, U. "Crying in hospitals: a survey of doctors', nurses', and medical students' experience and attitudes". *Medical Journal of Australia*, 1997; 166(1): 13-6. http://www.ncbi.nlm.nih.gov/entrez/query.fcgi?cmd

=Retrieve&db=pubmed&dopt=Abstract&list_uids=9006606 (acessado em 21 de julho de 2004).
25. Riemann, R., Pfennigsdorf, S., Riemann, E., Naumann, M. "Successful treatment of crocodile tears by injection of botulinum toxin into the lacrimal gland: a case report". *Opthalmology*. 1999; 106(12): 2322-324.
26. Hofmann, R.J. "Treatment of Frey's syndrome (gustatory sweating) and 'crocodile tears' (gustatory epiphora) with purified botulinum toxin". *Opthalmologic, Plastic, and Reconstructive Surgery*. 2000; 16(4); 289-91.
27. Gutman, C. "Botulinum toxin injection controls crocodile tears". 1º de junho de 2002. http://www.escrs.org/eurotimes/June%202002/botulinum.asp (acessado em 21 de julho de 2004).
28. "Botox to curb sweating". 21 de julho de 2004. http://www.news24.com/News24/Technology/News/0,,2-13-1443_1560572,00.html (acessado em 21 de julho de 2004).
29. "FDA okays Botox for sweating". 20 de julho de 2004. http://money.cnn.com/2004/07/20/news/midcaps/botox_sweat.reut/ (acessado em 21 de julho de 2004).
30. Virani, M.J., Jain, S. "Trigeminal schwannoma associated with pathological laughter and crying". *Neurology India*. 2001; 49: 162-65. http://www.neurologyindia.com/article.asp?issn=0028-3886;year=2001;volume=49; issue=2;spage=162;epage=5;aulast=Virani (acessado em 22 de julho de 2004).
31. Anderson, G., Vesterguard, K., Rils, J.O. "Post-stroke pathological crying treated with the selective serotonin reuptake inhibitor, citralopram". *Lancet*. 1993; 342: 837-39.
32. Franklin, B. Citado in "About onions: quotes". *Site* da National Onion Association. http://www.onions-usa.org/about/quotes.asp (acessado em 22 de julho de 2004).
33. Imai, S. "An onion enzyme that makes the eyes water". *Nature*. 2002; 419685. dx.doi.org/10.1038/419685a.
34. Block, E. Citado in Pickrell, J. "Less crying in the kitchen: tasty, tearfree onions on the horizon". *Science News*. 2002; 162(16). http://www.sciencenews.org/articles/20021019/fob3.asp (acessado em 22 de julho de 2004).
35. Site da National Onion Association. http://www.onions-usa.org/about/history.asp (acessado em 22 de julho de 2004.)
36. *Webster's New World Dictionary*. 2ª ed. universitária.
37. Site da National Onion Association. http://www.onions-usa.org/about/quotes.asp (acessado em 22 de julho de 2004).
38. Ibid.

5. SUJEIRA

1. Hamilton, G. "Let them eat dirt". *New Scientist*. 18 de julho de 1998; 159 (2143): 26-31.
2. Pickover, C. A. *Strange Brains and Genius* (Nova York: HarperCollins, 1998), 292-93.
3. Ibid.
4. Hamilton, G., op. cit., 26.
5. Dossey, L. *Healing Words: The Power of Prayer and the Practice of Medicine* (San Francisco: HarperSanFrancisco, 1993). [*As Palavras Curam – O Poder da Prece e a Prática da Medicina*, publicado pela Editora Pensamento, São Paulo, 1996.]
6. Tomes, N. *The Gospel of Germs: Men, Women, and the Microbe in American Life* (Cambridge, Mass.: Harvard University Press, 1998), 33.
7. Bynum, W.F. "Darwin and the doctors: Evolution, diathesis, and germs in nineteenth century Britain". *Gesnerus*; 1983; 40:43-53.
8. Theodore Roosevelt Collection, Houghton Library, Harvard University, Cambridge, Mass.
9. Tomes, N., op. cit., 25.
10. Condran, G. "Changing patterns of epidemic disease in New York City." *Hives of Sickness: Public Health and Epidemics in New York City*. David Rosner, org. (New Brunswick, N.J.: Rutgers University Press, 1995), 27-41.
11. Entrevista 1-4-A. Oral Histories, Corinne Krause Collection, Library and Archives, Historical Society of Western Pennsylvania, Pittsburgh, Penn.
12. "Making Cellophane Conscious". Álbum de recortes, 1932-1933, Registros da Du Pont Cellophane Company, Série 2, Parte 2, Arquivos da E. I. Du Pont de Nemours and Company, Hagley Museum and Library, Wilmington, Del.
13. Marchand, R. *Advertising the American Dream. Making Way for Modernity, 1920-1940* (Berkeley, Calif.: University of California Press, 1985), 18-21.
14. Calver, H.N. "Prefácio". *Regulatory Measures Concerning the Prohibition of the Common Drinking Cup and the Sterilization of Eating and Drinking Utensils in Public Places* (Nova York: Public Health Committee, Cup and Container Institute, 1936), 3.
15. Parker, W.M. "The hygiene of the holy communion". *Medical Record*. 41; 1892: 264-65. "Minutes of the General Assembly of the Presbyterian Church in the United States of America". 1895; 18:75. Departamento de História, Igreja Presbiteriana (U.S.A.), Filadélfia.

16. Anders, H.S. "The progress of the individual cup movement, especially among churches". *Journal of the American Medical Association.* 1897; 29: 789-94.
17. Hamilton, G., op. cit., 27.
18. Hamilton, G., op. cit., 28.
19. Strachan, D.P. "Hay fever, hygiene and household size". *British Medical Journal.* 1989; 299: 1259-260.
20. Ibid.
21. Shahben, S.O., Aaby, P., Hall, A.J., et al. "Measles and atopy in Guinea-Bissau". *Lancet*, 1996; 347: 1792.
22. Aaby, P., Samb, B., Simondon, F., Seck, A.M., Knudsen, K., Whittle, H. "Non-specific beneficial effect of measles immunisation: analysis of mortality studies from developing countries". *British Medical Journal.* 1995; 311: 481.
23. Hamilton, G., op. cit., 28.
24. Hamilton, G., op. cit., 29.
25. Ponsonby, A., van der Mei, I., Dwyer, T., et al. "Exposure to infant siblings during early life and risk of multiple sclerosis". *Journal of the American Medical Association.* 2005; 293(4): 463-69.
26. Leibowitz, U., Antonovsky, A., Medalie, J., Smith, H.A., Halpern, L., Alter, M. "Epidemiological study of multiple sclerosis in Israel, II: multiple sclerosis and level of sanitation". *Journal of Neurological and Neurosurgical Psychiatry.* 1966; 29: 60-8.
27. Hamilton, G., op. cit., 30.
28. Wang, C.-C., Rook, G.A.W. "Inhibition of an established allergic response to ovalbumin in BALB/c mice by killed *Mycobacterium vaccae. Immunology*". 1998; 93: 307-13.
29. Hamilton, G., op. cit., 30.
30. Ibid.
31. Hamilton, G., op. cit., 31.
32. Ibid.
33. *Webster's New World Dictionary.* 2ª ed. universitária.
34. Horgan, P. *Great River: The Rio Grande in North American History* (Hanover, N. H.: University Press of New England/Wesleyan University Press, 1984), 48, 222, 224.
35. Sardello, R. *Facing the Soul with Soul* (Hudson, N.Y.: Lindisfarne Press, 1992), 163.
36. Estés, C.P. *Women Who Run with the Wolves* (Nova York: Ballantine, 1992), 335.
37. Ibid.

38. Ibid.
39. Jung, C.G. "On the psychology of the trickster figure". In Radin, *The Trickster: A Study in American Indian Mythology* (Nova York: Schocken, 1972), 197.
40. Dossey, L. "The trickster: medicine's forgotten character". *Alternative Therapies in Health and Medicine*. 1996; 2(2): 6-14.
41. Taylor, E. "Interview by Bonnie Horrigan". *Alternative Therapies in Health and Medicine*. 1998: 4(6): 79-87.
42. Duff, K. *The Alchemy of Illness* (Nova York: Pantheon, 1993), 88-9.
43. Ibid., 61.
44. Jung, C. G. *Vision Seminars: From the Complete Notes of Mary Foot* (Zurique, Suíça: Spring Publications, 1976), 136.
45. Bayles, M. Atribuído.
46. *Bartlett's Familiar Quotations*, 16ª ed., verbete "Diogenes".

6. MÚSICA

1. "Em nossa música ocidental, ainda conhecemos os modos 'maior' e 'menor'. Os gregos tinham cinco modos, que conhecemos pelos nomes – jônico, eólico, lídio, dórico e frígio –, os quais se referem também a grupos étnicos da Grécia. Cada um desses modos, com os seus submodos, era facilmente reconhecível pelos ouvintes e cada um suscitava uma reação emocional característica, tal como dizemos: 'Aquilo parecia uma balada escocesa. Isso soa como uma dança espanhola'. Um modo grego era elaborado a partir de uma seqüência invariável de relações entre as notas que outro não possuía. [...] O modo dórico era marcial, o frígio provocava contentamento, [...] o jônico, suavemente fascinante, facilitava a sedução." Thomas Cahill, *Sailing the Wine-Dark Sea: Why the Greeks Matter* (Nova York: Nan A. Talese/Doubleday, 2003), 87.
2. Linton, M. "The Mozart effect". *First Things*. Março de 1999: 10-3.
3. *The Viking Book of Aphorisms*. Auden, W.H., e Kronenberger, L., orgs. (Nova York: Barnes & Noble; 1993), 289.
4. Taruskin, R. "Music's dangers and the case for control". *The New York Times*. 9 de dezembro de 2001; Seção 2, p. 1, 36.
5. Labi, N. "Rhythmless nation". *Time*. Fall 2001, tema especial: 44.
6. Korpe, M. Citado em Labi, N. "Rhythmless nation". *Time*. Fall 2001, tema especial: 44.
7. Taruskin, R., op. cit., 1.

8. *Bartlett's Familiar Quotations*, 16ª ed., verbete "Pope, Alexander".
9. Taruskin, R., op. cit., 1, 36.
10. Cohen, A. "All you need is hate". *Time*. Fall 2001, tema especial: 46.
11. "Cured by caracols". *Fortean Times*. Junho de 2000; 136: 22.
12. Ibid.
13. Aldridge, D. "Philosophical speculations on two therapeutic applications of breath". *Subtle Energies & Energy Medicine*. 2002; 12(12): 107-24.
14. Marwick, C. "Music hath charms for care of preemies". *Journal of the American Medical Association*. 2000; 283(4): 468-69.
15. Hirschfield, R. "The lullaby cure". *Discover*. Junho de 2000: 26.
16. Standley, J.M. "A meta-analysis of the efficacy of music therapy for premature infants". *Journal of Pediatric Nursing*. 2002; 12: 107-13.
17. Standley, J.M. "The effect of contingent music to increase non-nutritive sucking of premature infants". *Journal of Pediatric Nursing*. 2000; 5: 493-95, 498-99.
18. Standley, J.M. "The effect of music and multimodal stimulation on responses of premature infants in neonatal intensive care". *Journal of Pediatric Nursing*. 1998; 6: 532-38.
19. Standley, J.M. "Therapeutic effects of music and mother's voice on premature infants". *Journal of Pediatric Nursing*. 1995; 6: 509-12, 574.
20. "Musical pacifiers. Research in Review". Florida State University; outono e inverno, 1999. http://www. researchback.magnet.fsu.edu/researchr/fallwinter99/departments/abstracts/ab_musical.html (acessado em 27 de dezembro de 2002).
21. Maniscalco, M., et al. "Nasal nitric oxide measurements before and after repeated humming maneuvers". *European Journal of Clinical Investigation*. 2003; 33(12): 1090-094.
22. "What is nitric oxide?" http://www.ase.tufts.edu/biology/Firefly/#Nitric (acessado em 3 de janeiro de 2004).
23. Weitzberg, E., Lundberg, J.O. "Humming greatly increases nasal nitric oxide". *American Journal of Respiratory and Critical Care Medicine*. 2002; 166(2): 131-32.
24. Purce, J. *The Mystic Spiral* (Londres: Thames and Hudson, 1974). http://www.jillpurce.com/about_main.htm.
25. Green, M.F., Kinsbourne, M. "Subvocal activity and auditory hallucinations: clues for behavioral treatments?" *Schizophrenia Bulletin*. 1990; 16(4): 617-25.

26. Green, M.F., Kinsbourne, M. "Auditory hallucinations in schizophrenia: does humming help?" *Biological Psychiatry*. 1990; 27(8): 934-35.
27. Campbell, D. *The Mozart Effect* (Nova York: Avon, 1997).
28. Ibid., 256.
29. Keyes, L. E. *Toning: The Creative Power of the Voice* (Marina del Rey, Calif.: DeVorss & Co., 1973).
30. Harrison, D. "Revealed: how purrs are secret to cats' nine lives". http://www.telegraph.co.uk. Tema 2123, domingo, 18 de março de 2001 (acessado em 18 de março de 2001).
31. Gordon, L. E., Thacher, C., Kapatkin, A. "High-rise syndrome in dogs: 81 cases (1985-1991)". *Journal of the American Veterinary Medical Association*. 1993; 202(1): 118-22.
32. Harrison, D., op. cit.
33. Gregorios, P. M. *Cosmic Man: The Divine Presence. The Theology of Gregory of Nyssa* (Nova York: Paragon, 1988), 13.
34. Thomas, L. *The Medusa and the Snail* (Nova York: Penguin, 1995), 16-7.
35. "Scientist tunes in to gene compositions". San Jose *Mercury News*. 13 de maio de 1986: EI.
36. Whitehouse, D. "Listen to your DNA". BBC News Online. 26 de novembro de 1998, http://news.bbc.co.uk/hi/english/sci/tech/newsid_222000/222591.stm (acessado em 7 de julho de 2002).
37. Ibid.
38. Greenman, C. "Now, follow the bouncing nucleotide". Site do *The New York Times*. 13 de setembro de 2001. http://www.nytimes.com (acessado em 2 de janeiro de 2003).
39. Dunn, J., Clark, M.A. "Life music: the sonification of proteins". 15 de dezembro de 1997. Site Leonardo On-Line. http://mitpress2.mit.edu/e-journals/Leonardo/isast/articles/lifemusic.html (acessado em 2 de janeiro de 2003).
40. Whitehouse, D. "Listening to geometry". BBC News Online. 14 de dezembro de 1998. http://www.news.bbc.co.uk/hi/english/sci/tech/newsid_128000/128906.stm (acessado em 2 de janeiro de 2003).
41. Ibid.
42. Stewart, I. *The Collapse of Chaos: Discovering Simplicity in a Complex World* (Nova York: Penguin, 1994).
43. Ibid.

44. Whitehead, D., op. cit.
45. Nollman, J. "Water song". *Resurgence*. Julho-agosto de 2001; 207: 21.
46. Ibid.
47. Hogan, J. "Dunes alive with the sand of music". *New Scientist*. 18 de dezembro de 2004; 184(2478): 8.
48. Andreotti, B., loc. cit., 8.
49. Allen, K., Blascovich, J. "Effects of music on cardiovascular reactivity among surgeons". *Journal of the American Medical Association*. 1994; 272(11): 882-84.
50. Nietzsche, F. Citado em Levy, O. (org.), *The Twilight of the Idols* (Nova York: Russell and Russell, 1964), 16:6.
51. Kumar, A.M., et al. "Music therapy increases serum melatonin levels in patients with Alzheimer's disease". *Alternative Therapies in Health and Medicine*. 1999; 5(6): 49-57.
52. Kumar, A. Citado em Vail, J. "Music therapy helps Alzheimer's patients". 28 de janeiro de 2000. http://www.dailynews.yahoo.com (acessado em 29 de janeiro de 2000).
53. Kumar, A. M., loc. cit., 56.
54. Milius, S. "Cardinal girls learn faster than boys". *Science News*. 9 de junho de 2001; 159:365.
55. Jacobs, G.D. *The Ancestral Mind* (Nova York: Penguin, 2003), 150.
56. Gray, P. "The music of nature and the nature of music". *Science*. 2001; 291: 52-6.
57. Chandler, D. "Ancient note: music as a bridge between the species". *The Boston Globe*. 5 de Janeiro de 2001.
58. Cook, G. "Wired for sound". *The Boston Globe*. 15 de abril de 2001, 6-7.
59. Jacobs, G. D., loc. cit.
60. Shaw, G., Rauscher, F. "Listening to Mozart enhances spatial-temporal reasoning". *Nature*. 1993; 365: 611.
61. Rauscher, F.H., Shaw, G.L., Ky, K.N. "Listening to Mozart enhances spatial-temporal reasoning: towards a neurophysiological basis". *Neuroscience Letters*. 1995; 185: 44-7.
62 Steele, K.M., Brown, J.D., Stoecker, J.A. "Failure to confirm the Rauscher and Shaw description of recovery of the Mozart effect". *Perceptual and Motor Skills*. 1999; 88(3 Pt. 1): 843-48.
63. McCutcheon, L.E. "Another failure to generalize the Mozart effect".*Psychological Reports*. 2000; 87(1): 325-30.
64. Campbell, D. *The Mozart Effect* (Nova York: Avon, 1997), http://www.mozarteffect.com.

65. Thompson, B.M., Andrews, S.R. "An historical commentary on the physiological effects of music: Tomatis, Mozart and neurophysiology". *Integrative Physiology and Behavioral Science*. 2000; 35(3): 174-88.
66. *Bartlett's Familiar Quotations*, 16ª ed., verbete "Flaubert".
67. Riemer, J. "Heavenly music on earth". http://www.ug.bcc.bilkent.edu.tr/~mcaliska/perlman.html. Disponível também em "SchwartzReport". 15 de abril de 2001. http://www.stephanschwartz.com (acessado em 28 de dezembro de 2002).
68. Ibid.
69. Michael Toms, org. *Wise Words* (Carlsbad, Calif.: Hay House, 1998). Citação para 22 de novembro de 1998.
70. *The Santa Fe Opera 2002 Festival Season* (Santa Fe, N.M.: Santa Fe Opera, 2002), 1.
71. Mingus, C., atribuído.
72. Travis, J. "Crystal listens for telltale sound of virus". *Science News*. 2001: 160: 34.
73. Behar, M. "Hears to your health". *Scientific American*. 2002; 286(3): 20-1.
74. Corliss, W.R. "The music of the genes". Science Frontiers Online. 28 de dezembro de 2002. http://www.science-frontiers.com/sf046/sf046p08htm (acessado em 28 de dezembro de 2002).
75. Whitehouse, D. "Listen to your DNA". BBC News Online. 26 de novembro de 1998. http://www.news.bbc.co.uk/hi/english/sci/tech/newsid_222000/222591.stm (acessado em 7 de julho de 2002).
76. Klinkenborg, V. "Hearing the echo of earthly music". http://www.nytimes.com/2001/01/17/opinion/17WED3.html (acessado em 17 de janeiro de 2001).
77. Fabian, A.C., Sanders, J.S., Allen, S.W., Crawford, C.S, Iwasawa, K., Johnstone, R.M., Schmidt, R.W., Taylor, G.B. "A deep *Chandra* observation of the Perseus cluster: shocks and ripples". *Monthly Notices of the Royal Astronomical Society*. Setembro de 2003: L43-L47. http://www.xray.ast.cam.ac.uk/papers/per_200ks.pdf.
78. Cowen, R. "A low note in the cosmos". *Science News*. 13 de setembro de 2003; 164(11): 163. http://www.sciencenews.org/20030405/fob7.asp.
79. "Music on the spheres in B-flat". *USA Today*. 10 de setembro de 2003: 1.

7. RISCO

1. Keyes, R. *Chancing It: Why We Take Risks* (Boston, Mass.: Little, Brown, 1985), 273.
2. Rachman, S.J. *Fear and Courage* (San Francisco: W.H. Freeman, 1978), 27-42.

3. Watson, P. *War on the Mind: The Military Uses and Abuses of Psychology* (Nova York: Basic Books, 1978), 218-20.
4. "SchwartzReport". Stephan A. Schwartz, editor. http://www.schwartzreport.net. 29 de agosto de 2000.
5. Koestler, A. *Janus: A Summing Up* (Nova York: Random House, 1978), 266.
6. Bower, B. "9/11's fatal road toll". *Science News*. 17 de janeiro de 2004; 165: 37-8.
7. Spencer, J., Crossen, C. "Why do Americans believe danger lurks everywhere? How a fixation on risk, fed by labs, law and media, haunts world's safest nation". *Wall Street Journal*. 24 de abril de 2003 (acessado em 20 de julho de 2003): http://www.jefferyscottmitchell.com/Images/raw/why_are-americans_so_scared.htm.
8. Granger, D.A., Booth, A., Johnson D.R. "Human aggression and enumerative measures of immunity". *Psychosomatic Medicine*. 2000; 62(4): 583-90.
9. Justice, B. *Who Gets Sick: How Beliefs, Moods, and Thoughts Affect Your Health* (Houston: Perk Press, 2000), 206-07.
10. Hazuda, H. "Women's employment status and their risks for chronic disease". Apresentação no colóquio da University of Texas School of Public Health, Houston, Texas. Março de 1984.
11. Waldron, I., Herold, J. "Employment, attitudes toward employment, and women's health". Apresentação na reunião anual da Society of Behavioral Medicine, Filadélfia, PA, maio de 1984.
12. Pietromonaco, P.R., Manis, J., Frohart-Lane, K. "Psychological consequences of multiple social roles". Apresentação na reunião anual da American Psychological Association, Toronto, agosto de 1984.
13. Unruh, Jr., J.D. *The Plains Across* (Urbana: University of Illinois Press, 1979), 408-13.
14. Billington, R.A. *America's Frontier Heritage* (Nova York: Holt, Rinehart and Winston, 1966), 32.
15. Hollon, W.E. *Frontier Violence: Another Look* (Nova York: Oxford University Press, 1974), 196, 211.
16. Keyes, R., op. cit., 267.
17. Keyes, R., loc. cit., 270.
18. Keyes, R., loc. cit., 271.
19. http://www.outwardbound.com (acessado em 20 de julho de 2003).
20. Keyes, R., loc. cit., 41-51.

21. Keyes, R., loc. cit., 274.
22. Keyes, R., loc. cit., 280.
23. Piliavin, J. A., et al. *Journal of Personality and Social Psychology*. 1982; 43: 1200-213.
24. Blachly, P.H. "Commentary". *Life-Threatening Behavior*. 1971; 1: 5-9.
25. Phillips, H. "Teens may go where adults fear to tread". *New Scientist*. 4 de dezembro de 2004; 184(2476): 8.
26. Clare, A. "It isn't the hormones". "SchwartzReport". 31 de julho de 2000. http://www.schwartzreport.net. Ver também Anthony Clare, *On Men: Masculinity in Crisis* (Londres: Chatto & Windus, 2000).
27. Zuckerman, M. "Are you a risk taker?" *Psychology Today*. Novembro de 2000. http://www.findarticles.com (acessado em 27 de julho de 2003).
28. Coniff, R. "Why we take risks?" *Discover*. Dezembro de 2001; 62-7.
29. "Explorer heroes". http://www.myhero.com/hero.asp?hero=stevefossett (acessado em 27 de julho de 2003).
30. "The *Challenger* disaster 10 years later". *Life*. 26 de janeiro de 1996. http://www.life.com/Life/space/challenger/challenger06.html (acessado em 27 de julho de 2003).
31. Koenig, H.G., Idler, E., Kasl, S., Hays, J.C., George, L.K., Musick, M., Larson, D.B., Collins, T.R., Benson, H. "Religion, spirituality, and medicine: A rebuttal to skeptics". *International Journal of Psychology and Medicine*. 1999; 29(2): 123-31.
32. Levin, J. *God, Faith, and Health* (Nova York: John Wiley & Sons, 2001).
33. Levin, J.S. "Religion and health: Is there an association, is it valid, and is it causal?" *Social Science and Medicine*. 1994; 38: 1475-482.
34. Dossey, L. "The case for nonlocality". *Reinventing Medicine* (San Francisco: HarperSanFrancisco, 1999), 37-84.
35. Benor, D.J. *Spiritual Healing* (Southfield, Mich.: Vision, 2002).
36. Kennedy, J.E., Abbott, R.A., Rosenberg, B.S. "Changes in spirituality and well-being in a retreat program for cardiac patients". *Alternative Therapies in Health and Medicine*, 2002; 8(4): 64-73.
37. Koenig, H.G. "Impact of belief on immune function". *Modern Aspects of Immunology*. 2001; 1(5): 187-90.
38. Stein, J. "Just say om". *Time*. 27 de julho de 2003. Fonte: http://www.time.com/time/maganize/printout/0,8816,471136,00.html (acessado em 29 de julho de 2003).
39. Bray, R.S. *Armies of Pestilence* (Nova York: Barnes & Noble, 1998), 131.

40. Hope-Ross, M., Travers, S., Mooney, D. "Solar retinopathy following religious rituals". *Br J Ophthalmol.* 1998; 72(12): 931-34.
41. Khogali, M. "Epidemiology of heat illness during the Makkah pilgrimages in Saudi Arabia". *Int J Epidemiol.* 1983; 12(3): 267-73.
42. Zenkert-Andersson, K., Hedeland, H., Manhem, P. "Too little exposure to sun may cause vitamin D deficiency. Muslim women in Sweden are a risk group". *Lakartidningen.* 1996; 93(46): 4153-155.
43. Schmahl, F.W., Metzler, B. "The health risks of occupational stress in Islamic industrial workers during the Ramadan fasting period". *Pol J Occup Med.* 1991; 4(3): 219-29.
44. Stille, A. "River of life, river of death". *Science & Spirit.* Julho-agosto de 2003; 50-5.
45. Pargament, K., Koenig, H., Tarakeshwar, N., Hahn, J. "Religious struggle as a predictor of mortality among medically ill elderly patients: a two-year longitudinal study". *Archives of Internal Medicine.* 2001; 161(15): 1881-885.
46. Payne, D. "Holy water not always a blessing". *British Medical Journal.* 2001; 322: 190.
47. Hermes Trismegisto. In *Hermetica.* Walter Scott, org. e trad. (Boulder, Colo.: Hermes House; 1982), 213.
48. Heráclito. Citado em Rudolf Steiner, "Greek mystery wisdom". In Robert A. McDermott, org. *The Essential Steiner* (SanFrancisco: Harper & Row, 1984), 189.
49. Thoreau, H.D. Citado em Auden, W.H., e Kronenberger, L., orgs. *The Viking Book of Aphorisms* (Nova York: Barnes & Noble, 1993), 212.
50. Weil, S. Citado em Sunbeams. *The Sun.* Abril de 1999, 280: 48.
51. Parton, D. Citada em Gray, D.R. *Soul Between the Lines* (Nova York: Avon, 1998), 69.

8. PLANTAS

1. Stillings, D. "Human consciousness and vegetable nature". *Healing Island.* Outono de 1999; 5: 1-5.
2. Brevoort, P. "The booming U. S. botanical market – a new overview". *Herbalgram.* 1998; 44: 33-46. *HerbalGram* é uma das melhores fontes de informação sobre ervas e medicina natural, publicada pelo American Botanical Council em Austin, Texas. Para maiores informações, contacte *HerbalGram*, P. O. 144345, Austin, TX 78714-4345, tel. 512-926-4900, ou visite o seu site em http://www.herbalgram.org.

3. Oken, B.S., Storzback, D.M., Kaye, J.A. "The efficacy of *Ginkgo biloba* on cognitive function in Alzheimer's disease". *Archives of Neurology*. 1998: 55: 1409-415.
4. Watson, L. *Jacobson's Organ* (Nova York: W. W. Norton, 2000), 193-95.
5. Watson, L., loc. cit., 194.
6. Ausubel, K., org. *Restoring the Earth: Visionary Solutions from the Bioneers* (Tiburon, Calif.: H.J. Kramer, 2000), 91-102.
7. Ausubel, K. loc. cit., 97.
8. Wu, C. "Yin and yang. Western science makes room for Chinese herbal medicine". *Science News*. 9 de setembro de 1995; 148: 172-73.
9. Tracy R. Moore, de Monroe, Louisiana, trabalha com produtos florestais. Ele desenvolveu câncer de próstata e foi tratado com quimioterapia convencional no M.D. Anderson Cancer Center de Houston, em 1991. Durante os sete meses que permaneceu lá, aproveitou o tempo para vasculhar a biblioteca da instituição e pesquisar a sua doença. Interessou-se então pela chamada Árvore da Vida da China, *Camptotheca acuminata*. Ele e a esposa, Ruth Ann, recorreram às suas economias e trouxeram a árvore para os Estados Unidos, onde a plantaram em escala comercial. Dela se extrai a droga anticâncer camptotecina. A história inspiradora de Moore vem narrada em Petterson, M., "The camptothecin tree: harvesting a Chinese anticancer compound in the U. S.". *Alternative Therapies in Health and Medicine*. 1996; 1(2): 23-4.
10. Ausubel, K., loc. cit., 112. "Bioneers" equivale a "pioneiros biológicos". Durante uma década, os fundadores dos Bioneers, Kenny Ausubel e Nina Simons, sua esposa e parceira, reuniram eminentes cientistas e visionários sociais, não para criticar a mentalidade estabelecida, mas para intercambiar abordagens inteligentes dos problemas ambientais. A conferência anual dos Bioneers ajudou a definir o moderno movimento ecológico insistindo em soluções pragmáticas, originais e científicas. Para maiores informações sobre os Bioneers, visite http:www.bioneers.org. ou ligue para 1-877-BIONEER.
11. Wilson, E. O. *The Diversity of Life* (Cambridge, Mass.: Harvard University Press, 1992), 282-85.
12. Marvel, M.K., Epstein, R.M., Flowers, K., Beckman, H.B. "Soliciting the patient's agenda: Have we improved?" *Journal of the American Medical Association*. 1999; 281(3): 283-87.
13. Bombeck, E., loc. cit., 40.

14. Grad, B.R. "Some biological effects of laying-on of hands: A review of experiments with animals and plants". *Journal of the American Society for Psychical Research.* 1965; 59 (vol. A): 95-127.
15. Benor, D.J. *Spiritual Healing* (Southfield, Mich.: Vision, 2002).
16. Dossey, L. "The case for nonlocality". *Reinventing Medicine* (San Francisco: HarperSanFrancisco, 1999), 37-84. [*Reinventando a Medicina*, publicado pela Editora Cultrix, São Paulo, 2001.]
17. Holtz, R. L. "Seeking the biology of spirituality". *Los Angeles Times.* Domingo, 26 de abril de 1998.
18. Langer, E.J., Rodin, J. "The effects of choice and enhanced personality on the aged: A field experience in an institutional setting". *Journal of Personality and Social Psychology.* 1976; 34: 91-8.
19. "Take two aspirin and sprout in the morning". *The Sciences.* Novembro/dezembro de 1998; 38(6): 7.
20. Chui, G. "From chemical weapons to self-preservation methods, plants are apparently savvier than we think". *San Jose Mercury News.* 10 de agosto de 1999.
21. *The Oxford Dictionary of Quotations.* 4ª ed. revista, verbete "Newman, John Henry".
22. Lozoya, X., et al. "Survival of cultured plant cells grafted into the subcutaneous tissue of rats (preliminary report)". *Archives of Medical Research.* 1995; 26(1): 85-9.
23. Olson, K. "O Bioneers!" *Utne Reader.* Janeiro-fevereiro de 2001: 28-9.
24. Benyus, J. *Biomimicry: Innovation Inspired by Nature* (Nova York: William Morrow, 1997).
25. Irwin, A. "How man apes animal medicine". http://www.telegraph.co.uk (acessado em 14 de dezembro de 2000).
26. Ibid.
27. Wu, C. "Yin and Yang: Western science makes room for Chinese herbal medicine". *Science News.* 9 de setembro de 1995; 148: 172-73.
28. Ernst, E. "Harmless herbs? A review of the recent literature". *American Journal of Medicine.* 1998; 104: 170-78.
29. Lazarou, J., Pomeranz, B.H., Corey, P.N. "Incidence of adverse drug reactions in hospitalized patients". *Journal of the American Medical Association.* 1998; 279(15): 1200-205.
30. Starfield, B. "Is U.S. health really the best in the world?" *Journal of the American Medical Association.* 2000; 284(4): 483-85.

31. Mead, N. "The endangered herbs". *Utne Reader*. Julho-agosto de 1998: 10-1.
32. Ibid.
33. Taxol. *Physician's Desk Reference*. 49ª ed. (Montvale, N.J.: Medical Economics Data Production Company, 1995), 682-85.
34. Mead, N., loc. cit., 10-1.
35. Bilger, B. "The secret garden". *The Sciences*. Janeiro-fevereiro de 1998, 38-43. Resenha de Riddle, J.M. *Eve's Herbs: A History of Contraception and Abortion in the West* (Cambridge, Mass.: Harvard University Press, 1997).
36. Mead, N., loc. cit., 10.
37. Mead, N., loc. cit., 11.
38. Mead, N., loc. cit., 11.
39. Mead, N., loc. cit., 11.
40. Grosso, M. *Soulmaking* (Charlottesville, Va.: Hampton Roads Publishing, Inc., 1997), 108-16.
41. A experiência de Grosso sugere que o apelido de Nova Jersey, "Estado Jardim", é bem merecido.
42. Grosso, M., loc. cit.

9. INSETOS

1. Zimmer, C. "The healing power of maggots". *Discover*. Agosto de 1993; 14(8): 17.
2. Ragavan, C. "Back from the brink of hell". *U.S. News & World Report*. 14 de julho de 2003; 135(1): 18-9.
3. "McDonald's sued for maggot-infested cheeseburger". Reuters News Service, 3 de julho de 2001. http://www.dailynews.yahoo.com/h/nm/20010703/od/mcdonalds_dc_2.html (acessado em 3 de julho de 2001).
4. Sofer, D. "Reach for the leech". *American Journal of Nursing*. 2000; 100(7): 58.
5. Harris, G. "Age-old cures, like the maggot, get U.S. hearings". *New York Times*. 25 de agosto de 2005: A1.
6. Dunbar, G.K. "Notes on the Ngemba tribe of the Central Darling River, Western New South Wales". *Mankind*. 1944; 3: 172-80.
7. Root-Bernstein, R. e M. *Honey, Mud, Maggots, and Other Medical Marvels* (Nova York: Houghton-Mifflin, 1997), 21-30.
8. Root-Bernstein, R. e M., loc. cit., 23.
9. Root-Bernstein, R. e M., loc. cit., 23.

10. Root-Bernstein, R. e M., loc. cit., 25.
11. Sherman, R.A., Hall, M.J.R., Thomas, S. "Medical maggots: an ancient remedy for some contemporary afflictions". *Annual Review of Entomology*. 2000; 45: 55-81.
12. Root-Bernstein, R. e M., op. cit., 26.
13. Wainwright, M. "Maggot therapy – a backwater in the fight against bacterial infection". *Pharmaceutical History* 1988; 30: 19-26.
14. Root-Bernstein, R. e M., op. cit., 28.
15. Blalock, D. "Grubby little secret: maggots are neat at fighting infection". *Wall Street Journal*. 17 de janeiro de 1995: A1, A10.
16. Blalock, D., op. cit., A10.
17. Blalock, D., op. cit., A10.
18. Sherman, R.A., Hall, M.J.R., Thomas, S., op. cit., 68.
19. Sherman, R.A. "Maggot therapy in modern medicine". *Infection and Medicine*. 1998; 15: 651-56.
20. Blalock, D., op. cit., A1.
21. Blalock, D., op. cit., A10.
22. Sherman, R.A., Hall, M.J.R., Thomas, S., op. cit., 72.
23. Sherman, R.A., Hall, M.J.R., Thomas, S., op. cit., 62-70.
24. *World Health Organization Annual Report* (Geneva: WHO, 1998).
25. Sherman, R.A., Hall, M.J.R., Thomas, S., op. cit., 73.
26. Church, J.C.T. "The early management of open wounds: shall we use maggots?" *East and Central African Journal of Surgery*. 1996; 2: 9-12.
27. Wolff, H., Hansson, C. "Larval therapy – an effective method of ulcer debridement". *Clinical and Experimental Dermatology*. 2003; 28(2): 134-37.
28. Adams, S.L. "The medicinal leech: a page from the annelids of internal medicine". *Annals of Internal Medicine*. 1988; 1095: 399-405.
29. Adams, S.L., op. cit., 403.
30. Lent, C. "New medical and scientific uses of the leech". *Nature*. 1986; 323: 494.
31. Weinstock, M. "Gross medicine. Use of leeches and maggots in health care". *Science World*. 19 de outubro de 1998. http://www.findarticles.com (acessado em 13 de agosto de 2001).
32. Randolph, B. M. "The bloodletting controversy in the nineteenth century". *Ann. Med. Hist*. 1935; 7: 177-82.
33. Adams, S.L., op. cit., 400.

34. Ibid.
35. King, J. *Hirudo medicinalis*. In *The American Dispensatory*. 8ª ed. (Cincinnati: Wilstach, Baldwin & Co., 1870), 424-26.
36. Adams, S. L., op. cit., 403.
37. Ibid.
38. Adams, S.L., op. cit., 402.
39. Harder, B. "Creepy-crawly care: Maggots move into mainstream medicine". *Science News*. 23 de outubro de 2004; 166: 266-68.
40. Hartig, G.K., Connor, N.P., et al. "Comparing a mechanical device with medicinal leeches for treating venous congestion". *Otolaryngology-Head and Neck Surgery*. 2003; 129: 556-64. http://www.dx.doi.org/10.1016/SO194-5998(03)01587-0 (acessado em 1º de novembro de 2004).
41. Michalsen, A. "Effectiveness of leech therapy in osteoarthritis of the knee: A randomized, controlled trial". *Annals of Internal Medicine*. 2003; 139: 724-30. http://www.annals.org/cgi/content/abstract/139/9/724 (acessado em 1º de novembro de 2004).
42. Lauck, J.E. *The Voice of the Infinite in the Small: Revisioning the Insect-Human Connection* (Mill Spring, N.C.: Swan Raven & Co., 1998), 50.
43. Taylor, R. *Butterflies in My Stomach or: Insects in Human Nutrition* (Santa Barbara: Woodbridge Press, 1975).
44. Lauck, J.E., op. cit., 49.
45. Elmer, G.W. "Probiotics: 'living drugs'". *American Journal of Health Systems Pharmacy*. 2001; 58(12): 1101-109.
46. Ready, T. "Good germs, bad germs". *Utne Reader*. Novembro-dezembro de 2001; 108: 26-8.
47. "Bugs fight terrorism". *New York Times Magazine*. 24 de outubro de 2004: 49.
48. Dickerson, J. "Tarantula venom could be a new source for healing". *USA Today*. 15 de dezembro de 2004: 7D.
49. Van Kolfschooten, F. "Diet of worms can cure bowel disease". *New Scientist*. 6 de abril de 2004. http://www.newscientist.com/news/print.jsp?id=ns99994852 (acessado em 1º de novembro de 2004).
50. "Diet of worms solves gut problems". BBC News Online. http://www.news.bbc.co.uk/I/hi/health/412142.stm (acessado em 1º de novembro de 2004).
51. *Bartlett's Familiar Quotations*. 16ª ed., verbete "Bierce".

10. INFELICIDADE

1. Engel, G.L. "Sudden and rapid death during psychological stress: folk lore or folk wisdom?" *Annals of Internal Medicine*. 1971; 74: 771-82.
2. Denker, D. *Sisters on the Bridge of Fire* (Los Angeles: Burning Gate Press; 1993), 58.
3. Csikszentmihalyi, M. *The Evolving Self* (Nova York: HarperCollins, 1993).
4. Ibid., 35-7.
5. Watts, A. *Odyssey of Aldous Huxley*. Original Live Recordings on Comparative Philosophy (San Anselmo, Calif.: The Electronic University, 1995).
6. Russell, B. Citado em "Sunbeams". *The Sun*. 1994; 217: 40.
7. Csikszentmihalyi, M., op. cit., 35-7.
8. Csikszentmihalyi, M., op. cit., 36.
9. Csikszentmihalyi, M., op. cit., 36. *The World Times*, jornal de circulação nacional publicado em Santa Fé, N.M., é um contraste bem-vindo. Só divulga boas notícias.
10. Csikszentmihalyi, M., op. cit., 7.
11. Bulger, R.J. "Narcissus, Pogo, and Lew Thomas' wager". *Journal of the American Medical School*. 1981; 245: 1450-454.
12. Lanier, J. "From having a mystical experience to becoming a mystic". *ReVision*. 1989; 12(1): 41-4. Reimpressão e epílogo.
13. Ibid.
14. Fonte desconhecida. Citado em Syfransky, S., org. *Sunbeams: A Book of Quotations* (Berkeley: North Atlantic, 1990), 45.
15. Goldberg, N. *Wild Mind: Living the Writer's Life* (Nova York: Bantam, 1990).
16. Douglass, F. In "Sunbeams". *The Sun*. 1995; 231-40.

11. NADA

1. Dossey, L. "The great wait: in praise of doing nothing". *Alternative Therapies in Health and Medicine*. 1996; 2(6): 8-14.
2. Weil, A. *Spontaneous Healing* (Nova York: Alfred A. Knopf, 1995), 4-5.
3. O'Regan, B., Hirshberg, C. *Spontaneous Remission: An Annoted Bibliography* (Sausalito, Calif.: Institute of Noetic Sciences, 1993), 3.
4. Ayres, R.C.S., Robertson, D.A.F., Dewbury, K.C., Millward-Sadler, G.H., Smith, C.L. "Spontaneous regression of hepatocellular carcinoma". *Gut*. 1990; 31(6): 722-24.

5. O'Regan, B., Hirshberg, C., op. cit., 7.
6. Thomas, L. *The Youngest Science: Notes of a Medicine Watcher* (Nova York: Viking Press, 1983), 205.
7. Hirshberg, C., Barasch, M.I. *Remarkable Recovery* (Nova York: Riverhead, 1995), 332-33.
8. McLaughlin, L. "Obese kids". 11 de março de 2002: 86.
9. Weinberger, M., Oddone, E.Z., Henderson, W.G. "Does increased access to primary care reduce hospital admissions?" Veterans Affairs Cooperative Study Group on Primary Care and Hospital Readmission. *N. Eng. J. Med.* 1996; 334(22): 1441-447.
10. Welch, H.G. Citado em "Medical study blasts a theory", boletim da Associated Press. 29 de maio de 1996.
11. CNN Headline News. 15 de abril de 1996.
12. Lao Tsu. *Tao Te Ching*. Feng, G.F., e English, J., trads. (Nova York: Alfred A. Knopf, 1972), 22. [*Tao-te King*, publicado pela Editora Pensamento, São Paulo, 1987.]
13. Lao Tsu, ibid., 96.
14. Jung, C.G. "Commentary" in Wilhelm, R. *The Secret of the Golden Flower* (Nova York: Harcourt Brace Jovanovich, 1962), 91.
15. Huron, A. "Coffee, tool of the man". *Utne Reader*. Maio-junho de 2002; Nº 111: 39.
16. Nedzel, R. Excelente artigo. *Utne Reader*. Maio-junho de 2002; Nº 111: 33-4.
17. Garfield, S. *Mauve: How One Man Invented a Color that Changed the World* (Nova York: W. W. Norton, 2000), 88.
18. *Webster's New World Dictionary*, 2ª ed. universitária.
19. Quindlen, A. "Doing nothing is something". *Newsweek*. 13 de maio de 2002; 139(19): 76.
20. Dossey, B.M. *Florence Nightingale: Mystic, Visionary, Healer* (Springhouse, Pa.: Springhouse, 2000).
21. Nightingale, F. *Notes From Devotional Authors of the Middle Ages: Collected, Chosen, and Freely Translated by Florence Nightingale*. Londres: BL Add. Mss. 45841: ss 1-87. Manuscrito inédito.
22. Huxley, A. *The Perennial Philosophy* (Nova York: Harper & Row, 1945), 21.
23. *Bartlett's Familiar Quotations*, 16ª ed., verbete "Twain, Mark".
24. Huxley, A., op. cit., 218-19.
25. Ver nota 23.
26. Castañeda, C. *Tales of Power* (Nova York: Simon & Schuster, 1974), 33.

27. Satprem. Citado em Walsh, R., Vaughan, F. "Towards an integrative psychology of well-being". *Beyond Health and Normality: Explorations of Exceptional Psychological Well-being*. Walsh, R., Shapiro, D.H., orgs. (Nova York: Van Nostrand Reinhold Company, 1983), 403.
28. *Bartlett's Familiar Quotations*, 16ª ed., verbete "Lao Tze".
29. São João da Cruz. Citado em Huxley, A., *The Perennial Philosophy* (Nova York: Harper & Row, 1945), 218.
30. Carpenter, E. Citado em Walsh, R., e Vaughan, F., "Towards an integrative psychology of well-being". In *Beyond Health and Normality: Explorations of Exceptional Psychological Well-being*. Walsh, R., e Shapiro, D.H., orgs. (Nova York: Van Nostrand Reinhold Company, 1983), 399-400.
31. Huxley, A., op. cit., 223-24.
32. *The Oxford Dictionary of Quotations*. Ed. rev., verbete "Blake, William".
33. Coomaraswamy, A. K. *Hinduism and Buddhism* (Nova York: Philosophical Library, 1996), 28.
34. Maharshi, R. Citado em Wilber, K., *The Spectrum of Consciousness* (Wheaton, Ill.: Theosophical Publishing House, 1977), 76. [*O Espectro da Consciência*, publicado pela Editora Cultrix, São Paulo, 1990.]
35. Stace, W.T. *Mysticism and Philosophy* (Londres: Macmillan, 1960), 85-6.
36. Russell, P. *From Science to God: The Mystery of Consciousness and the Meaning of Light* (Pre-publication edition; 2000), 77.
37. Russell, P., op. cit., 78.
38. Underhill, E. *Mysticism* (Nova York: E. P. Dutton, 1961).
39. Smith, H. *The Religions of Man* (Nova York: Harper & Row, 1986), 132.
40. Ibid.
41. Dossey, B.M., op. cit.
42. Wallace, A. "The potential of emptiness: Vacuum states in physics and consciousness". *Network*. 2001; 77: 21-5.
43. Dainton, B. "The gaze of consciousness". *Journal of Consciousness Studies*. 2002: 9(2): 31-48.
44. Allen, J.R., Pfefferbaum, B., Hammond, D., Speed, L. "A disturbed child's use of public event". *Psychiatry*. 2000 Verão; 63(2): 208-13.
45. Forstl, H., Beats, B. "Charles Bonnet's description of Cotard's delusion and reduplicative paramnesia in an elderly patient (1788)". *Br. J. Psychiatry*. 1992; 161: 133-34.

46. Pearn, J., Gardner-Thorpe, C. "Jules Cotard (1840-1889): his life and the unique syndrome which bears his name". *Neurology.* 2002; 14(58): 1400-403.
47. Warren, N. "The quick and the undead". *Fortean Times.* 2002; 159: 25.
48. Puthoff, H.E. "Searching for the universal matrix in metaphysics". *Research News and Opportunities in Science and Theology.* Abril de 2002; 2(8): 22, 32.
49. Targ, R., Puthoff, H. *Mind-Reach. Scientists Look at Psychic Ability* (Nova York: Delta, 1977).
50. Puthoff, H., op. cit., 32.
51. Rauscher, E.A., Targ, R. "The speed of thought: Investigation of a complex space-time metric to describe psychic phenomena". *Journal of Scientific Exploration.* 2001; 15(3): 331-54.
52. Jahn, R.G., Dunne, B.J. "A modular model of mind/matter manifestations (M^5)". *Journal of Scientific Exploration.* 2001; 15(3): 299-329.
53. Josephson, B., Pallikara-Villas, F. 1991. "Biological utilization of quantum nonlocality". *Foundations of Physics.* 21: 197-207.
54. Clarke, C.J.S. "The nonlocality of mind". *Journal of Consciousness Studies.* 1995; 2(3): 231-40.
55. Sheldrake, R. *A New Science of Life: The Hypothesis of Formative Causation* (Blond and Briggs; Londres: 1981).
56. Puthoff, H., op. cit., 32.
57. Starfield, B. "Is U.S. health really the best in the world?" *Journal of the American Medical Association.* 2000; 284(4): 483-85.
58. Hrobjartsson, A., Gotzsche, P.C. "Is the placebo powerless? An analysis of clinical trials comparing placebo with no treatement". *New England Journal of Medicine.* 2001; 344(21): 1594-602.
59. Kolata, G. "Researchers debunk placebo effect, saying it's only a myth". *The New York Times* no site http://www.nytimes.com/2001/05/23/health/23CNDPLAC. html?pagewanted=print (acessado em 23 de maio de 2001).
60. Holtz, R.L. "Healing body by fakery". http:// www.latimes.com/news/science/ la000012483feb18.story?coll=la%2Dnews%2Dscience (acessado em 19 de fevereiro de 2002).
61. Haseltine, E. "The greatest unanswered questions of physics". *Discover.* 2002; 23(2): 37-42.

62. Barrow, J. D. *The Book of Nothing: Vacuums, Voids, and the Latest Ideas about the Origins of the Universe* (Nova York: Pantheon, 2000), 265.
63. Ibid.
64. Greene, B. *The Elegant Universe* (Nova York: Vintage, 2000).
65. Turner, M. S. "More than meets the eye". *The Sciences*. 2000; 40(6): 32-7.
66. Turner, M.S., op. cit., 37.
67. Barrow, J., op. cit., 244.
68. Barrow, J., op. cit., 300.
69. Barrow, J., op. cit., 301.
70. *Bartlett's Familiar Quotations*, 16ª ed., verbete "Allen, Woody".
71. Folger, T. "Does the universe exist if we're not looking?" *Discover*. Junho de 2002; 23(6): 44-8.
72. Folger, T., op. cit., 48.
73. Dossey, L. "The case for nonlocality". *Reinventing Medicine* (San Francisco: HarperSanFrancisco, 1999), 37-84.

12. VOZES

1. Inglis, B. *Natural and Supernatural: A History of the Paranormal* (Bridport, Dorset, U.K.: Prism Press, 1992), 56.
2. Schneider, W. "Bush's father figure". American Enterprise Institute for Public Policy Research. http://www.aei.org/news/filter.,newsID.20397/news_detail.asp, 30 de abril de 2004 (acessado em 8 de dezembro de 2004).
3. Sócrates, citado em Inglis, B. *Natural and Supernatural: A History of the Paranormal* (Bridport, Dorset, U.K.: Prism Press, 1992), 57.
4. Homero. *Ilíada*. Citado em Fox, R. L. *Pagans and Christians* (San Francisco: Harper& Row/Perennial Library, 1986), 418.
5. Inglis, B., op. cit., 55.
6. Le Goff, J. *The Birth of Purgatory*. Arthur Goldhammer, trad. (Chicago: University of Chicago Press, 1984), 82.
7. Plutarco. Citado em Inglis, B. *Natural and Supernatural: A History of the Paranormal* (Bridport, Dorset, U.K.: Prism Press, 1992), 56.
8. Barnum, B.S. *Mystic Encounters: The Door Ajar*. No prelo.
9. Barnum, B. "Expanded consciousness: nurse's experiences". *Nursing Outlook*. 1989; 37(6): 260-66.

10. Barnum, B., op. cit., 264.
11. Rees, W.D. "The bereaved and their hallucinations". In *Bereavement: Its Psychosocial Aspects*. Schoenberg, B., Kutscher, A.H., Carr, A.C., orgs. (Nova York: Columbia University Press, 1975).
12. Romme, M., Escher, S. *Making Sense of Voices* (Londres: Mind Publications, 2000).
13. Garety, P. Resenha de *Making Sense of Voices. Psychiatric Bulletin*. 2001; 25: 406-07.
14. "Hearing voices 'can be health'". http://www.news.bbc.co.uk/1/hi/health/963545.stm. 10 de outubro de 2000 (acessado em 8 de dezembro de 2004).
15. Jaynes, J. *The Origin of Consciousness in the Breakdown of the Bicameral Mind* (Nova York: Houghton-Mifflin, 1976).
16. Hastings, A. *With the Tongues of Men and Angels: A Study of Channeling* (Orlando, Fl.: Holt, Rinehart e Winston, 1991), 122.
17. "Woodward shares war secrets". Entrevista em *60 Minutes*. http://www.cbsnews.com/stories/2004/04/15/60minutes/main612067.shtml (acessado em 19 de julho de 2004).
18. Bloom, L. "Religious leaders criticize Bush administration over Iraq". Site da United Methodist Church. 4 de maio de 2004. http:www.umc.org/interior.asp?ptid=17&mid=4544 (acessado em 20 de julho de 2004).
19. Saba, P.R., Keshavan, M.S. "Musical hallucinations and musical imagery: prevalence and phenomenology in schizophrenic patients". *Psychopathology*. 1997; 30(4): 185-90.
20. Rivenburg, R. "Catchy tunes that get lodged in brain create cognitive itch". *The Honolulu Advertiser*. 15 de outubro de 2001. http://www.honoluluadvertiser.com (acessado em 15 de outubro de 2001). Esse artigo se baseia em: Kellaris, J.J. "Identifying properties of tunes that get 'stuck in your head': toward a theory of cognitive itch". In Heckler, S.E. e Shapiro, S., orgs. Proceedings of the Society for Consumer Psychology Winter 2001 Conference, Scottsdale, Ariz.
21. Ibid.
22. Azuonye, I.O. "A difficult case: diagnosis made by hallucinatory voices". *British Medical Journal*. 1997; 315: 1685-686.
23. Tomlin, L. Citada em http://www.brainyquote.com/quotes/quotes/1/lilytomlin141908html (acessado em 17 de julho de 2004).

24. Barrett, T.R., Etheridge, J.B. "Verbal hallucinations in normals, I: People who hear 'voices'". *Applied Cognitive Psychology*. 1992; 6: 379-87.
25. Barrett, T.R. "Verbal hallucinations in normals, II: Self-reported imagery vividness". *Personality and Individual Differences*. 1993; 15: 61-7.
26. Barrett, T.R., Etheridge, J.B. "Verbal hallucinations in normals, III: Dysfunctional personality correlates". *Personality and Individual Differences*. 1994; 16: 57-62.
27. Schröedinger, E. In Dossey, L. *Recovering the Soul: A Scientific and Spiritual Search* (Nova York: Bantam, 1989), 125-37.
28. Hastings, A., op. cit., 121, 185-94.
29. Dossey, B.M. *Florence Nightingale: Mystic, Visionary, Healer* (Springhouse, Pa.: Springhouse, 2000).
30. Alschuler, A.S. "Recognizing inner teachers – inner voices throughout history". *Gnosis Magazine*. Outono de 1987; 5: 8-12.
31. Alschuler, A.S. "Inner teachers and transcendent education". In Rao, K.R., org., *Cultivating Consciousness: Enhancing Human Potential, Wellness, and Healing* (Westport, CT: Praeger, 1993), 181-93.
32. Alschuler, A.S. "Inner voices and inspired lives through the ages". In Thayer, S.J. e Nathanson, L.S., orgs., *Interview with an Angel: Our World, Our Selves, Our Destiny* (Gillette, NJ.: Edin Books, 1996), 1-62.
33. Sylvia, C. *A Change of Heart: A Memoir*. Com William Novak (Boston: Little Brown, 1997).
34. Dossey, L. *Recovering the Soul* (Nova York: Bantam, 1989): I-II.
35. Von Franz, M. L. *On Divination and Synchronicity: The Psychology of Meaningful Chance* (Toronto: Inner City Books, 1980), 39. [*Adivinhação e Sincronicidade*, publicado pela Editora Cultrix, São Paulo, 1985.]
36. Ibid.

13. MISTÉRIO

1. Essas são generalizações, é claro. Todo bom cirurgião se interessa também pelo conhecer e todo residente talentoso se devota igualmente ao fazer.
2. James, W. *The Will to Believe* (Nova York: Dover, 1956).
3. Dossey, L. "What's in a name?" *Alternative Therapies in Health and Medicine*. 1999; 5(5): 12-17, 100-02.

4. Hurdle, J. "Lose weight, stay alive, prevent Alzheimer's – Studies". Reuter's Online. http://www.reuters.com. 19 de julho de 2004 (acessado em 20 de julho de 2004).

5. Hague, R. "The pull of mystery". http://www.writersdigest.com/articles/hague_mystery.asp (acessado em 30 de dezembro de 2004).

6. Thomas, L. Citado em Albert J. Wallace Stegner (1909-1993). http://www.cateweb.org/CA_Authors/Stegner.html (acessado em 1º de janeiro de 2005).

7. Hazleton, L. *Mary: A Flesh and Blood Biography of the Virgin Mother* (Nova York: Bloomsbury, 2004), 123.

8. Hall, R. Citado em http://www.Mystery.en.thinkexist.com/quotes/ (acessado em 10 de dezembro de 2004).

9. Asimov, I. Citado em *Journal of the American Medical Association*. 2004: 291(1): 2350.

10. Bacon, F. Citado em Eiseley, L., *The Man Who Saw Through Time* (Nova York: Scribner's, 1961), 115.

11. Huxley, A. Citado em Murray, N. *Aldous Huxley: A Biography* (Nova York: Thomas Dunne/St. Martin's Press, 2002), 174.

12. Unsoeld, W. "Wilderness and the sacred". *Green Screens*. Junho de 1999. http://www.olywa.net/speech/june99/willi.html (acessado em 14 de dezembro de 2004).

13. Otto, R. *The Idea of the Holy*. Harvey, J. W., trad. (Nova York: Oxford University Press, 1958).

14. Unsoeld, W. Citado em "Willie Unsoeld: brief biography and quotes". http://www.wilderdom.com/Unsoeld.htm (acessado em 29 de dezembro de 2004).

15. Stegner, W. *The Wilderness Letter*, escrito para a Outdoor Recreation Resources Review Commission, 1962, e publicado subseqüentemente em *The Sound of Mountain Water* (Nova York: Doubleday, 1969). http://www.wilderness.org/Library/Documents/Wilderness_Quotes.cfm (acessado em 29 de dezembro de 2004).

16. Shepard, Jr., T. *John F. Kennedy, Man of the Sea* (Nova York: Morrow, 1965), 23.

17. Zappa, F. Citado na grande lista o'Frank. http://www.sam.hochberg.com/zappa.html (acessado em 3 de janeiro de 2004).

18. Van Wagenen, R. "Wilderness as metaphor for mystery. http://www.hupc.org/Archive/newsletters/Dec.%201999/metaphor.htm (acessado em 10 de dezembro de 2004).

19. May, R. "Wonder and ethics in therapy". http://www.nfgcc.org/47.htm (acessado em 11 de dezembro de 2004).

14. MILAGRES

1. Hirshberg, C., Barasch, M.I. *Remarkable Recovery* (Nova York: Riverhead; 1995: 117-24.
2. Klaus, R. *Rita's Story* (Cape Cod: Paraclete Press, 1993). A história de Klaus está disponível em fitas de vídeo e áudio, "Healed from Multiple Sclerosis", em http://www.catholicfocus.com.
3. Hirshberg, C., Barasch, M.I., op. cit., 122.
4. Ibid.
5. Ibid.
6. Ibid., 37-8.
7. Ibid.
8. Jones, T. "The saint and Ann O'Neill". *The Washington Post*, Domingo, 3 de abril de 1994, Style section, F1-F5. Citado em Hirshberg, C., Barasch, M.I., op. cit., 137.
9. Bloom, H.D.G., Richardson, W.W., Harries, E.J. "Natural history of untreated breast cancer. 1805-1933". *British Medical Journal*. 1962; 2: 213-21.
10. Challis, G.B., Stam, H.H. "The spontaneous regression of cancer: a review of cases from 1900 to 1987". *Acta Oncologica*. 1990; 29 (5): 545-50.
11. Ayres, R.C.S. "Spontaneous regression of hepatocellular carcinoma". *Gut*. 1990; 31(6): 722-24.
12. Hirshberg, C., Barasch, M.I., op. cit., 137.
13. Osler, Sir W. "The faith that heals". *British Medical Journal*. 18 de junho de 1910: 1471.
14. Dowling, S.J. "Lourdes cures and their medical assessment". *Journal of the Royal Society of Medicine*. 1984; 77: 634-38.
15. Dowling, S.J., op. cit., 634.
16. Dowling, S.J., op. cit., 636.
17. Dowling, S.J., op. cit., 637.
18. Dowling, S.J., op. cit., 638.
19. "Most Americans believe in miracles". Pesquisa *Newsweek*. 1º de maio de 2000. http://www.newsweek.com. Ver também Woodward, K. *The Book of Miracles* (Nova York: Touchstone, 2001).
20. Yankelovich Partners. Pesquisa de médicos de família apresentada no encontro anual da American Academy of Family Physicians, outubro de 1996, conforme relatado em *Parade Magazine*, 1º de dezembro de 1996.

21. Pfenninger, J.L., Fowler, G.C. *Procedures for Primary Care Physicians* (St. Louis: Mosby, 1994).
22. Guernsey, D. "My prayer". *Town & Country*. Setembro de 2002: 164.
23. Shapiro, S.L. "Spontaneous regression of cancer". *Eye, Ear, Nose, Throat Monthly*. 1967; 46(10): 1306-310.
24. Ibid.
25. O'Regan, B. "Healing, remission and miracle cures". *Institute of Noetic Sciences Special Report*. Maio de 1987: 1-14.
26. O'Regan, B., op. cit., 11.
27. Dossey, L. "Saints and sinners, health and illness". *Healing Words* (San Francisco: HarperSanFrancisco; 1993), 13-36.
28. *Webster's New World Dictionary*, 2ª ed. universitária.
29. Voltaire. Citado em Michael Grosso, "Miracles: illusions, natural events, or divine interventions?". *Journal of Religion and Psychical Research*. 1997; 20(4): 187.
30. Grosso, M. "Miracles: illusions, natural events, or divine interventions?". *Journal of Religion and Psychical Research*. 1997; 20(4): 187.
31. Freud, S. *Complete Psychological Works*, Standard Edition (Londres: Hogarth Press, 1955).
32. Grosso, M., op. cit., 187.
33. Cary, J. "Believing". *Parabola*. 1997; XXII(4): 34-6.
34. Wertenbaker, C. "Laws, miracles, and science". *Parabola*. 1997; XXII(4): 51-5.
35. *The Persian Mystics: The Invocations of Sheikh Abdullâh Ansâri of Herat*. Sardar Sri Jogendra Singh, trad. (Londres: John Murray, 1939).
36. Cornwell, B. *Sharpe's Company* (Nova York: Penguin, 1982), 151.
37. Grosso, M. *Soulmaking* (Charlottesville, VA: Hampton Roads, 1997), 53, 200-01.
38. Grosso, M. "Miracles: Illusions, natural events, or divine intervention?" *The Journal of Religion and Psychical Research*. 1997; 20(1): 2-18.
39. Grosso, M., op. cit., 9.
40. Einstein, A. "Quotes of Albert Einstein". http://physics.augustana.edu/einstein.html (acessado em 20 de abril de 2005).
41. Bockris, J. O'M. Resenha de Sagan, C., *The Demon-Haunted World* (Nova York: Random House, 1995). *Journal of Scientific Exploration*. 1997; 11(4):559-63.
42. King, M.B. "Consciousness at the zero point". *Light of Consciousness*. 1998; 10(1): 28.

Impressão e Acabamento
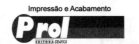